临床儿科学理论与治疗实践

LINCHUANG ERKEXUE LILUN YU ZHILIAO SHIJIAN

高 鲁 等主编

U0232234

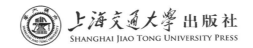
上海交通大学出版社
SHANGHAI JIAO TONG UNIVERSITY PRESS

内容提要

本书共分7章。第一章介绍了儿童生长发育的相关内容,涉及儿童体格生长、与体格生长相关的其他系统的发育,以及发育行为问题与疾病;第二章为儿科急诊,包括婴儿捂热综合征、小儿呼吸道异物和小儿消化道异物;第三章为新生儿疾病,涉及高危新生儿、胎粪吸入综合征、新生儿呼吸窘迫综合征等常见疾病;第四、五章为小儿消化系统疾病和心血管系统疾病,涉及先天性食管闭锁、食管裂孔疝、充血性心力衰竭等常见疾病;第六章为小儿感染性疾病,介绍了病毒感染性疾病、细菌感染性疾病、真菌感染性疾病及小儿结核病;第七章为小儿疾病的中医治疗。本书可供儿科医师、医学院校在校学生参考使用。

图书在版编目(CIP)数据

临床儿科学理论与治疗实践 / 高鲁等主编. --上海 : 上海交通大学出版社,2021.8
ISBN 978-7-313-25370-5

Ⅰ. ①临… Ⅱ. ①高… Ⅲ. ①儿科学 Ⅳ. ①R72

中国版本图书馆CIP数据核字(2021)第175865号

临床儿科学理论与治疗实践
LINCHUANG ERKEXUE LILUN YU ZHILIAO SHIJIAN

主　　编:高　鲁　等
出版发行:上海交通大学出版社　　　　　　　地　　址:上海市番禺路951号
邮政编码:200030　　　　　　　　　　　　　电　　话:021-64071208
印　　制:广东虎彩云印刷有限公司
开　　本:710mm×1000mm 1/16　　　　　　经　　销:全国新华书店
字　　数:238千字　　　　　　　　　　　　印　　张:13.5
版　　次:2023年1月第1版　　　　　　　　　插　　页:2
书　　号:ISBN 978-7-313-25370-5　　　　　印　　次:2023年1月第1次印刷
定　　价:128.00元

编 委 会

　　儿科学是一门研究小儿生长发育、卫生保健及疾病防治的综合性医学学科，属临床医学下的二级学科，其研究对象是从胎儿到青春期的儿童。随着现代医学和生命科学的快速进步，儿科学不断向更深层次发展，儿科疾病的相关理论和诊疗技术同样也取得了很大的进展，越来越多的新理论和新技术广泛应用于儿科临床。通常儿科疾病的临床表现存在较大的个体差异，临床医师在诊治过程中常常难以准确分辨，因此如何提高临床医师诊断的正确率，运用先进的诊断技术和治疗方法对儿童疾病给予及时、准确的治疗，是儿科医务工作者的职责所在。为了进一步巩固儿科学基本理论，拓宽临床医师眼界，推广国内外最新诊疗技术，我们特邀具有多年儿科工作经验的专家学者，共同编写了《临床儿科学理论与治疗实践》一书。

　　本书在编写过程中，以儿科基本理论为基础，结合了国内外先进的研究成果，力求体现儿科学特点。第一章介绍了儿童生长发育的相关内容，涉及儿童体格生长、与体格生长相关的其他系统的发育，以及发育行为问题与疾病；第二章为儿科急诊，包括婴儿捂热综合征、小儿呼吸道异物和小儿消化道异物；第三章为新生儿疾病，涉及高危新生儿、胎粪吸入综合征、新生儿呼吸窘迫综合征等常见疾病；第四章为小儿消化系统疾病，涵盖先天性食管闭锁、食管裂孔疝、先天性胆总管囊肿、肠套叠和先天性肠旋转不良；第五章为小儿心血管系统疾病，涉及功能性心血管疾病、心律失常、心内膜弹力纤维增生症、充血性心力衰竭；第六章为小儿感染性疾病,介绍了病毒感染性疾病、细菌感染性疾病、真菌感染性疾病及小儿结核病;第七章为小儿疾病的中医治疗。本书内容丰富,结构合理,涉及临床常见儿科疾病诊断与治疗的重点内容,可供儿科医师、医学院在校学生、儿科研究生参考使用。

由于编者水平有限,加之时间仓促,本书难免存在疏漏之处,恳请各位读者批评指正,以期再版时及时改正。

《临床儿科学理论与治疗实践》编委会

2021 年 2 月

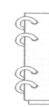

第一章 儿童生长发育

第一节 儿童体格生长

一、体格生长常用指标

我们通常选择具有人群代表性、易于测量的体格指标,包括体重、身长/身高、顶臀长/坐高、头围、胸围。

(一)体重

体重是身体各组织、器官系统、体液的综合重量。其中,体脂和体液重量易受疾病影响,故体重易于波动,是反映儿童营养状况的重要指标。测量儿童体重常采用杠杆秤或电子秤。

(二)身长/身高

身长/身高指头顶至足底的垂直距离,包括头、脊柱、下肢长度的总和。身长/身高受遗传、内分泌的影响较明显,短期的营养波动和疾病对其基本无影响。婴幼儿应采用测量床仰卧位测量,称为身长;3岁后的儿童应采用身高计立位测量,称为身高。

(三)顶臀长/坐高

顶臀长/坐高指头顶到坐骨结节的垂直距离,反映脊柱和头部的增长。婴幼儿仰卧位采用测量床测量,称为顶臀长;3岁后的儿童采用坐高计坐位测量,称为坐高。

(四)头围

头围指从眉弓至枕骨结节绕头一周的最大围径,反映脑和颅骨的发育。临床上头围的测量是发现头颅异常生长的重要筛查步骤。在发育迟缓性疾病或可疑脑积水时尤其重要。3 岁以内幼儿常规测量头围。

(五)胸围

胸围为平乳头下缘经肩胛骨下角绕胸一周的长度,反映胸廓、胸背部肌肉、皮下脂肪和肺的发育。

二、出生至青春前期的体格生长规律

(一)体重的增长

出生体重与胎龄、性别及母亲妊娠期营养状况有关。一般早产儿体重较足月儿轻,男童出生体重大于女童。世界卫生组织的调查结果显示男婴平均出生体重为 3.3 kg,女婴为 3.2 kg,与我国九市城区调查结果相似(男 3.33 kg,女 3.24 kg)。部分新生儿在初生数天内因摄入不足、胎粪及水分的排出而出现生理性体重下降。一般下降范围为原有体重的 5%~10%,多在出生后第 7~10 天恢复至出生体重。如新生儿体重下降超过 10% 或至出生后第 2 周仍未恢复到出生体重,应考虑喂养不足或病理原因所致的可能。如果生后及时合理喂哺可减轻甚至避免新生儿生理性体重下降的发生。

世界卫生组织的调查资料显示,生后 3~4 个月的婴儿体重约为 6 kg,为出生体重的 2 倍;1 岁时约为 9 kg,为出生体重的 3 倍;2 岁时约为 12 kg,为出生体重的 4 倍。由此可以看出,生后第 1 年体重增长显著,是第 1 个生长高峰。体重的增长是非匀速的,生后前 3 个月体重的增长约等于第 1 年后 9 个月体重的增长,体重增长速度是趋于缓慢的。2 岁后至青春前期儿童体重稳步增长,年增长约 2 kg。该阶段体重值可通过公式,即体重=(年龄×2+8)kg 预测。但是儿童的生长是非匀速的,且有个体差异。因此,公式计算得出的值仅为生长的粗略估计,不宜将其当作"标准"进行体格生长评价。

(二)身长/身高的增长

世界卫生组织的调查资料显示出生时男童身长平均约 50 cm,3 个月时为 61~63 cm,1 岁时约 75 cm,2 岁时为 86~87 cm,女童身长与男童大致相同,略低于男童。因此,身长增长规律与体重增长规律基本相似,生后第 1 年是身长增长最快的时期,与体重增长平行,为第一生长高峰。前 3 个月身长增长约等于第 1 年后 9 个月身长增长,意味着身长增长的速度趋于缓慢。2 岁后到青春前期每年身高增长速度较稳定,为 5~7 cm。该阶段身高值可通过公式,即身高=(年龄×7+75)cm 预测。同样的,身长/身高的生长也是非匀速的,且有个体差异。因此,公式计算得出的值仅为生长的粗略估计,不宜将其当作"标准"进行体格生长评价。

(三)头围的增长

新生儿出生时头围较大,平均约 34 cm。3 月龄时约 40 cm,1 岁时约46 cm,2 岁时约 48 cm,5 岁时约 50 cm,10 岁时约 53 cm,15 岁时达成人头围,约54 cm。因此,头围增长的规律与体重、身长(高)增长规律相似,头围的增长在第 1 年为生长高峰,这与此期中枢神经系统的迅速发育是密切相关的。头围为非匀速增长,婴儿前 3 个月头围的增长约等于后 9 个月增长的总和,2 岁后头围增长缓慢。此外,儿童头围大小与遗传、疾病等有关。

(四)胸围的增长

出生时胸围较头围略小 1~2 cm,平均 32~33 cm;胸围在第 1 年增长最快。1 岁时胸围约等于头围,出现头、胸围生长曲线交叉。1 岁后胸围发育开始超过头围;1 岁至青春期前胸围应大于头围,胸围与头围的差值约为年龄减1 cm。头、胸围生长曲线交叉的年龄与儿童营养状况、胸廓发育情况有关。我国的调查结果显示出生后 15 个月儿童头、胸围曲线才出现交叉,提示我国儿童胸廓生长较落后。除营养因素外,还可能与我们不重视爬行训练和胸廓锻炼有关。

三、青春期的体格生长规律

青春期是儿童到成年的过渡期,是特殊时期,这一时期儿童体格生长有自身的特点。受性激素影响,女孩多在 9~11 岁乳房发育,男孩多在 11~13 岁睾丸增大,标志青春期的开始。青春期开始后 1~2 年体格生长出现出生后的第 2 个身高增长高峰,并持续 2.5~3 年。在身高增长高峰,女孩身高每年增长 8~9 cm,男孩身高每年增长 9~10 cm。因此,在身高第二生长高峰,身高增加值约为最终身高的 15%。且男孩青春期生长加速,高峰期出现的时间较女孩约晚 2 年,意味着男孩多长 10 cm 左右,男孩的最终身高比女孩平均高 12~13 cm。

在第二生长高峰,体重也迅速增长,无论男女,体重增长值为 25~30 kg,体重增加值约为成年人理想体重的 25%。

在青春期,男、女儿童体形发生了显著改变。男孩肩部增宽、肌肉发育更强壮;女孩逐渐形成身体曲线,耻骨和髂骨下脂肪堆积,使女孩臀围增大。

四、体格生长评价

由于受到遗传及环境因素的影响,每个个体的体格生长状况存在个体差异。

正确评价儿童体格生长状况,定期监测生长发育,有利于及时发现问题,筛查、管理高危儿童,给予适当的指导和干预,促进儿童健康生长。

(一)参照人群

1.国际标准

世界卫生组织发布的标准建立在 6 个不同国家、8440 名来自不同种族和文化背景的、健康的、接受母乳喂养的婴儿和儿童原始生长数据及相关资料基础上。研究样本由生活在遗传潜力得以充分发挥的有利环境条件下的健康儿童组成,并明确把母乳喂养作为取样的生物学标准,确定了母乳喂养的儿童为生长发育的标准模型。由于包括了不同种族,进一步增强了标准的普遍应用性。因此,世界卫生组织标准是目前国际上普遍应用的标准。

2.中国标准

中国国家卫生健康委员会确定中国九大城市儿童生长数据为目前中国儿童参考人群值。

(二)资料表示方法

1.统计学方法

(1)均值离差法:对于体重、身高和头围等连续性变量,通常是呈正态分布的,变量值用平均值±标准差(SD)表示。均值±1 个 SD 包括样本的 68.26%,均值±2 个 SD 包括样本的 95.44%,均值±3 个 SD 包括样本的 99.72%。为了更精确反映与均值的距离,可计算偏离的程度,即 Z 评分。$Z =$(变量值－均值)$/SD$,变量值等于均值,$Z = 0$;变量值小于均值,Z 为负数;变量值大于均值,Z 为正数。这样利于进行不同组别(年龄、性别、生长指标)之间的比较。

(2)百分位数法:是将某一组变量值(如体重、身高)按从小到大的顺序排列,将最小值与最大值分为 100 个等份,每一等份为一个百分位,并按序确定各百分位数。当变量呈正态分布时,第 50 百分位相当于均值。第 3 百分位(P_3)接近于均值减少 2 个 SD,第 97 百分位(P_{97})接近于均值加 2 个 SD。

2.界值点

通常离差法以均值±$2SD$ 为正常范围,包括样本的 95%;百分位数法以 $P_3 \sim P_{97}$ 为正常范围,包括样本的 94%。也就是说,小于 P_3,或大于 P_{97} 为异常,小于均值－$2SD$,或大于均值＋$2SD$ 为异常。

3.评价结果等级划分

三分法按界值点分为上、中、下三等,即 $X \pm 2SD$ 或 $P_3 \sim P_{97}$ 为中等,小于 P_3

或小于均值$-2SD$为下等,大于P_{97}或大于均值$+2SD$为上等。临床上五分法的应用更为广泛,五等级划分法将测量数值分为上、中上、中、中下、下五等。

4.参考值表示方法

(1)表格:测量数值按均值离差法或百分位数法等级以表格形式列出,便于查询,但不够直观。

(2)生长曲线图:把不同年龄体格参考值按均值离差法或百分位数法的等级绘成曲线图。优点是直观,不仅能较准确了解儿童的生长水平,还能对儿童某项指标进行定期纵向观察。

(三)评价内容

1.生长水平

将某一年龄时点(横断面测量)所获得的某一项体格生长指标测量值与参考人群值比较,得到该儿童在同年龄、同性别人群中所处的位置,即该儿童生长的现实水平。评价结果以等级表示。生长水平包括所有单项体格生长指标,如体重、身高(长)、头围等。

早产儿体格生长有一允许的“落后”年龄范围,进行生长水平评价时应矫正胎龄至胎龄40周后再评价。考虑到各器官系统发育不平衡,当早产儿长到18个月时头围就不再矫正,到24个月时体重不再矫正,到40个月时身高就不再矫正了。

生长水平评价有其局限性。一次测量值仅表示已达到的水平,不能说明过去存在的问题,也不能直接估计生长过程。

2.生长速度

对某一单项体格生长指标进行定期连续测量(纵向观察)所获得的该项指标在某一时间段内的增长值,将此增长值与参照人群在同一时间段的增长值进行比较,就能判断出一个儿童在此段时间内的生长趋势。纵向观察儿童生长速度可掌握个体儿童自身的生长轨迹,能早期发现生长偏离情况。定期体检是生长速度评价的关键。

临床上儿童生长速度多通过在生长曲线图上简单、直观地描出,以判断儿童的生长趋势。评价生长速度有5种情况,分别是正常、增长加速、增长不足、不增和下降。

3.匀称度

(1)体型匀称度:反映体型(形态)发育的比例关系。

身长、体重比(weight for length,W/L):代表一定身高的相应体重范围。可查阅表格或曲线与参照人群值比较,结果以等级表示。本质上体现人的胖瘦。

体质指数(body mass index,BMI):BMI＝体重(kg)/身高(m)^2,世界卫生组织推荐 2 岁以上小儿用 BMI 表示单位面积中体重数,是判断儿童营养状况有效的筛查工具。

(2)身材匀称度:以坐高(顶臀长)/身高(长)的比值反映下肢发育状况。按实际测量计算结果与参照人群值计算结果相比较。结果以匀称和非匀称表示。

第二节 与体格生长相关的其他系统的发育

一、骨骼

(一)头颅骨

头颅主要由额骨、顶骨和枕骨组成,骨与骨之间由具有弹性的纤维组织连接。颅骨间小的缝隙称为骨缝,包括额缝、冠状缝、矢状缝和人字缝。颅骨间大的缝隙称为囟门。位于 2 块额骨与 2 块顶骨间的菱形间隙为前囟,而后囟是 2 块顶骨和枕骨之间形成的三角形间隙(图 1-1)。骨缝和囟门可缓冲颅内压力,胎儿娩出时,骨缝和囟门这些弹性纤维组织的存在使得颅骨在一定程度上重叠成为可能,而这有利于胎儿顺利通过产道。

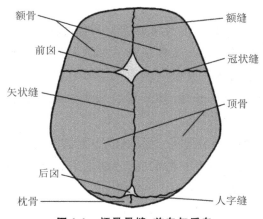

图 1-1　颅骨骨缝、前囟与后囟

前囟的大小是指菱形对边中点连线的距离,出生时为 1.5～2 cm。因为分娩时婴儿头颅通过产道,故出生时骨缝是稍有重叠的。生后 2～3 个月婴儿颅骨重叠逐渐消失,此时前囟较出生时大,之后随着颅骨骨化前囟逐渐闭合。前囟的大小与闭合年龄个体差异较大,2 岁时 96％的儿童前囟已闭合。临床上对于前囟的大小和闭合的时间有无异常通常需要结合头围、行为发育等其他临床表现综合判断分析。后囟出生时接近闭合,约 0.5 cm 大小,6～8 周龄闭合。

(二)长骨

长骨的生长从胚胎早期间充质向骨原基分化起始,到成人期骨发育成熟即干骺端骨性融合为止。在这个过程中,骨膜下成骨作用使长骨增粗,软骨内成骨使长骨增长。胎儿时期最开始是软骨雏形,胚胎 2～3 个月时在软骨雏形中段形成初级骨化中心,由于初级骨化中心两端的软骨组织不断生长、骨化,在干骺端遗留软骨层,称为干骺端生长板,是出生后长骨增长的重要部位。在生长板中央的软骨组织不断增值分化、骨化,形成次级骨化中心。至 17～20 岁时,生长板软骨组织消失,完全骨化,干骺端骨性融合,长骨的生长也就停止了。

长骨干骺端次级骨化中心的出现,可发生在出生前、出生后数月或数年,是随年龄增长按一定顺序和解剖部位有规律地出现。比如,出生时在股骨远端和胫骨近端出现的次级骨化中心是新生儿长骨发育成熟的标志,至 4～6 个月时婴儿腕部才出现次级骨化中心,且腕部的次级骨化中心相对最集中。因此次级骨化中心的出现能够反映长骨生长发育成熟程度,有助于判断骨发育的年龄,称之为骨龄。从人群中调查得到每个次级骨化中心出现的时间、大小、形态、密度等绘制成标准图谱,将某儿童的次级骨化中心与各年龄标准图谱比较,若其骨骼成熟度相当于某一年龄的标准图谱,则该年龄为其骨龄。骨龄的测量主要是采用左手腕 X 线摄片。小婴儿或临床上考虑有骨发育延迟的婴幼儿应加摄膝部 X 线片。骨龄的测量在临床中有重要意义。患真性性早熟和先天性肾上腺皮质增生症的儿童骨龄提前,而患生长激素缺乏症、先天性甲状腺功能减退症的儿童因为骨骼发育障碍,骨龄明显落后于实际年龄。正常次级骨化中心出现的年龄有较大的个体差异,临床上判断骨龄异常时应慎重,需结合临床实际情况综合分析。

(三)脊柱

脊柱存在生理性弯曲。早在胎儿时脊柱就已经形成最初的弯曲,像个字母 C。婴儿 3～4 月龄时抬头动作的发育使颈椎前凸,形成颈曲;6～7 月龄婴儿会坐后,胸椎后凸形成胸曲;1 岁左右儿童开始行走,腰椎前凸逐渐形成腰曲,脊柱形成类似于 S 形的弯曲。脊柱生理性弯曲帮助脊柱吸收、缓冲运动过程中产生的压力,有利于身体保持柔韧性和平衡。儿童6～7岁时脊柱生理性弯曲被韧带固定。儿童不正确的站、立、行、走姿势和骨骼疾病均可影响脊柱的正常形态。

二、牙齿

人一生中有2副牙齿,即乳牙和恒牙。牙齿萌出时间、萌出顺序和出齐时间的个体差异很大。多数婴儿8月龄时乳牙开始萌出。通常,牙齿萌出的顺序为下颌先于上颌、由前向后进行,最开始萌出的是下正中切牙,然后是上正中切牙、上侧切牙、下侧切牙,第一乳磨牙、尖牙、第二乳磨牙,乳牙共20枚,约在3岁内出齐。若13月龄后仍未萌牙称为萌牙延迟。萌牙延迟的主要原因可能是特发性的,也可能与遗传、疾病及食物性状有关。恒牙萌出的时间大约是6岁。多数人6岁左右在第二乳磨牙之后萌出第一恒磨牙,部分人最开始萌出的是中切牙。12岁左右萌出第二恒磨牙,17～18岁以后出第三恒磨牙(智齿),也有终生不出智齿者。恒牙出齐一共32个,如果没有智齿,就28颗。一般于20～30岁时出齐。牙齿来源于外胚层,其发育与骨骼有一定的关系,但也不完全平行。牙齿发育异常包括萌牙延迟、排列紊乱、缺牙和牙釉质异常。

三、生殖系统发育

(一)女性性征发育

女性生殖器官包括卵巢、子宫、输卵管和阴道。女性第二性征发育顺序为乳房、阴毛、腋毛。乳房发育是第二性征中最早出现的,为青春期启动的标志,女孩多在9～11岁。青春期启动后2.5～3年,月经初潮来临,标志女性生殖功能发育成熟。

(二)男性性征发育

男性生殖器官包括睾丸、附睾和阴茎。男性第二性征发育顺序为睾丸、阴茎、阴囊、阴毛、腋毛、胡须、喉结、变声。男童以睾丸的增大作为青春期启动标志。排精标志着男性性功能发育成熟。

青春期开始和持续的时间及第二性征出现的顺序存在很大的个体差异。性早熟指女童在8岁前、男童在9岁前出现第二性征,为青春期提前。多数性早熟为特发性性早熟,部分与肿瘤有关。若女童14岁、男童16岁仍无第二性征出现,为性发育延迟,多与遗传及疾病有关。

第三节 发育行为问题与疾病

一、发育行为常见问题

发育行为问题在儿童发育过程中较常见,对儿童身心健康的影响很大。调查表明,我国少年儿童发育行为问题检出率为 8.3%～12.9%。发育行为问题易被家长忽视,或被过分夸大。多数儿童发育行为问题可随发育成熟度提高而消失,包括吸吮手指、咬指甲、拔毛发和活动过多等运动性行为问题,遗尿、遗粪等大小便控制障碍,夜惊、梦魇、磨牙等睡眠障碍,害羞、发脾气、屏气发作和性格易怒等性格行为问题,说谎、攻击性、破坏性、违拗、退缩等社会性行为问题。下面介绍几种常见的一般行为问题。

(一)咬指甲

咬指甲指反复咬指甲的行为。多见于学龄前期及学龄期儿童,常持续至青春期。多数儿童随着年龄增长咬指甲行为可自行消失,少数顽固者可持续到成年。主要表现为反复出现咬指甲和指甲周围的皮肤,甚至足趾。情绪紧张、感情需求得不到满足时更容易出现这种行为。寻找儿童情绪不安、焦虑的原因,消除、缓解压力可减轻和消除这种行为。

(二)屏气发作

屏气发作指儿童在剧烈哭闹时突然出现呼吸暂停的现象,严重者可出现短时期意识丧失及四肢肌肉阵挛性抽动。全过程 1 分钟左右,发作后全身肌肉放松,出现呼吸,大部分儿童神志恢复或短暂发呆,亦有立即入睡者。婴儿期多见,3～4 岁以后随着语言表达能力的增强与剧烈哭闹现象的减少,屏气发作自然缓解,6 岁以上很少出现。父母的焦虑、过度呵护与关注儿童,可强化屏气发作行为。矫治的关键在于正确的教养方式,避免粗暴打骂及过度迁就。另外,要注意防止发作时出现意外。当发生意识丧失时,要将孩子平躺,保持呼吸道通畅,防止异物吸入和头部受伤。

(三)习惯性摩擦综合征

习惯性摩擦综合征指儿童反复摩擦会阴部(外生殖器区域)的习惯性不良动作。6 月龄左右婴儿即可出现,多见于 2～6 岁儿童,女性多于男性。病因尚不清楚,可能与外阴局部刺激引起的瘙痒有关,如外阴部炎症、湿疹、包皮过长、包茎、蛲虫感染等。因局部发痒而摩擦,在此基础上发展为习惯性动作。发现此现象后家长不要责骂或惩罚,不要流露出焦虑或紧张的情绪,而应积极寻找局部原因并及时治疗。随着儿童年龄增大,这种习惯性动作会逐渐减少,最后消失。

二、常见疾病发育行为

发育行为疾病又称为神经发育性疾病,是一组在发育期出现症状的疾病,通常起病于儿童进入小学以前,并存在个人-社会能力、学习、职业技能某一方面或多方面发育缺陷的特点。这类发育缺陷性疾病存在的范畴较广,可以从局限的学习或执行功能到社会技能或智力的全面损害不等。患者可能同时患有其他神经发育性疾病,例如孤独症谱系障碍常合并智力障碍、注意缺陷多动障碍可以合并学习障碍等。某些发育行为疾病临床可表现为行为过度或发育里程碑行为的缺陷、迟缓,只有当患儿表现出伴有过度重复、刻板样行为和局限兴趣的社交功能缺陷时,才能够被诊断孤独症谱系障碍。

(一)注意缺陷多动障碍

注意缺陷多动障碍是一组以注意力不集中、多动或冲动为主要症状的综合征,是儿童期最常见的发育行为问题之一。注意缺陷多动障碍可与其他儿童发育行为疾病共同存在,如学习障碍、孤独症谱系障碍、智力障碍等。儿童注意缺陷多动障碍发病率约5%,男女儿童发病率为2:1。我国尚缺乏相关流行病学调查数据。诊断主要依据病史和对特殊行为表现的观察及评定。临床常用评定量表有Conner注意力缺陷多动障碍儿童行为量表、Vanderbilt注意力缺陷多动障碍儿童行为量表,以及SNAP注意力缺陷多动障碍儿童行为量表等。

注意缺陷多动障碍的病因和发病机制尚不明确,目前认为是由多种生物因素(如遗传因素、轻度脑损伤等)、心理和社会因素(如父母教育程度、教育方式等)所致的一组综合征。

经典注意缺陷多动障碍的临床分型包括注意缺陷型、多动/冲动型、混合型(同时具备以上2种类型的临床表现)。根据DSM-5[th]的定义和分类,除了以上3种传统分型以外,临床上还存在其他特定注意缺陷多动障碍和非特定注意缺陷多动障碍2种类型。其他特定注意缺陷多动障碍和非特定注意缺陷多动障碍均指存在注意缺陷、多动/冲动并造成社会功能、职业或其他重要功能的损害,不能完全满足经典注意缺陷多动障碍的诊断标准,且不能够归类于其他神经发育性疾病的综合征。区别在于,其他特定注意缺陷多动障碍需要临床医师详细说明患者临床表现不能完全满足经典注意缺陷多动障碍或其他神经发育性疾病诊断标准的原因。非特定注意缺陷多动障碍则不需要进行相关说明,且包括没有足够信息支持别的特殊诊断的情况。

根据临床症状及功能损害的严重程度,注意缺陷多动障碍临床分级为轻型、中型、重型。

注意缺陷多动障碍的治疗主要包括药物治疗和行为治疗,提倡开展医院-学校-家庭之间的协作,并需要按照慢病管理方案进行治疗及随访。

(二)学习障碍

在不同文化及人种的学龄期儿童中,学习障碍发病率为 $5\%\sim15\%$,男女比例为 $(2\sim3):1$ 。根据 DSM-5th 的定义和分类,学习障碍包括 3 种类型:阅读障碍、书写表达障碍、数学功能障碍,涉及词汇拼读、阅读速度或流畅度、阅读理解能力、拼写准确性、语法及标点符号应用准确性、书写表达清楚程度及条理性、数字敏感度、算数原则的记忆、计算准确性或流畅性、计算方法应用的准确性等方面内容。

根据 DSM-5th 对临床症状及功能损害的严重程度描述及分级,学习障碍也可分为轻、中、重 3 种类型。

在拒绝上学或学习成绩差的儿童中有相当一部分是学习障碍患者,应当对这部分儿童采用特殊教育策略。

(三)孤独症谱系障碍

孤独症谱系障碍是一组以社交障碍、语言交流障碍、兴趣或活动范围狭窄以及重复刻板行为为主要特征的神经发育性障碍。自 1943 年 Kanner 首次报道以来,随着对其研究和认识的不断深入,有关的名称和诊断标准也相应发生演变。1994 年的精神疾病诊断统计手册第四版 DSM-4 中将孤独症、未分类的广泛性发育障碍、Asperger 综合征,归属于广泛性发育障碍。2013 年 5 月美国精神病学会发布《精神疾病诊断统计手册》第五版(DSM-5),正式提出孤独症谱系障碍的概念。新的诊断标准同时对孤独症症状严重程度进行分级。

近年来各国患病率呈上升趋势,据美国 CDC 最新报告,美国 14 个孤独症谱系障碍检测点 8 岁儿童孤独症谱系障碍的患病率为 1/88。我国对 0～6 岁残疾儿童的抽样调查显示,孤独症谱系障碍在儿童致残原因中占据首位。其中男孩多于女孩,男:女约为 4:1。其病因及发病机制至今尚不完全清楚,多数研究认为是由多种因素导致的、具有生物学基础的心理发育性障碍,是带有遗传易感性的个体在特定环境因素作用下发生的疾病。

其主要临床表现:社会交流障碍、语言障碍和刻板行为是孤独症谱系障碍患儿的3个主要症状,同时患儿在智力、感知觉和情绪等方面也有相应的特征。临床医师需要根据孤独症谱系障碍的特征行为和临床表现,通过询问病史、体格检查,以及对儿童行为的观察和量表评定,参照 DSM-5 诊断标准进行诊断。

心理评估包括智力测试,孤独症筛查及诊断量表。常用的筛查量表有孤独症行为量表(ABC)、克氏孤独症行为量表(CABS)、改良婴幼儿孤独症量表(M-CHAT)、社交反应量表(SRS)等。常用的诊断量表有孤独症诊断观察量表(ADOS)和孤独症诊断访谈量表修订版(ADI-R)。

治疗以教育干预为主,药物治疗为辅。孤独症谱系障碍行为干预方法主要有应用行为分析疗法、结构化教育疗法、统合训练、关系发展疗法和地板时光疗法。早期干预、康复训练可最大程度改善患儿预后。如患儿有严重的刻板重复、攻击、自伤、破坏等行为,严重的情绪问题,严重的睡眠问题以及极端多动等,可考虑使用药物辅助治疗。合理运用药物可以显著提高孤独症谱系障碍患儿的训练和教育效果。

(四)智力障碍

智力障碍指在发育阶段由于各种原因导致的智力缺陷,并伴有社会适应行为的显著缺陷,表现在概念、社交和适应的领域。

各国各地区患病率的报道差异很大,世界卫生组织报道发病率为1%~2%。智力障碍属症状性诊断,病因复杂,约2/3的患儿病因不明。主要有两大方面的原因引起:①遗传因素,包括染色体病、单基因遗传病和多基因遗传病等;②环境因素,包括妊娠期、产期有害因素和生后的有害因素。另外,早期情感的剥夺、环境剥夺和教育剥夺也可导致智力障碍。

DSM-5 诊断要点包括以下3点:①通过临床评估和个性化、标准化智力测试确定智力存在缺陷(智商<70分),如推理能力、解决问题、计划、抽象思维、判断、理论学习以及经验习得能力。②适应功能的缺陷,导致不能适应符合发育水平和社会标准的个人独立性和社会责任。在没有持续的支持帮助下,适应能力的缺陷会表现为在家庭、学校、工作和社区等多种环境中的一种或多种日常生活能力受限,如沟通交流、社会参与、独立生活能力等。③智力及适应能力缺陷发生于发育时期(年龄<18岁)。根据临床症状及功能损害的严重程度,可分为轻度、中度、重度和极重度。

诊断应综合病史、体格检查、神经心理评估(智力和社会适应能力评定)、实验室检查、神经电生理检查、神经影像学检查等进行诊断。

治疗:该病的治疗原则是早期发现、早期诊断、早期干预,应运用教育训练、药物治疗等综合措施促进患儿智力和社会适应能力的发展。包括病因治疗、对症治疗、教育和康复训练。

(五)抽动障碍

抽动障碍是一种起病于儿童和青少年时期,以不自主的、突然的、快速的、反复的、非节律性的单一或多部位肌肉运动和(或)发声抽动为特点的复杂的、慢性神经精神障碍。包括暂时性抽动障碍、持续性(慢性)运动或发声抽动障碍、Tourette综合征(又称发声与多种运动联合抽动障碍,抽动秽语综合征或妥瑞症)。由于运动和(或)发声抽动经常导致患者缺乏自尊,家庭生活、社会形象及工作表现受损和适应困难。所有形式的抽动都可因应激、焦虑、疲劳、兴奋、感冒发热而加重,因放松、全身心投入某事而减轻,睡眠时消失。

抽动障碍可发生于世界各种民族和各种社会阶层中,但是各种文献中报道的患病率相差很大。主要是由于研究人群的年龄范围不同、来源不同,以及诊断、排除标准的不同等研究方法的不一致所致。

目前国内外学者一直认为抽动障碍是儿童青少年中较为常见的一种障碍。目前报道,5%~20%的学龄儿童曾有暂时性抽动障碍病史,慢性抽动障碍在儿童少年期的患病率为1%~2%,Tourette综合征的患病率为0.05%~3%。男孩多见,男女比例为(6~9):1。

1.病因及发病机制

抽动障碍的病因尚未完全明确。其中,以发声与多种运动联合抽动障碍的病因研究最多。该障碍病因复杂,可能是遗传因素、神经生理、神经生化及环境因素等相互作用的结果。

(1)遗传因素:目前研究表明该障碍与遗传因素有关,但遗传方式尚不明确,可能为常染色体显性遗传,外显率受多种因素的影响而不全。发声与多种运动联合抽动障碍易感基因的研究成为近年来研究的重点。通过对多巴胺和去甲肾上腺素有关的基因研究,发现有许多异常,但是尚未找到肯定的致病基因,大多学者认为该病是多基因遗传。

(2)神经生化因素:该障碍与神经生化因素之间的关系非常复杂,且尚无最后定论。患儿可能存在以下异常:①多巴胺活动过度或受体超敏;②苍白球等部位谷氨酸水平增高;③去甲肾上腺素功能失调;④5-羟色胺水平降低;⑤乙酰胆碱不足,活性降低;⑥γ-氨基丁酸抑制功能降低;⑦基底节和下丘脑内啡肽功能障碍。目前,最受关注的是兴奋性氨基酸,如谷氨酸和多巴胺系统间相互作用的异常。

(3)脑器质性因素:50%~60%的该障碍患儿存在非特异脑电图异常;少数患儿存在头颅 CT 的异常,如脑萎缩;部分患儿存在左侧基底节缩小及胼胝体减小,提示患儿可能存在皮质-纹状体-丘脑-皮质通路的异常和脑的侧化异常;PET研究提示患儿存在双侧基底节、额叶皮质、颞叶的代谢过度。

(4)社会心理因素:抽动症状明显与心理压力和紧张相关。研究也证实应激可诱发有遗传易感性的个体发生抽动障碍。

(5)其他:有研究报道该障碍可能与 β 溶血性链球菌感染引起的自身免疫有关。药物(中枢兴奋剂、抗精神病药)也可诱发该障碍。

2.临床表现

(1)暂时性抽动障碍:该障碍多起病于 3~10 岁,以 4~7 岁为最多,也可早到 2 岁。主要临床表现为简单运动抽动,通常局限于头、颈、上肢,少数可出现简单发声抽动。抽动持续时间不超过 1 年。

(2)慢性运动或发声抽动障碍:该障碍通常起病于儿童早期。主要临床表现为一种或多种运动抽动或发声抽动,但运动抽动和发声抽动并不同时存在。以简单或复杂运动抽动最为常见,部位多涉及头、颈、上肢。发声抽动明显少于运动抽动,并以清嗓、吸鼻等相对多见。症状相对不变,可持续数年甚至终生。

(3)Tourette 综合征:该障碍为抽动障碍中最为严重的一型。一般起病于2~15 岁,平均起病年龄为 7 岁。主要临床表现为进行性发展的多部位、形式多种多样的运动抽动和一种或多种发声抽动,运动抽动和发声抽动同时存在。该障碍一般表现为起始于眼、面部的单一运动抽动,时有时无,以后逐渐发展到颈部、肩部、肢体、躯干的抽动,并持续存在。抽动形式也从简单到复杂,最后出现秽语。通常发声抽动较运动抽动晚 1~2 年出现,多为简单发声抽动,复杂发声抽动较少,约 15%的患儿存在秽语。该障碍症状累及部位多,次数频繁,对患儿情绪、心理影响较大。约有一半患儿伴有强迫症,一半患儿伴有注意缺陷与多动障碍,并有部分患儿伴有自伤行为、情绪障碍或学习困难。

3.共病现象

在 3 类抽动障碍中多发性抽动症患者最容易出现共病现象,如冲动、注意障碍、焦虑、情绪不稳定、抑郁,以及学习困难等。其中,多发性抽动症伴发强迫障碍的发生率为 20%~60%,多发性抽动症伴发注意缺陷多动障碍的发生率约

50％。这些症状甚至可发生在抽动症状出现之前。事实上,对很多患儿来说,这些伴随症状比抽动症状更容易给患者带来精神缺损和羞耻感,对其社会功能的损害往往超过抽动本身所造成的损害。

　　4.诊断与鉴别诊断

　　(1)诊断要点。①暂时性抽动障碍:起病于 18 岁之前;有单个或多个运动抽动或发声抽动,常表现为简单运动抽动;抽动症状 1 天内多次出现,几乎天天如此,至少持续 2 周,但不超过 12 个月;不符合 Tourette 综合征或慢性运动或发声抽动障碍的诊断标准;排除小舞蹈症、药物或神经系统其他疾病所致。②慢性运动或发声抽动障碍。③Tourette 综合征:表现为多种运动抽动和一种或多种发声抽动,两者同时存在;日常生活和社会功能明显受损,患儿感到十分痛苦和烦恼;起病于 18 岁之前。抽动天天发生,1 天多次,持续时间 1 年以上;或间断发生,1 年中症状缓解不超过 2 个月;排除小舞蹈症、药物或神经系统其他疾病所致。

　　(2)鉴别诊断:当患者症状非常明显,即复杂的运动性和发声性抽动症状都出现了,这时 Tourette 综合征就很容易与其他神经系统疾病相鉴别了。但是,当运动性抽动单独出现时,或只有 Tourette 综合征前驱症状或其他抽动时,则需要与下列疾病相鉴别。

　　风湿性舞蹈症(小舞蹈症):儿童多见,为风湿性感染所致,以舞蹈样异常运动为特征,常表现为单侧舞蹈样症状,无发声抽动,有风湿性感染的体征和阳性化验结果,抗风湿治疗有效。

　　肌阵挛型癫痫:可发生于任何年龄,有多种病因,是癫痫的一种发作类型,每次发作持续时间短暂,常伴有意识障碍,脑电图高度节律异常。抗癫痫药物治疗可控制发作。

　　肝豆状核变性(Wilson 病):由铜代谢障碍引起,有肝损害、锥体外系体征及精神障碍。可见角膜 Kayser-Fleisher 色素环,血浆铜蓝蛋白降低等特征可资鉴别。

　　急性运动性障碍:表现为突然不自主运动、震颤、张力障碍、扭转痉挛或舞蹈样动作。通常与神经抑制药物的使用和停用等相关。一般停药后症状可消失,鉴别不难。

　　迟发性运动障碍:主要见于传统抗精神病药物的长期应用或突然停药后所发生的不自主运动障碍。

　　癔症转换障碍:通常缺乏抽动障碍的时好时坏消长变化的特点,而且缺乏强迫和痛苦体验,反而感到轻松愉快,一般无发声抽动。症状的变化与心理因素和暗示有关。

5.治疗与预防

治疗之前必须对患者的心理、社会、教育以及职业适应等方面做仔细而全面的评价。对抽动障碍作明确诊断之前需要了解其完整的病情,病程,家族史及心理社会史。必须对患者的自我意识,家庭和同伴的意见以及学习参与情况进行评估。治疗以及时综合治疗(包括药物治疗、心理治疗、饮食调整和环境治疗)为原则。

(1)药物治疗,分为针对抽动症状的治疗和针对共患障碍的治疗。

针对抽动症状的治疗:①氟哌啶醇。该药治疗抽动效果较好,有效率为70%～80%。起始剂量为 0.5 mg,睡前服。如疗效不明显,无明显不良反应,可每周增加 0.5 mg,一日量为 0.5～6 mg。服用期间应注意该药的不良反应,及时予以处理。②硫必利。该药疗效不如氟哌啶醇,但不良反应较小。常用剂量为每次 50～100 mg,每日 2～3 次。主要不良反应有头昏、无力、嗜睡等。③可乐定。该药为 α_2 肾上腺素能受体激动剂,可使 30%～40% 的患儿症状明显缓解。该药尚可治疗注意缺陷与多动障碍,因此,特别适用于伴有注意缺陷与多动障碍的抽动障碍患儿。一日量为 0.05～0.3 mg,分 2～3 次服用。该药不良反应较小,部分患儿出现过度镇静,少数患儿出现头昏、头痛、乏力、口干、易激惹,偶见直立性低血压。长期大量服用者停用时宜渐停药,以免引起血压急剧增高。④非典型抗精神病药物。新型非典型抗精神病药物相对于经典抗精神病药而言,更易让人接受,在新型抗精神病药中,目前已有系统数据证明疗效较好的药物有阿立哌唑、利培酮、喹硫平、奥氮平、齐拉西酮,均可有效控制抽动症状。这些药物出现迟发性运动障碍的风险明显低于经典抗精神病药,但有些药物急性肌张力障碍、静坐不能、烦躁不安等不良反应的发生率与经典抗精神病药相似。使用利培酮、奥氮平治疗时,还有一个特殊难题是体重增加;而使用齐拉西酮则可能出现心功能异常(如 QT 间期延长),因此,使用前、后最好进行心电图监测。同时在合并药物方面须慎重,如大环内酯类抗生素等可影响细胞色素酶代谢。

针对共患障碍的治疗:共患强迫障碍可选用氯米帕明、舍曲林、氟伏沙明等治疗。一般需要与治疗抽动症状的药物联合应用;共患注意缺陷与多动障碍首选托莫西汀治疗,也可用可乐定或胍法辛。伴发自伤行为时应用氟西汀治疗可减少自伤行为。也有报道应用阿片受体拮抗剂纳洛酮或纳曲酮治疗自伤行为有效。

（2）心理治疗：应加强支持性心理治疗、认知治疗、家庭治疗，从而帮助患儿和家长正确认识该障碍，正确看待和处理所遇到的问题（如同学的耻笑等），消除环境中对患儿症状产生不利影响的各种因素，改善患儿情绪，增强患儿自信。习惯逆转训练、放松训练等对治疗该障碍也有一定帮助。

（3）其他治疗：应合理安排患儿生活，避免过度兴奋、紧张、劳累，预防感冒发热等，从而避免诱发或加重该障碍；注意尽量避免食用人工食物色素和食品添加剂，控制含"咖啡因"的饮料。中医药治疗也较广泛，五灵颗粒是经过国家药监局批准的中成药；其他中医药治疗多为经验性使用。严重的 Tourette 综合征，特别是共患强迫和冲动及自伤行为者，国内外开始采取以神经外科及深部脑刺激的实验性治疗，但疗效尚不肯定。

6.病程与预后

短暂性抽动障碍预后良好，患儿在短期内症状逐渐减轻或消失；慢性运动或发声抽动障碍的预后也相对较好，虽症状迁延，但对患儿社会功能影响较小；Tourette 综合征预后较差，对患儿社会功能影响较大，需较长时间服药治疗才能控制症状，但停药后症状易加重或复发，大部分患儿到少年后期症状逐渐好转，但也有部分患儿症状持续到成年，甚至终身。

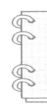

第二章 儿科急诊

第一节 婴儿捂热综合征

婴儿捂热综合征在寒冷季节较常发生,多见于农村中1岁以下的婴儿,由于过度保暖或捂闷过久,以缺氧、高热、大汗、脱水、抽搐、昏迷和呼吸循环衰竭为主要表现。新生儿期尤为多见,国内20世纪70年代临床报道后各地都有发现,以江苏、安徽、河南、山东等地较多。但命名尚未统一,有称闷热综合征、被捂综合征、蒙被(缺氧)综合征、衣盖过暖的婴儿中暑等。

一、发病机制

捂热过久或保暖过度是发病的基本条件。新生儿和小婴儿的解剖生理特点是体表面积相对比成人大,如足月新生儿体重只有成人体重的5%,而体表面积却为成人的15%,因此,散热也较成人快。如捂热过久或保暖过度后周围环境温度急骤增高影响了散热而使机体处于高热状态,必须代偿性地扩张末梢血管、通过皮肤蒸发出汗和呼吸增快以加速散热,由于高热使机体代谢亢进、耗氧量增加,加之被窝内缺乏新鲜空气和气道阻塞等导致缺氧。但小婴儿,尤其是新生儿无力挣脱"捂热"的环境,持续下去即可引起体内一系列代谢紊乱和功能衰竭,使病情迅速恶化,而出现内环境失调和多系统器官功能损害或衰竭。

高热大汗后水分蒸发丢失,使细胞外液大量丧失,呈高渗性脱水、血液浓缩、血清钠升高和血浆渗透压增高,导致有效循环血量减少和微循环功能障碍,甚至发展成低血容量性休克,使组织细胞缺血缺氧和功能障碍,酸性代谢产物堆积体内而形成代谢性酸中毒。捂闷时呼吸道不通畅,肺通气功能和换气功能障碍引起低氧血症和高碳酸血症,出现呼吸性酸中毒。以上两种因素同时存在,使机体处于混合性酸碱平衡紊乱状态。高热时代谢亢进和严重缺氧使机体组织能量耗竭,不能维持正常离子转运而破坏细胞内外离子的动态平衡,加重电解质和酸碱平衡紊乱。患儿表现为面色苍白、哭吵不安、反应迟钝、失水、发绀、呼吸急促甚至呼吸衰竭等。

正常脑组织血管丰富、耗氧最大,每 100 g 脑组织耗氧 3.0～3.8 mL/min,占全身总耗氧量的 20%,完全缺氧的脑组织其氧在 8～12 秒钟内完全耗尽,贮存的能量物质也在 2～3 分钟全部消耗。婴儿或新生儿受到捂闷后脑血流量减少、脑组织缺血缺氧,酸性代谢产物积聚在脑组织内而产生酸中毒,脑细胞内 Na^+-K^+-ATP 酶减少、功能障碍影响代谢,以致脑细胞肿胀,使之发展成为脑水肿,出现抽搐、昏迷、凝视、尖叫、中枢性呼吸衰竭等。当缺血缺氧改善、脑血流恢复灌流后可产生再灌注损伤和血管源性脑水肿。脑细胞缺血坏死可使中枢神经系统产生永久性损伤,遗留癫痫、痴呆等严重后遗症。

心肌缺氧和酸性代谢产物蓄积可使心肌收缩无力,细胞内溶酶体膜破裂,释放溶酶体酶而破坏细胞器和整个细胞,与 γ 球蛋白结构可形成缓激肽和血管舒缓素,导致周围血管扩张,有效回心血流量和冠状动脉血流量下降,出现心肌损害,表现为心律失常、心功能不全和血压降低。

肾实质缺血损害,使氮代谢产物、钾离子等不易排出而蓄积体内,与缺氧、酸中毒共同导致肾衰竭,出现少尿、水肿、高血压、血清尿素氮、肌酐和 γ_2 球蛋白水平升高等。

血液浓缩、血流缓慢、有效循环血量减少和微循环障碍使血管通透性增加,易形成微血栓和 DIC,出现皮肤瘀点、瘀斑、鼻出血、吐咖啡色样液体、排黑色大便、大便隐血试验阳性或肺出血等。

二、临床表现

一般具有明确捂热史,如怀抱小儿、乘坐车船、就医外出途中包裹过多过紧、被盖过严过厚,以及居室内温度过高等均可发生。多数起病前健康状况尚好,少数有咳嗽、流涕、发热及腹泻等上呼吸道或肠道感染症状。据统计,患儿 94.3% 来自农村,多有高热,体温可达 41～43 ℃,全身大汗淋漓、湿透衣被,头部散发大量热蒸汽,病情危重,拒奶、哭声低弱。大汗后体温骤降或不升,全身湿冷,新生儿常可发生硬肿症。高热大汗使水分大量丢失出现脱水状态,表现为烦躁不安、口干、尿少、前囟及眼眶凹陷、皮肤弹性减退、脉搏细弱或消失、皮肤发花和厥冷,呈循环衰竭征象。若中枢神经系统受累,可有频繁呕吐、尖叫、反应迟钝、凝视、反复抽搐或昏迷。若呼吸系统受累,可出现呼吸困难、呼吸节律不规则或暂停、唇周及肢端发绀,新生儿易发生肺出血,甚至出现心律失常、腹胀、多系统功能衰竭。

三、实验室检查

血红蛋白正常或因血液浓缩而增高,白细胞总数增高,血小板计数正常或降低。部分患儿大便隐血试验阳性。因高渗性脱水大多数患儿血钠、血钾升高,血浆渗透压增加,多数二氧化碳结合力降低,重者血气分析 pH 下降、动脉氧分压(PaO_2)降低和动脉二氧化碳分压($PaCO_2$)升高,呈现混合性酸中毒。重要器官功能受累时,血清谷草转氨酶、乳酸脱氢酶、肌酸磷酸激酶、谷丙转氨酶及血清尿素氮、肌酐等均可增加,部分心电图显示心律失常。

四、诊断

根据病史特点即可确立诊断:①在冬春季节,1 岁以内的小婴儿或新生儿有厚衣包裹、被褥捂热史;②高热、大汗后伴有高渗性脱水及循环衰竭症状,甚至体温不升;③有缺氧表现,发绀或面色苍白,有呼吸急促、节律不规则、心率增快等;④有肺、脑、心、肾等多系统器官功能不全的表现,如呼吸衰竭、脑水肿、心功能不全或循环衰竭等;⑤实验室检查有血液浓缩、血钠和血浆渗透压升高、二氧化碳结合力降低、pH 下降、低氧血症及高碳酸血症等。本病起病急骤、发展迅速,易误诊、误治。应与新生儿脱水热、低血糖症、肺炎合并呼吸衰竭、颅内感染及婴儿猝死综合征等疾病进行鉴别。

五、治疗

(一)降温

退热是治疗的基本措施,首先应立即去除捂热原因,撤离高温环境,将患儿移至空气新鲜和通风良好的地方,迅速采用物理降温法,如冰枕、温水擦浴等,勿用发汗药物,以免出汗过多加重虚脱。降温过程中大量出汗时用干毛巾随时拭净,新生儿应避免发生低体温和硬肿症。

(二)给氧

迅速给氧以提高血氧分压、血氧饱和度和血氧含量,改善机体缺氧症状和呼吸。合理选择给氧方式,如鼻导管、头罩、面罩气囊加压给氧,缺氧不改善者可选择高频喷射给氧、持续气道正压通气或机械通气等措施。

(三)止惊

抗惊厥药物首选地西泮 0.2～0.5 mg/kg 缓慢静脉注射,亦可选用10%

水合氯醛 0.3～0.5 mL/kg 灌肠,反复抽搐者给予苯巴比妥 8～10 mg/kg 肌内注射。

(四)液体疗法

补液、纠酸是抢救的重要措施,应积极纠正失水、电解质紊乱和酸中毒。输液量按 100～150 mL/(kg·d)、张力按 1/5～1/3 张给予,如有循环衰竭和酸中毒,首先给 2∶1 液或等渗(1.4%)碳酸氢钠溶液 10～20 mL/kg 进行扩容纠酸,速度不宜太快,避免发生脑水肿。已有脑水肿者应在输液的同时使用脱水降颅压药物,可用 20%甘露醇每次 0.5 g/kg、地塞米松每次 0.5～1.0 mg/kg 短程应用,呋塞米每次 1 mg/kg 与前两者交替使用。有高碳酸血症者,应在保持气道通畅、改善通气的基础上选用等渗碱性药物和血管活性药物。有心力衰竭者输液速度应严格控制,可在中心静脉压监测下输液,以免加重心脏负担,正确使用洋地黄类药物,保护心肌功能。

(五)高压氧治疗

高压氧可加强氧在脑组织中的弥散和利用,使脑血管收缩,减轻脑水肿,对缩短病程、恢复意识和减少后遗症有效。宜在病情平稳后尽早使用。

(六)其他

在综合治疗的基础上给予能量合剂、γ-氨基丁酸、维生素 C、维生素 E、自由基清除剂如超氧化物歧化酶等药物,以促进脑功能的恢复。注意加强全身支持治疗和保证营养供给。

六、预防与预后

本病起病急、病情重,易累及全身多器官而致功能障碍。据国内综合报道,病死率高达 18.33%,且后遗症较多,出院存活者有 15%遗留中枢神经系统后遗症,以继发性癫痫最多见,其次为脑性瘫痪、失明、失语、智能低下等。因此,加强预防是关键,应普及卫生宣教,提倡母婴分睡、勿蒙被过严或含着奶头睡在母亲腋下,出门时不要用衣被包裹得太紧太厚,注意空气流通,乘车时需注意通风。另外,医务人员应提高对本病的认识,详细询问有关病史,及时诊断和处理是降低病死率的重要措施。

第二节 小儿呼吸道异物

呼吸道异物是指喉、气管和支气管异物,分为内源性异物和外源性异物。内源性异物为呼吸道内的假膜干痂、血凝块、干酪样物质堵塞;外源性异物为外界物质误入气道。通常呼吸道异物是指外源性异物,是耳鼻喉科常见急诊之一;多发生于儿童,尤以 5 岁以下多见,是儿童意外伤害的主要原因之一。据美国统计,1 岁以内意外死亡的病例 40% 是呼吸道异物所致,但由于健康教育的不断普及,器械设备的不断改善,诊疗技术的不断进步,该病的病死率已大大下降。

一、病因

(1)呼吸道异物多发生于小儿,主要原因是小儿磨牙尚未生长,咀嚼功能不完善,喉的保护功能不健全,体积小而轻的异物易误吸入呼吸道。

(2)小儿自制力差,口内含有食物或小物品(如笔帽、大头针等)时哭笑、不慎跌倒,使异物易呛入下呼吸道。

(3)家长在给小儿喂食时,打骂、惊吓,致食物呛入呼吸道。

(4)手术时的意外,口腔、咽、喉手术时,器械中的配件或切除的组织滑落误吸。

二、部位

右侧支气管较左侧多,原因:①右主支气管与气管长轴相交角度小,几乎位于气管的延长线上,左主支气管与气管长轴相交角度大;②气管隆嵴部位偏左;③右侧肺呼吸量较大,吸入的力量也较大。也有一些报道,左支气管异物较右支气管异物为多,可能是由于以上 3 个原因,右侧支气管异物被咳至气管内,而进入对侧支气管内;因右侧支气管异物已引起支气管黏膜炎症、肿胀或阻塞性肺气肿等并发症,影响空气吸入量,呼吸气流变小,咳至气管内的异物易进入左侧支气管,因此左侧支气管异物反较右侧支气管异物多。

三、种类

按异物性质分为 4 种:①植物性,如花生仁、瓜子、豆类等;②动物性,如鱼、猪、鸡等骨片;③化学制品,如塑料笔帽、塑料玩具口哨等;④矿物性异物,如大头针、别针、玻璃片、玩具上的玻璃灯泡等。

四、病理

病理改变与异物的性质、大小、形状、存留时间有密切的关系。

(一)异物的性质

不同性质的异物所引起的病理反应各不相同。植物性异物含有游离脂酸，刺激性大，可引起严重的呼吸道黏膜急性弥漫性炎症反应，黏膜充血、肿胀、分泌物增多。铁质金属易氧化生锈，可引起局部组织溃烂，肉芽增生，瘢痕形成。动物性异物对呼吸道黏膜刺激性较矿物性异物大，化学制品类异物对组织刺激较小。

(二)异物的大小和形状

异物小，表面光滑，刺激性小，引起的病理反应轻，气道只部分受阻，吸气时由于支气管扩张，空气可吸入。而呼气时管壁回缩，管腔变小，空气排出受阻，因此远端肺叶出现肺气肿。异物大，停留时间长，黏膜肿胀明显，使支气管完全阻塞，空气吸入呼出均受阻，远端肺叶内空气逐渐被吸收，致阻塞性肺不张。病程长时，远端肺叶引流不畅，可并发支气管肺炎和肺气肿。

(三)异物存留时间

异物存留时间越久，引起的病理变化越多、越严重，尤其是刺激性强，容易移动变位或在支气管内形成阻塞的异物为甚。

五、症状及并发症

临床上将呼吸道异物分为 4 期。

(一)异物进入期

当异物通过喉部时出现喉痉挛、剧烈呛咳、呼吸困难，严重者很快发生窒息而死亡。

(二)安静期

当异物进入支气管后嵌顿于支气管内，可无症状或症状轻微。

(三)症状再发期

由于异物的刺激和感染，分泌物增多，引起咳嗽，甚至出现高热。

(四)并发症期

并发感染可出现气管炎、支气管炎、肺炎、肺脓肿，支气管异物日久者可并发支气管扩张、支气管或叶支气管完全堵塞，可发生肺不张，支气管部分阻塞可发生阻塞性肺气肿。阻塞性肺气肿明显或剧烈咳嗽时,可出现不同症状。

1.喉异物

喉异物可引起喉痉挛,出现呼吸困难,若异物停留在声门裂,大者立即发生窒息死亡,小者出现呛咳、呼吸困难、发绀、喉喘鸣、声嘶或失声。

2.气管异物

异物在气管内刺激呼吸道黏膜而发生呛咳、气喘,较大异物位于气管隆嵴而使两侧主支气管通气受到严重障碍;可发生严重呼吸困难甚至窒息;较小异物可在声门裂和气管隆突之间随呼吸气流上下活动,出现阵发性咳嗽。当呼气时异物随气流向上撞击声带,在喉部和气管部位触诊,可触到碰撞振动感。异物体积轻而小,能随呼吸气流在气管内上下飘荡,可闻拍翅声。当异物阻塞部分气管腔时,气流通过变窄的气道可产生哮鸣音。

3.支气管异物

当质轻体积小的异物尚能活动时,则有痉挛性高声呛咳,轻度呼吸困难。当异物嵌顿于支气管内某个部位时,可无症状或症状轻微,如两侧主支气管皆有异物阻塞,可立即发生窒息死亡。若一侧支气管或一叶支气管完全阻塞,空气不能入肺,而肺中空气逐渐被吸收,阻塞下方的肺部发生肺不张,如圆珠笔帽异物往往嵌顿于一侧支气管,使该侧支气管完全阻塞,可发生一侧肺不张;而大部分支气管异物引起支气管部分阻塞,吸气时支气管腔扩大,气体可经异物与支气管壁之间空隙入肺。呼气时支气管腔缩小或炎症肿胀之黏膜将异物卡紧,气体呼不出,异物呈活瓣样作用,因而并发阻塞性肺气肿。一侧主支气管异物可形成一侧肺气肿,一叶支气管异物可形成一叶肺气肿;若未及时取出异物,解除异物的活瓣作用,则肺气肿继续加重,可导致肺泡破裂,形成气胸、纵隔气肿、皮下气肿。

六、诊断

(一)病史

异物吸入史清楚、症状典型,容易明确诊断。但幼儿不能清楚诉说异物吸入史,又无他人见到发生异物吸入时情况,尤其是症状不典型者,诊断比较困难,若有突然发生而又久治不愈的咳喘,并伴有或不伴有发热、憋气,或反复发生支气管肺炎,应考虑异物的可能。

(二)体格检查

特别注意听诊及触诊。气管内活动异物可听到异物撞击声,张口咳嗽时更明显。触诊气管时有碰撞振动感,张口呼吸时可听到哮喘样喘鸣。并发肺气肿、肺不张时,肺部听诊患侧呼吸音减低或消失,并发肺炎时则可闻及湿啰音。

(三)影像学检查

1.X线检查

(1)X线不透光异物:气管或支气管内不透光异物如金属异物或者密度较高骨质异物,可发现异物影像。

(2)气管内X线透光异物:气管内X线透光异物若引起活瓣状部分气道阻塞,可致两侧肺气肿和纵隔的矛盾运动。①肺气肿:X线表现为两侧肺透亮度增高,两隔低平,胸廓长径和横径增大。透视下吸气和呼气时肺野透亮度改变不明显。②纵隔矛盾运动:表现为纵隔在吸气时变大(即左右横径增宽),呼气时变小(即左右横径缩小),出现与正常呼吸时情况相反的纵隔变化。

(3)主支气管内X线透光异物。①肺不张:异物引起患侧主支气管完全阻塞时,可发生一侧肺不张。X线片呈现患侧肺野均匀性密度增高,膈肌上升,气管和纵隔移向患侧。②纵隔摆动:异物引起主支气管活瓣性部分阻塞时,则发生一侧肺气肿。患侧肺野透亮度增高,肺容积增大,膈肌下降,纵隔移向健侧。透视下呈现纵隔摆动,即呼气时纵隔被推向健侧,呼气时纵隔回至原处。检查纵隔摆动透视比胸片好,但诊断由异物引起的轻度肺炎、肺不张,则胸片比胸部透视好,应常规用2种方法检查。

(4)肺叶、肺段支气管异物:支气管异物阻塞表现为肺叶或肺段的不张。X线片可见楔状或三角形均匀致密影。

2.多层螺旋CT扫描

对于儿童气管、支气管异物行多层螺旋CT扫描后处理技术,包括多平面重建(MPR)、曲面重建(CMPR)、最小密度投影(Minp)、CT仿真内镜(CTVE),能显示异物的位置、大小、多少及与周围组织的关系,大大提高了术前诊断的准确性。特别适用于异物史不明确而有临床症状的患儿,对内镜操作起引导作用,可避免内镜检查插管的重复性和异物摘取的盲目性,提高手术的成功率。

(四)内镜检查

内镜检查明确诊断气管、支气管异物的主要、可靠方法。

1.纤维支气管镜或电子支气管镜

该镜细、软,前端可调节方向,检查范围广,特别是诊断上叶、舌叶和肺叶以下各支气管异物更具有其特殊的优点。较影像学检查更为直观、可靠,对于异物史明确,而X线检查为阴性的患儿应行纤维支气管镜或电子支气管镜检查,以防止漏诊。

2.硬管支气管镜

在行支气管镜检查的同时,准备好异物钳,发现异物即进行异物取出。

七、治疗

异物时间短或日期虽长,但无并发症者,尽早手术,因异物在气管支气管内随时有发生窒息威胁生命的危险。有阻塞性呼吸困难者应立即手术取出异物。如并发高热、脱水、衰竭或出现皮下气肿、纵隔气肿、气胸等严重并发症,应先控制并发症,待病情缓解后再取异物。病情严重,呼吸极度困难,设备缺乏,人员技术力量不足时,可先行气管内插管或气管切开术。气管插管比气管切开术更为快捷、有效,能为抢救患儿生命赢得宝贵的时间,尤其是基层医院,可先行气管内插管,再转运到上级有条件的医院,在支气管镜下取出异物,避免发生窒息及死亡。

(一)术前准备与麻醉

对于支气管镜下取异物的麻醉问题,国内学者有不同意见。一种主张不用任何麻醉,即无麻;另一种是采用全身麻醉。主张全身麻醉者认为有如下优点:①如不用全身麻醉,手术时患儿用力挣扎,难以维持体位,增加取出异物的困难和危险。②对患儿心理和精神将造成不可估量之创伤。③患儿中枢不稳定,呼吸频率快,潮气量小,气管、支气管有异物时,呼吸肌处于疲劳状态,手术时患儿用力挣扎,易引起呼吸衰竭。④小儿气管、支气管异物常有不同程度的缺氧,若不用麻醉,患儿用力挣扎,代谢增加,氧耗量增大,加重缺氧,甚至引起脑水肿、肺水肿或心力衰竭。⑤全身麻醉后,异物一次取出成功率增大。全身麻醉术前常规用抗胆碱药,以减少腺体分泌,保持气道通畅。如阿托品,术前30分钟肌内注射,$0.01 \sim 0.02$ mg/kg,术中连续监测呼吸、心电图、PaO_2、$PaCO_2$。

(二)内镜下取异物

1.直接喉镜下取异物

(1)适应证:气管异物,特别是活动性异物和不易夹碎之异物,如西瓜子、葵瓜子等。

(2)禁忌证:向上张开的别针,尖锐的钢针或图钉,小和易碎的异物。

2.硬质支气管镜下取异物

(1)适应证:直接喉镜下不能取出和未取出的气管、支气管异物。优点:先检查到异物,然后取出,成功率高。必须根据患者年龄、不同异物选择不同型号支气管镜,不同长短异物钳和吸引管。硬质支气管镜下取异物,是最直接、最有效的方法,术中可通过支气管镜的侧孔输入氧气。

(2)禁忌证:无明显禁忌证。

3.纤维支气管镜下取异物

(1)优点:在直视下看得清楚,夹得准确,可进入较细支气管取异物。对于张口困难、颈椎有病者亦可应用。

(2)缺点:镜身是实体,部分阻塞呼吸道,又不能同时供氧,容易加重呼吸困难,异物钳头小,种类少,不能夹取较大的异物。

(3)可视潜窥镜下取异物:对于细小的异物嵌顿于段支气管时,可在潜窥镜下寻找以防止异物残留,较大异物如笔帽、口哨等可用潜窥镜引导异物钳,牢固钳夹住异物,在直视下通过声门,可防止异物卡脱至声门下。

4.气管切开取异物

适应证:气管或支气管巨型异物,有严重呼吸困难,估计在取出时异物可能被卡于声门处或被刮落,或喉部已有炎症。硬管支气管镜不能插入,直接喉镜或纤维支气管镜取不出者。

5.开胸取异物

适应证:支气管或分段支气管内异物被嵌顿,如针、大头针、螺丝钉等异物,可行开胸取异物。已有支气管扩张、肺并发症者,可考虑开胸行肺段或肺叶切除术,此法目前很少应用。

第三节　小儿消化道异物

消化道异物在小儿较常见,特别是0.5~4岁的婴幼儿最多,这是因为婴幼儿很喜欢将身边的东西放在口内玩耍。被误入的异物各式各样,以细小物件多见,如硬币、别针、纽扣等,个别患儿甚至将很大的异物如汤勺、螺丝钉等也能吞入消化道。

异物被吞入后大多数都能顺利通过消化道随粪便排出,但部分病例异物可滞留在食管、胃、十二指肠、空肠、回肠等消化道的任何部位,可引起不同的临床症状及并发症,需采取一定的治疗措施将异物取出。

一、病理

消化道异物约 90％可顺利通过消化道从肛门排出,较大的异物可引起幽门、回盲瓣等处梗阻,尖锐异物可损伤消化道黏膜血管引起出血,或者刺穿肠管壁引起消化道穿孔,或者引起内瘘形成(如食管气道瘘等)。

二、临床表现

多数异物存留在消化道可不引起任何症状,有时可引起腹部不适、腹痛等。偶尔异物可堵塞消化道引起呕吐、腹胀等梗阻症状。尖锐的异物可刺入胃肠道黏膜而引起便血,刺穿肠管壁引起肠穿孔者可出现腹胀、气促、发热等。大多数消化道异物患儿体查无明显异常,偶有局部压痛者,穿孔者体查有压痛、反跳痛等腹膜炎体征。

三、辅助检查

(一)X 线检查

X 线检查不但可以确定异物性质和大体部位,而且可观察异物在胃肠道的活动情况,因此应经常进行 X 线检查,直到异物自行排出或者经内镜或者手术取出为止。对 X 线不显影的异物,可考虑服用含棉花纤维的钡剂,可使含纤维的钡剂附着在异物的表面而显影。

(二)纤维镜

对于上消化道异物、结肠内异物等可予以纤维胃肠镜检查,不仅可以确定异物性质及部位,同时还可以取出异物。

(三)B 超

有助于异物等的诊断及所在位置的判断。

四、治疗

大多数消化道异物能顺利通过消化道随粪便排出,仅少数患儿需采取一定的治疗措施将异物取出。根据异物滞留部位不同,可采用不同的治疗措施。

(一)食管异物取出术

可采取食管镜检查及手术取出。适用证:食管异物确诊后不能通过食管到达胃内者。异物嵌入食管壁或者穿透食管引起食管周围炎症时禁忌采用食管镜取出异物。此时应采用手术方法,如食管切开或者开胸术取出异物。

(二)胃内异物取出术

可采取胃镜或者手术取出。适用证：大部分胃内异物可用胃镜诊断及取出，如巨大异物或者尖锐异物也可经胃镜确诊试行胃镜摘取。巨大异物不能经胃镜取出或者粉碎者不能强行经胃镜取出，以免造成胃壁损伤或者损伤食管。尖锐的金属异物不能胃镜取出，更适合手术开放取出。

(三)肠内异物手术取出术

适用证：①确定小肠异物时在无梗阻或者腹痛时可以观察，如1周仍未排出时应进一步检查，尽量明确停留部位，如异物固定在某一部位超过7天，应当手术治疗。②小肠异物有腹痛，腹痛为固定性疼痛，或者有腹膜刺激症状，疑有小肠损伤或穿孔者，应当手术治疗。小肠异物无症状者不要轻易选择手术，对异物不大、钝头细短异物，估计能自行排出者亦不要轻易手术治疗。

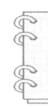

第三章 新生儿疾病

第一节 高危新生儿

降低围产儿病死率及减少存活儿后遗症的发生率,在于早期识别、及时处理高危新生儿。高危儿虽与婴儿本身的先天缺陷及其所患疾病有关,但很大程度上与高危妊娠对婴儿的威胁,与婴儿出生体重、妊娠周龄以及出生体重与妊娠周龄间偏离等因素有关。这些婴儿中部分出生时已有威胁生命的病症存在,部分则处于潜在的危险状态中,必须要有经验的医师、护士及有一定设备条件的婴儿室或监护中心密切观察及监护,观察、监护时间自生后数天至数周不等,但一般为数天。

一、高危儿范畴

(1)妊娠周龄<37周或>42周者。

(2)出生体重<2.5 kg或>4 kg者。

(3)出生体重与妊娠周龄有偏离者(或小于第10百分位或大于第90百分位者)。

(4)出生时1分钟Apgar评分为0~4分,需进行复苏者。

(5)以往有异常妊娠、胎儿畸形、新生儿死亡或血型不合者。

(6)母亲有先兆子痫或其他内科疾病(如心脏病、慢性肺部疾病、高血压、慢性肾炎等,婴儿有产时窒息及小于胎龄儿可能;母亲患糖尿病,婴儿有大于胎龄儿可能)。

(7)母亲孕早期有出血(胎儿畸形可能)。

(8)母亲孕期有剧烈呕吐及营养不良时(婴儿有小于胎龄儿可能)。

(9)母亲初产年龄>35岁者(婴儿有染色体病可能)。

(10)母亲年龄<16岁(婴儿有早产可能)。

(11)长期不孕后怀孕者(胎儿有畸形可能)。

(12)妊娠多于4次或2次妊娠间隔时间小于6个月者或多胎妊娠。

(13)母亲有麻醉药、海洛因等药物嗜好(新生儿会产生撤药综合征),母亲大量吸烟者(婴儿有小于胎龄儿可能)。

(14)有产科并发症需手术产或剖宫产者(新生儿有产伤可能,因前置胎盘或胎盘早剥而剖宫产者婴儿有贫血、窒息可能)。

(15)羊水过多、过少或胎盘、脐带有畸形者(胎儿有畸形可能)。

(16)母亲有感染,或羊膜早破超过24小时者(新生儿有感染可能)。

(17)母亲于妊娠期间经受意外事故者。

高危儿出生后必须随时警惕高危病症的发生,根据不同高危因素进行不同监护。当没有明显高危因素而出生当时有情况不良者,检查胎盘、脐带、羊膜常有助于病因判断。出生贫血时应检查胎盘有无撕裂及血肿破裂;胎儿有水肿时应检查胎盘大小,大胎盘常提示先天性肾病、溶血症等;脐带过短或单一脐动脉,常有染色体病及胎儿畸形可能;羊水过少时应注意肺、肾发育情况,羊水过多时应警惕有消化道及神经管缺损可能;羊水或脐带有白色小结常提示有白色念珠菌感染可能。

二、高危病症的识别

(1)有围生期窒息,1分钟及5分钟Apgar评分<6分,并伴有中枢或心血管、肺、肾及胃肠道症状者。

(2)气急,呼吸频率>60次/分,有呼吸困难吸气凹陷症状及鼻翼扇动、呼吸节律不规则有呼吸暂停者,深吸气时有明显发绀者。

(3)有明显中枢神经系统症状、体征者,如淡漠、激惹、惊厥、前囟隆起者。

(4)脱水、失血、低灌流及低血压者。

(5)明显的先天畸形需外科手术者(如脑脊膜膨出、腹裂畸形、食管气管瘘、膈疝等)。

(6)出生24小时内出现黄疸或证实Rh血型不符者。

(7)频繁呕吐,生后24小时未排胎便者。

(8)体温不稳定,可疑败血症时。

(9)贫血、红细胞增多症、血小板减少性紫癜及出血性素质者。

(10)低出生体重儿(早产儿、小于胎龄儿)、大于胎龄儿、过期产儿均可出现较多高危病症,处理时应高度警惕。

三、需转运至 NICU 者

(1)呼吸窘迫:①早产儿呼吸窘迫综合征;②吸入氧浓度达到 40%,PaO_2<7.98 kPa(60 mmHg)者;③$PaCO_2$>7.13 kPa 者;④pH<7.25 者;⑤呼吸暂停反复发作者;⑥有呼吸窘迫而无条件监测血气及确保吸入氧浓度或无条件行辅助通气时。

(2)外科急诊。

(3)出生体重<1.5 kg,妊娠<32 周龄者。

(4)严重围生窒息,1 分钟及 5 分钟 Apgar 评分<6 分者。

(5)反复发作惊厥者。

(6)低灌流、低血压者。

(7)不明原因全身情况不良者。

四、不同类型婴儿可能发生的高危病症

不同类型婴儿由于生理基础不同,所产生的高危病症不同。

(一)早产儿

(1)呼吸暂停:早产儿由于中枢不成熟,呼吸调节障碍,发生呼吸暂停者占 40%~50%,胎龄越小,发生率越高。

(2)呼吸窘迫综合征。

(3)脑室内-脑室周围出血:早产儿中发生率约 15%,体重<1.5 kg 者尸检脑室内出血占 50%~70%。

(4)动脉导管开放:由于导管壁的平滑肌发育较差,对氧敏感性差及前列腺素 E_2 的代谢不充分易导致动脉导管开放,患肺透明膜病者发生率更高,当出现较大左向右分流时会出现左心室容量超负荷现象。

(5)坏死性小肠结肠炎:低氧、动脉导管开放、低血压等因素均可造成肠道的缺氧、缺血及肠黏膜缺血坏死,致产生坏死性小肠结肠炎。

(6)低血糖:因糖原贮存量少引起。

(7)低血钙:因暂时性甲状旁腺功能低下及靶器官对甲状旁腺反应低下引起。

(8)其他:早产儿易发生低体温、水盐代谢紊乱及易产生感染。较低胆红素水平即可导致胆红素脑病(核黄疸)。

(二)小于胎龄儿

小于胎龄儿占低体重儿中的 1/3 左右,由于不良因素发生于妊娠中的不同时期,故所造成的高危病症亦不相同,如发生在孕早期则以畸形为主,如发生在孕晚期,当胎盘功能不良为主时(以影响营养物质输送及氧的输送为主),常有产时窒息、胎粪吸入、低氧血症、红细胞增多症及低血糖,个别严重低血糖常难以纠正。因皮下脂肪少易致低温,因母亲高血压所致的小于胎龄儿常可见中性粒细胞及血小板降低,可使感染机会增加。

(三)大于胎龄儿及巨大儿

大于胎龄儿不一定成熟,如糖尿病母亲婴儿常可出现肺不成熟、红细胞增多、高胆红素血症、低钙血症及畸形等,其他高胰岛素血症所致的大于胎龄儿(如 Rh 血型不符及 Beckwith 综合征),生后不久即可发生低血糖。巨大儿体重超过 4 kg 者,产伤的机会增加。

(四)过期产儿

由于胎盘老化,功能低下影响血供及气体交换可致宫内营养不良、缺氧、胎粪吸入及红细胞增多症等,部分过期产儿为 16 三体综合征至 18 三体综合征,少数为无脑畸形。

五、高危儿监护及处理

(一)窒息抢救

小于胎龄儿、过期产儿、宫内窘迫或胎粪污染羊水者分娩时,儿科医师应进入产房与产科医师一起抢救,胎儿娩出前做好复苏准备,出生后立即吸引口、咽、鼻,当有厚胎粪存于上呼吸道时力争在呼吸建立前吸引口、咽及气管,擦干婴儿后置于辐射保温床上作 Apgar 评分,根据评分继续复苏及清理气道。

(二)初步稳定后做全面检查

小于胎龄儿应全面检查有无畸形及宫内感染迹象。

(三)体温监护

擦干羊水后置于辐射保温床或保温箱中,使皮肤温度维持在 36.2~36.5 ℃,每 1~2 小时监测体温。

(四)呼吸、心率监护

每小时监测并记录呼吸、心率,或用心、肺监护仪监护呼吸及心率(设好监护仪心率及呼吸暂停报警值）。

（五）血压监护

根据需要每2～4小时测血压，足月儿收缩压需维持在 6.65 kPa，早产儿维持在 5.32 kPa。

（六）血气监护

出生窒息，生后有呼吸困难及发绀者，根据需要定期做血气检查，进行氧疗的早产儿应以无创伤性经皮测氧仪或脉搏血氧饱和度仪监测血氧，如需频繁监测血气者必要时可放置脐动脉插管。

（七）其他监护

小于胎龄儿、糖尿病母亲婴儿、巨大儿或过期产儿于生后 2 小时、4 小时、6 小时、12 小时及 24 小时需行血糖监护（可用试纸法或微量血法）以及时发现低血糖，早产儿生后 12 小时及 24 小时亦应监测血糖。小于胎龄儿、过期产儿及双胎儿生后应及时监测血红蛋白或血细胞比容。

（八）抗生素使用

早产儿或羊水早破超过 24 小时者在抽取血培养后用广谱抗生素治疗。

（九）记录出入量

记录大、小便时间及量，每班应累加其总量。

（十）喂养

早产儿于生后 2～4 小时在喂糖水后可开始喂奶，＜32 周龄、吸吮力差者应予胃管喂养，喂养时液量不能满足生理需要者应静脉补液，小于胎龄儿亦应提早喂养。

（十一）针对治疗

针对所出现的高危病症进行治疗。

第二节　胎粪吸入综合征

胎粪吸入综合征常发生于足月儿、小于胎龄儿及过期产儿（早产儿，尤其胎龄<34 周者,虽有严重窒息,在宫内也不排胎粪)。此类婴儿病史中常有围生期窒息史,母亲常有产科并发症,分娩时有产程延长及羊水胎粪污染现象,当有急、慢性缺氧及呼吸窘迫,或宫内感染时,均可导致胎粪排于宫内。羊水被胎粪污染,出生前或出生时因吸入胎粪引起气道阻塞,严重者生后有呼吸困难、肺不张,使肺部气体交换障碍。当妊娠末期或产时能做好胎心监护,产房能做好气管内吸引,常可避免大量胎粪吸入,急、慢性缺氧和(或)感染均可造成宫内排出胎粪,在应激状态下宫内产生喘气可吸入大量胎粪污染的羊水。

一、发生率

8%～25%活产婴儿(尤其多见于足月儿、小样儿或过期产儿)分娩过程中有羊水被胎粪污染,早产儿被胎粪污染的机会少。≥37 妊娠周龄者中约 5%胎粪污染者发展为胎粪吸入综合征,其中将近 50%的婴儿需要机械通气。

二、病因及发病机制

急、慢性宫内缺氧可导致肠系膜血管收缩,肠道缺血,肠蠕动亢进,肛门括约肌松弛而引起宫内排胎粪,宫内缺氧胎儿呼吸时可吸入已被胎粪污染的羊水,婴儿前几次呼吸可将在上呼吸道含胎粪小颗粒的羊水吸入细支气管,产生小节段性肺不张,局限性阻塞性肺气肿及化学性肺炎,使肺的通气/血流比例失调,影响气体交换,造成严重呼吸窘迫,甚至并发气胸及持续肺动脉高压,胎粪吸入综合征患儿有 1/3 左右并发肺动脉高压,在宫内脐带长时间受压可导致肺血管重构造成持续肺动脉高压。

三、临床表现

多数婴儿于出生时皮肤常覆盖胎粪,指(趾)甲及脐带为胎粪污染呈黄、绿色,经复苏建立自主呼吸后不久即出现呼吸困难、发绀。胎粪吸入综合征可分为轻、中、重度,轻度胎粪吸入综合征只需用 40%的氧气吸入,时间为 48 小时左右;中度需用>40%的氧吸入,时间>48 小时;一般认为当产生气漏及严重者需机械通气治疗,时间常需>48 小时,且常并发肺动脉高压。当气体滞留于肺部时,因肺部过度扩张可见胸廓前、后径增宽呈桶状,听诊可闻及粗大啰音及细小捻发音;出生时有严重窒息者可有面色苍白和肌张力低下,严重缺氧可造成心功能不全、心率减慢,外周循环灌注不足及休克表现。10%～20%可伴有气胸及纵隔积气。当并发肺动脉高压时常呈严重发绀。多数病例于 7～10 天恢复。

四、X 线表现

(1)轻型肺纹理增粗,呈轻度肺气肿,横膈轻度下降,诊断需结合病史及临床,常仅需吸入低于 40％氧,吸氧时间＜48 小时。

(2)中型肺野有密度增加的粗颗粒或片状、团块状、云絮状阴影;或有节段肺不张及透亮充气区,心影常缩小,常需吸入＞40％的氧,持续吸氧时间＞48 小时,但无气漏发生。

(3)重型两肺有广泛粗颗粒阴影或斑片云絮状阴影及肺气肿现象,有时可见肺不张和炎症融合形成大片状阴影,常并发气胸或纵隔积气,需机械通气治疗,持续通气时间常超过 48 小时,常伴肺动脉高压。

五、治疗

(一)清理呼吸道

见到胎粪污染羊水时,于婴儿胸部娩出前清理口、鼻、咽分泌物,用大口径吸管吸出含胎粪的黏液、羊水,窒息时立即在喉镜下用胎粪吸引管行气管内吸引,然后再按复苏步骤处理,必要时需再次气管插管吸引。如自主呼吸有力可拔除气管插管,继续观察呼吸症状,同时摄胸片了解肺部吸入情况。生后的头 2 小时内,每 30 分钟行胸部物理治疗及吸引一次,如有呼吸道症状出现,胸部 X 线片有斑片阴影时,每隔 3～4 小时行胸部物理治疗及吸引一次。

(二)一般处理及监护

应注意保温,需将患儿置于合适的中性环境温度中;有呼吸系统症状者应进行血氧监测,可做血气分析或经皮测氧仪或脉搏血氧饱和度仪监测氧合状态,及时处理低氧血症,如有严重低氧血症可疑并发持续肺动脉高压时,条件许可者应行脐动脉插管。严重窒息者应每隔 2 小时监测血压 1 次,液体需稍加限制,以防止脑及肺水肿。但当有低血压、灌流不足及心排血量不足表现时,可用正性肌力药物(如多巴胺),并可输入生理盐水,必要时可考虑血浆或 5％清蛋白;对于严重窒息患儿尚需精确记录尿量,为防止脑水肿及肾衰竭,需限制液体,生后第 1 天给液量为60 mL/kg,第 2 天根据尿量可增加至 60～80 mL/kg,有代谢性酸中毒者应以碳酸氢钠纠正。此外尚需监测血糖及血钙,发现异常应及时纠正。

(三)氧疗

物理治疗过程中需同时供氧,证实有低氧血症时应给予头罩湿化、加温吸氧,随时调整吸入氧浓度,使血氧分压保持在 6.65 kPa 以上,因持续低氧会造成肺血管痉挛并发持续肺动脉高压。

(四)维持血红蛋白量

当患儿需要机械通气时,需将血红蛋白维持在 15 g(血细胞比容维持于 40%）。

（五）机械通气

严重病例吸入氧浓度增加至 60%，而 $PaO_2 < 50$ mmHg（< 6.65 kPa）或 $PaCO_2 > 60$ mmHg（> 7.98 kPa）时需机械通气治疗，呼吸机应用参数各家报道并不完全一致，但为防止空气进一步滞留于肺内，不能用太高呼气末正压，推荐用 $0.29 \sim 0.59$ kPa（$3 \sim 6$ cmH$_2$O），有人认为可用较高吸气峰压 $2.94 \sim 3.43$ kPa（$30 \sim 35$ cmH$_2$O），呼吸频率 $20 \sim 25$ 次/分，吸气时间 $0.4 \sim 0.5$ 秒，应有足够呼气时间；也有人认为初始呼吸机设置可为：吸入氧浓度 80%，呼吸频率 60 次/分，吸气峰压 2.45 kPa，呼气末正压 0.29 kPa。某些患儿对较快的通气频率及较短的吸气时间（每次0.2秒）反应良好，常规呼吸机治疗失败或并发气漏时，改用高频振荡通气常能取得良好效果。呼吸机应用过程中如有躁动需同时用镇静剂或肌肉松弛剂，胎粪吸入综合征患儿在机械通气时，应随时警惕气胸的发生，需准备好抽气注射器及排气设备。

（六）药物治疗

胎粪会加速细菌生长，故当 X 线胸片显示肺部有浸润变化时应常规给予广谱抗生素治疗，必要时行气管分泌物细菌培养。

（七）体外膜氧合器

严重低氧血症病例经上述处理不能使低氧改善时，常并发持续肺动脉高压。必要时可用体外膜氧合器治疗。

（八）肺表面活性物质治疗

胎粪可抑制肺表面活性物质的活性，用于治疗胎粪吸入综合征时可改善氧合，减少肺部并发症及减少人工膜肺的应用。当患儿临床情况持续不好转或机械通气需逐步上升要求时，用肺表面活性物质可有助于病情的改善。

（九）镇静剂应用

当患儿在机械通气时有躁动时，应考虑用镇静剂或肌松剂。

六、并发症

（一）气漏

气胸或纵隔积气的发生率可高达 15%～33%，尤其是在行机械通气治疗时。

（二）持续肺动脉高压

当并发持续肺动脉高压时，病死率可高达 1/3。对胎粪吸入综合征有严重低氧者,应该用超声证实是否存在肺动脉高压及排除先天性心脏病。严重胎粪吸入并发肺动脉高压时,吸入一氧化氮(NO)可减少人工膜肺的应用。

(三)肺部疾病

5%存活儿在一个月后尚需氧支持,伴有肺功能异常、肺部功能残气量增加、气道反应性异常及肺部感染发病率增加等现象。

七、预防

对于有胎盘功能不良的孕妇如先兆子痫或高血压等,或已确诊为小于胎龄儿及过期产儿时,在妊娠末近分娩期应做胎心监护,发现胎粪污染羊水时,应做好吸引胎粪及复苏准备,力争在建立第1次自主呼吸前,吸出咽喉部及气管内胎粪。

第三节　新生儿呼吸窘迫综合征

新生儿呼吸窘迫综合征又称肺透明膜病,多数发生于早产儿。由于肺表面活性物质的产生和释放不足引起弥漫性肺泡不张、水肿及红细胞受损,继之血清蛋白漏至肺泡内抑制肺表面活性物质的功能。由于早产儿肺内液体清除功能不成熟,可导致肺积液增加。病理特征为肺泡内存在嗜伊红透明膜,病理生理特征为弥漫性肺不张及肺顺应性降低,临床以出生后不久即出现进行性呼吸困难为主要表现。

近30年来,对呼吸窘迫综合征的预防及治疗均取得显著进展,通过产前对肺成熟度的评估及糖皮质激素的预防性给药后发病率减少,NICU的建立、呼吸支持的加强及肺表面活性物质的应用,使病死率显著降低,但呼吸窘迫综合征仍为早产儿呼吸衰竭的最常见病因。

一、病因及发病机制

(一)病因

1.早产儿肺表面活性物质的产生、释放不足

早产儿肺表面活性物质的产生、释放不足为主要倾向因素。肺表面活性物质由肺泡Ⅱ型细胞质中的板层体产生及贮存,当释放于肺泡吸附于肺泡壁表面后即能降低肺泡的表面张力,保持呼气时肺泡张开,肺表面活性物质由多种脂

肪、蛋白质及碳水化合物组成,其中磷脂酰胆碱及磷脂酰甘油各占脂肪中的75%及9%,此外尚有磷脂酰乙醇胺、磷脂酰肌醇及鞘磷脂,蛋白占表面活性物质的13%(有SPA、SPB、SPC及SPD),碳水化合物仅占2%,肺表面活性物质在胎儿22~24周产生,于35~36周时活力明显增加,故疾病发生率与胎龄呈反比,胎龄30~32周者发生率为40%~55%,33~35周者发生率为10%~15%,36周龄者发生率为1%~5%。

2.低氧、酸中毒时肺呈低灌流状态

抑制肺泡表面活性物质的产生及释放,围生期窒息,急性产科出血如前置胎盘、胎盘早剥、双胎中的第2个婴儿及母亲低血压等时,肺透明膜病的发生率均显著增高。

3.高胰岛素血症

糖尿病母亲的婴儿,常有胰岛细胞增生现象,产生高胰岛素血症,由于胰岛素拮抗肾上腺皮质激素对卵磷脂的合成作用,使胎儿肺延迟成熟,故糖尿病母亲婴儿呼吸窘迫综合征发生率可增加5~6倍。

4.剖宫产儿

正常分娩时子宫收缩肾上腺皮质激素分泌增加可促使肺成熟,如剖宫产执行在分娩发动前时,呼吸窘迫综合征发生率亦可明显增高,此类婴儿常为晚期早产儿。

5.家属倾向

曾分娩过呼吸窘迫综合征婴儿的孕妇,以后分娩呼吸窘迫综合征婴儿的机会高达95%;如以往未分娩有呼吸窘迫综合征患儿,以后分娩的早产儿当没有急性缺氧时,发生呼吸窘迫综合征的机会仅5%。

6.人种、性别关系

白种人及男婴的发生率相对较高。

7.基因突变

肺表面活性物质产生及代谢方面缺陷病虽较为少见,但极为严重常导致死亡,包括表面活性蛋白B、C基因突变及$ABCA_3$基因突变(其产物位于Ⅱ型肺泡上皮板层体内的ABC转运蛋白)所致的严重呼吸窘迫综合征。

8.胸廓畸形

胸廓畸形导致肺发育不良者,亦可增加肺表面活性物质产生的缺乏。

9.肺表面活性物质产生及代谢异常

包括:肺表面活性物质蛋白B基因及肺表面活性物质蛋白C基因突变及

$ABCA_3$基因突变引起的呼吸窘迫综合征。

(二)发病机制及病理生理

多数为肺泡表面活性物质产生、释放不足所致,极少数由于肺泡表面活性物质遗传缺陷所致。

(1)肺泡表面张力上升,肺内功能残气量下降造成广泛性、进行性肺不张。

(2)肺内真性右向左分流增加(由于广泛肺不张,大量肺泡无通气但有血液灌流)。

(3)增加了通气/灌流比例失调。

(4)肺顺应性降低:肺呈僵硬状态,需较高压力才能达到所需的潮气量。

(5)广泛肺泡萎陷后无效腔通气量增加。

(6)呼吸功能增加 4~6 倍。

上述结果导致低氧、高碳酸血症及代谢性酸中毒,当进行性加剧时可引起肺血管痉挛收缩导致肺动脉高压,造成血液经卵圆孔和(或)动脉导管水平的右向左分流,结果使低氧血症进一步加剧。

二、临床表现

一般于生后 6 小时内出现呼吸困难,但症状亦可发生在分娩室内,呼吸困难症状可逐渐加剧,典型的有气促、呼气呻吟、吸气凹陷、鼻翼扇动及发绀等,病情严重时有呼吸暂停、肌张力低下、低血压等表现,严重肺不张时胸廓塌陷,没有适当呼吸支持者往往在生后 2~3 天内因呼吸衰竭死亡,轻症者发病晚,呼吸困难轻,偶有呼气呻吟声,经 3~4 天随表面活性物质的合成而好转。

三、辅助检查

典型的 X 线表现有肺容量缩小,肺野透亮度普遍降低,全肺具有均匀的小网状颗粒状阴影及支气管充气症等,严重肺透明膜病全肺野一致性密度增高,心影轮廓及横膈不清称"白肺"。围生期缺氧有急性应激者除典型的 X 线表现外,在生后第 1~2 天胸片尚可见胸腺肿大现象,此现象常于出生第 3 天后消失。

四、诊断及鉴别诊断

(一)诊断

早产儿有典型的临床症状及 X 线表现即可诊断。

产前可根据羊水中卵/鞘磷脂比值预示肺成熟度,当比值<1.5:1,呼吸窘迫综合征的发生率为 95%,(1.5~2):1 时发生率约 47%,>2:1 时发生率为 2%。

生后 30 分钟内抽胃内吞入羊水行振摇试验可协助诊断(振摇试验:胃液 0.5 mL加 95%乙醇 0.5 mL 置于玻璃试管内,加盖振摇 15 秒钟后直立 15 分钟,观察结果,无泡沫发生呼吸窘迫综合征的机会约 60%;沿管壁有一圈泡沫,部分区域有双层泡沫时呼吸窘迫综合征发生率<1%)。

(二)鉴别诊断

应与 B 族溶血性链球菌肺炎相鉴别,如感染发生在分娩过程中,临床及 X 线表现均类似肺透明膜病,可做血培养、胃液涂片找中性粒细胞(>5 个/高倍视野),外周血未成熟中性粒细胞/白细胞总数(>0.2 时感染可能性大)比值来鉴别。

五、治疗

治疗目的:需防止低氧及高碳酸血症(维持正常的组织代谢,完善肺表面活性物质的产生,防止右向左分流);合适的液体治疗(既要避免低血容量,又必须避免液体过度负荷所导致的肺水肿);防止肺不张;减少高氧及机械通气所致的肺损伤。

(一)肺表面活性物质替代治疗

肺表面活性物质替代治疗为呼吸窘迫综合征的主要治疗手段,能改善呼吸窘迫综合征的转归。肺表面活性物质治疗后氧合改善,可持续数小时甚至数天,并可降低呼吸机支持。减少气漏,降低病死率。

预防性治疗:指出生后数分钟内即由气管插管内注入肺表面活性物质。

指征为 28 周≤胎龄<32 周,具有下列情况者:男婴、双胎、剖宫产儿、围生期窒息、产前孕妇未接受皮质激素治疗者及母亲妊娠期患糖尿病者。

营救性治疗:指出现临床症状后即给予肺表面活性物质。

常用制剂有牛或猪肺浸出液制成的肺表面活性物质。国外常用的有 Suraranta、Infasurf 及猪肺磷脂注射液,国内常用的除固尔苏外,还有国产的注射用牛肺表面活性剂。

预防性治疗效果常优于肺损伤后的营救性治疗,可在产房内经气管插管给药。经治疗后气漏发生率及病死率均可降低,并可减少脑室内出血的危险。早期营救性治疗指于出生 1~2 小时,一经诊断即用肺表面活性物质治疗。可用单剂治疗或多剂治疗,一般给予 1~2 剂治疗即可。国外推荐单剂治疗后吸入氧浓度仍需 30%,平均气道压力为 0.69 kPa(7 cmH$_2$O)时,可考虑第 2 剂应用。多数婴儿仅需 1 次或 2 次治疗。

所用肺表面活性物质剂量为 50～200 mg/kg 不等,由于不同制剂每毫升所含磷脂量不同,故每千克所需注入的药液毫升数不同。当所需要的药液量较多时,可将其分为不同体位分次给药,如所需毫升数较少时,一次性注入即可。用药过程需密切观测婴儿的即时耐受情况,如注药引起的心动过缓、暂时性低血氧饱和度及呼吸暂停等。注药后需密切观察氧合改善情况,及时调低呼吸机压力,以防气胸产生。

治疗后,应将 SpO_2 维持于 88%～95%,对<1 250 g 的婴儿将 SpO_2 维持于 85%～92%。

(二)持续气道正压通气

可预防肺不张,减少机械通气导致的肺损伤,维持肺表面活性物质的功能。早期用持续气道正压通气可减少机械通气的应用,对有自主呼吸的患儿持续气道正压通气应尽早使用。当所需吸入氧浓度(FiO_2)为 30%～40% 才能维持 PaO_2 于 6.67～10.67 kPa(50～80 mmHg)时可以持续气道正压通气治疗。此外,在气管内注入肺表面活性物质后即用持续气道正压通气支持。开始压力可置于 0.50～0.69 kPa(5～7 cmH_2O),持续气道正压通气时气流量应设于 8～12 L/min 间,可逐渐增加压力,每次为 0.10～0.20 kPa(1～2 cmH_2O),直至压力达 0.78 kPa(8 cmH_2O)。常用鼻塞或鼻咽插管法。治疗时必须置胃管以排除吞入胃中的气体。当病情稳定,能维持目标 SpO_2 后可慢慢降低压力及吸入氧浓度。当吸入氧浓度降低至<30% 及压力降低至 0.39～0.50 kPa(4～5 cmH_2O)时,如无呼吸窘迫、X 线肺容量正常,则可撤离持续气道正压通气。

(三)机械通气

1.指征

$PaCO_2$≥7.33 kPa(≥55 mmHg),并迅速上升,或 PaO_2<6.67 kPa(50 mmHg)或 SPO_2<90%,及所需吸入氧浓度(FiO_2)>50%,或有严重呼吸暂停时。

2.通气模式

用持续气流、压力限制、时间循环的呼吸机。常用的有同步间歇正压通气或压力支持容量保证模式通气。

3.呼吸机开始设置

一般吸气峰压为 1.96～2.35 kPa(20～24 cmH_2O),呼气末正压为 0.50～0.60 kPa(5～6 cmH_2O),呼吸频率为 40～60 次/分,吸气时间为 0.3～0.4 秒。

气流量置于 $8\sim9$ L/min。呼吸窘迫综合征早期肺时间常数很短,故可用短吸气时间较快频率进行通气。

机械通气期间,$PaCO_2$ 一般维持于 $6.00\sim7.33$ kPa($45\sim55$ mmHg),称为相对性高碳酸血症,以减轻肺损伤。当 $PaCO_2$ 持续上升时,需考虑并发气漏、肺不张及动脉导管未闭等。

病情改善后,可根据血气变化降低一般吸气峰压、呼气末正压及 FiO_2。当 $FiO_2<30\%$、呼吸频率 20 次/分、般吸气峰压 1.77 kPa(18 cmH_2O)时可考虑拔管,拔管后继续用持续气道正压通气治疗以稳定肺容量。

(四)高频通气

近年来有主张,当常规呼吸机应用后,氧合改善不理想时,或需用高吸气压及高氧浓度时,可用高频通气治疗肺透明膜病,以减少肺损伤。采用高频振荡通气方式较为理想,常用频率为 $600\sim720$ 次/分,潮气量略小于无效腔气量,以来回运动的活塞泵送入气体及抽出肺内气体,达到维持气体交换及排除 CO_2 的目的。开始时采用的压力为近于或稍高于常规呼吸机通气时的平均气道压值。氧合不满意时可按每次增加 $0.10\sim0.20$ kPa($1\sim2$ cmH_2O)的平均气道压幅度提高,但应注意气压伤及对循环的影响。通气时可用改变振荡幅度及振荡频率来调整 $PaCO_2$ 值,新生儿开始用的振荡频率可在 $10\sim12$ Hz($600\sim720$ 次/分),高频通气时应定期行胸部 X 线检查,以免肺过度膨胀,及定期监测血气,注意勿导致 $PaCO_2$ 过低。

(五)机械通气时的紧急情况

(1)气管插管阻塞或位置不良:应立即脱开呼吸机,以皮囊行手控通气,检查两侧呼吸音,并快速吸引气管插管内积液以确保气道通畅,必要时以喉镜检查插管位置或重新插管。

(2)气漏:当突然低氧、低血压时应高度怀疑气胸。立即观察胸廓运动是否对称,呼吸音是否对称,可行透光试验及胸部 X 线片以证实有无气胸,并可行试验性胸腔穿刺,证实后立即置胸腔闭式引流管排气。

(3)呼吸机功能不良。

(4)严重脑室内出血时病情可突然恶化。

(六)支持疗法

1.温度控制

为减少氧的消耗,应将患儿置于中性环境温度的暖箱或辐射床内。

2.液体及营养

多数呼吸窘迫综合征患儿需静脉给液,一般第 1 天给 60～80 mL/kg,极低出生体重儿第 1 天开始液量可按 100 mL/kg 计算,用 10％葡萄糖液(＜1 000 g 者,肾糖阈低,对葡萄糖的耐受性差,血糖正常时可改用 5％葡萄糖液)。第 2 天起可增加液量至 80～100 mL/kg,并加钠 2 mmol/(kg·d)、钾 1 mmol/(kg·d),必要时给钙剂[10％葡萄糖酸钙 1～2 mL/(kg·d)],有代谢性酸中毒时用等渗碳酸氢钠纠正酸中毒,应用湿化正压通气时不显性失水量减少,在以后的数天内给液量一般＜120 mL/(kg·d),过多给液可促使动脉导管开放并造成肺水肿。数天内不能口服喂养者可考虑开始静脉应用氨基酸及脂肪乳剂。很多呼吸窘迫综合征患儿于出生第 2～4 天可出现自发性利尿,利尿后肺顺应性改善,尤其在应用肺表面活性物质后,改善时间更早。

3.维持循环、纠正贫血

严重呼吸窘迫综合征患儿会发生低灌流及低血压,必须密切监护心率、血压及周围灌注,当有毛细血管充盈时间延长、血压偏低等灌流不足症状时可用生理盐水扩容及正性肌力药[多巴胺 2.5～5 μg/(kg·min)静脉输注]支持循环功能。血细胞比容应维持在 40％～50％,当血细胞比容下降至 35％时,需输注浓缩红细胞。

4.抗感染

在血培养未报告前需用广谱抗生素治疗。

六、并发症

(一)急性期并发症

1.气漏

常发生于发病的 2 天内,呼吸窘迫综合征急性期突然恶化,发绀加重,呼吸困难或呼吸暂停,血压降低或出现心动过缓时常可能并发气胸、纵隔积气及心包积气等,肺间质气肿常发生在张力气胸之前。

2.脑室内出血

＜1.5 kg 的早产儿脑室内出血的发生率为 40％,呼吸窘迫综合征患儿由于低氧、酸中毒及正压通气的影响使脑室内出血的发生率增加,严重的脑室内出血可出现呼吸暂停、发绀、血细胞比容迅速下降及酸中毒现象。

3.动脉导管开放

病情好转肺血管压力下降时常并发动脉导管开放,发生率为 30％～50％。

常表现为 PaO_2 下降,$PaCO_2$ 上升及呼吸暂停发作,尚未撤离呼吸机者则难以撤离呼吸机。体征有心率增快,心前区强有力的抬举搏动,心音亢进,胸骨左缘3～4肋间可闻及Ⅲ级收缩期杂音,常可触及水冲脉,严重病例有心力衰竭症状。X线胸片有心脏扩大及肺血增多现象,二维超声可直接探得开放的导管,体重<1.5 kg的症状性动脉导管开放应以吲哚美辛关闭导管,每次 0.2 mg/kg,一疗程为 2～3 次,对有肾功能不良、出血倾向、血小板<$80×10^9$/L(8 万/mm^3)者不用,或可用布洛芬治疗,剂量为第 1 天 10 mg/kg,第 2、3 天每天 5 mg/kg,体重较大的无血流动力学改变的动脉导管开放通常限制液体即能使导管关闭。

4.感染

常因应用呼吸机及各种损伤性监测及放置血管导管而引起医源性感染如肺炎、败血症等。怀疑感染时应采血及分泌物培养,之后用抗生素治疗。

(二)长期并发症

(1)支气管肺发育不良:呼吸机治疗存活儿中发生支气管肺发育不良者达5％～30％,尤其是体重<1.5 kg 者。

(2)晶状体后视网膜病:所有接受氧疗的早产儿,氧疗时应进行监测,出院前均应做眼科检查。

(3)神经系统损害。

第四节　新生儿溶血病

新生儿溶血病是由于孕母与胎儿血型不合引起的一种同族免疫性溶血性疾病。我国所见的主要是 ABO 血型不合溶血病,也有少数 Rh 血型和其他少见血型不合溶血病。

一、病因与发病机制

本病是由于母亲缺乏胎儿所具有的(来自父亲的)某种红细胞抗原,而母亲又通过一定机制接受了这种抗原的刺激,产生相应免疫抗体(不完全抗体),若此种抗体是 IgG,则可以通过胎盘,附着在胎儿红细胞表面,发生抗原抗体反应,红细胞遭到损害而破坏,即发生溶血。如进入胎儿体内免疫抗体量大,则溶血严重。

人类的红细胞血型抗原,至今发现 400 种以上,分布在 29 个血型系统。按理论说,只要有母子血型不合,便可引起新生儿溶血病的发生。而事实上,绝大部分的血型抗原都太弱,只有几种较强的血型抗原才有可能引起本病,首先是 ABO 血型系统的 A 和 B 抗原(引起 ABO 溶血病),其次是 Rh 血型系统的 D 抗原以及较少见的 E、c 等抗原(引起 Rh 溶血病)。我国汉族中 Rh(D)阴性率低(<0.5%),部分少数民族 Rh(D)阴性率可高达 5%,而在白色人种中 Rh(D)阴性占 15%。所以,我国在汉族聚居地所见的新生儿溶血病主要是 ABO 溶血病(约占 85%),Rh 溶血病也时有发生(约占 15%),在少数民族地区(如新疆)及国外来访人员中发生 Rh 溶血病的概率会较高,至于其他血型系统如 MN、Kell 等抗原所致溶血病仅偶见报道。

临床所见 ABO 溶血病主要是母亲为 O 型,子为 A 型(AO),其次是母为 O 型,子为 B 型(BO);而母为 A 或 B,子为 B 或 A 或 AB 型甚少见,这是由于 O 型母亲所产生的免疫抗 A(B),不仅效价高,而且较之 A 或 B 型母亲,其抗 A(B)IgG 数相对要高,而 A 或 B 型母亲所产生的免疫抗 B(A),基本上是不能通过胎盘的 IgM。在全部妊娠中,20%~25% 为母子 ABO 血型不合,但其中不到 10% 发生溶血病,其原因为:①所产生的抗 A(B)为 IgM,仅 10% 为 IgG;②其中相当一部分免疫抗体进入胎儿体内之后,还来不及与红细胞接触,便为胎儿体液、组织中的 A 或 B 型物质所结合、中和;③胎儿、新生儿红细胞膜上的 A 或 B 抗原发育不够成熟,只能结合很少量的抗 A(B)。

上述情况也说明为什么大多数 ABO 溶血病都比较轻。血型不合溶血病一般发生在第二胎,即第一胎分娩时,胎儿血进入母体引起原发免疫过程,所产生免疫抗体量不多;当第二胎妊娠时,很少量的胎儿血漏入母体,便可引起继发免疫过程,使免疫抗体大增,其中的 IgG 通过胎盘而引起胎儿溶血。但不少 ABO 溶血病发生在第一胎,这是由于自然界存在不少类似 A 或 B 血型抗原的物质,孕母在怀孕前通过摄入食物、感染细菌或接受疫苗而受到这些类似 A 或 B 抗原的物质所免疫(原发免疫),体内已存在抗 A(B)。ABO 血型不合妊娠第一胎也会引起继发免疫过程,使免疫性抗 A(B)IgG 大增,所以 ABO 溶血病也可以发生在第一胎,而且病情有时可以很重。

Rh 血型系统在红细胞上有 6 种抗原:C、D、E、c、d、e,但 d 始终未能发现,实际上存在 5 种抗原,依抗原性强弱排列,依次为:D>E>C>c>e。Rh 系统抗原所产生的免疫抗体基本上都是 IgG,都可以通过胎盘进入胎儿引起溶血病。临床所见 Rh 溶血病,主要见于母红细胞不含 D 抗原[Rh(D)阴性],子红细胞含有

D抗原[Rh(D)阳性],母体内产生抗D IgG,后者进入儿体产生溶血病。但Rh(D)阳性母亲,如Rh系统其他抗原如E、C、c、e等阴性,而胎儿为阳性,也可在母体内产生抗E、抗C、抗c、抗e等,后者进入胎儿体内同样可以引起溶血,所以,母亲Rh(D)阳性也可以发生Rh溶血病。Rh溶血病一般只发生在第二胎及以后各胎,这是因为与ABO不同,自然界不存在类似Rh各种抗原的物质,不可能在受孕前受到免疫。第一胎妊娠时可能有少量胎儿血漏入母体,但此血量太少(0.1~0.2 mL)而不足以引起致敏;即使引起致敏,也属原发反应,至少要6个月才产生免疫抗体,而且抗体既少又弱,开始产生的抗体基本上是IgM,不足以引起溶血病。只有通过第一胎妊娠和分娩(分娩时有较多胎儿血红细胞进入母体),产生了原发免疫反应,到第二胎妊娠时,即使是少量的胎儿血进入母体,也可以引起强烈继发免疫反应,免疫抗体急剧增加,而且都是IgG,所以Rh溶血病一般都较重。但是,也有少数(1%)Rh溶血病发生在第一胎,主要见于孕母曾接受Rh血型不合的输血、曾有流产史(该胎儿为抗原阳性而母为抗原阴性);另外,抗原阴性孕妇的母亲为抗原阳性,当孕妇还是胎儿时曾接受过她母亲的抗原刺激,引起原发免疫反应,第一胎妊娠时,如胎儿为抗原阳性,即可引起继发免疫反应而引起溶血病(即Taylor提出的"外祖母学说")。据统计,Rh血型不合妊娠中,只有约5%发生溶血病。为什么95%不发病,尚无明确的解释,有人认为可能由于孕母对其胎儿的红细胞Rh抗原敏感性不同。有一种情况是比较肯定的:当母儿同时Rh血型不合和ABO血型不合,胎儿可受到保护不发生Rh溶血病,这是因为胎儿红细胞进入母体后,很快被母体循环中的抗A(B)所破坏,释出的Rh抗原被移至肝脏处理,不产生免疫过程。

新生儿溶血病发病于胎儿期,可早至孕20周。由于溶血而产生贫血,大量溶血时,贫血严重,出现代偿性髓外造血,肝脾因此增大,肝内循环发生障碍,门静脉压和脐静脉压升高而引起腹水,肝细胞受损而导致低蛋白血症,发生周身水肿、体腔积液、心肌水肿和营养障碍而致心脏扩大。如不及时处理,胎儿死亡或出生时为水肿胎儿,很快因心力衰竭而死亡。这一重症主要见于严重Rh溶血病,亦可见于重症ABO溶血病。溶血所产生的间接胆红素,在胎儿期经胎盘转入母体处理,故出生时不显黄疸。断脐后,过多的胆红素得不到及时处理,致使新生婴儿的血清间接胆红素含量迅速升高。血中清蛋白可与间接胆红素结合(但不是很紧的结合),当血清间接胆红素增加过多过快时,与之结合的清蛋白量不够,或伴有酸中毒,可降低清蛋白的结合力,一部分间接胆红素成为"游离"胆红素。游离的间接胆红素可通过含脂质的细胞膜,引起细胞损害。故当间接胆红素升至一定水平,便有发生胆红素脑病(核黄疸)的危险。据报告,胆红素在 425 $\mu mol/L$(25 mg/dL)以下,发生核黄疸的危险性为 10%,若升至 510 $\mu mol/L$(30 mg/dL)危险性为 50%。

二、临床表现

新生儿溶血病的主要表现为黄疸、贫血、肝脾大、水肿、心脏扩大和心力衰竭。临床表现轻重悬殊,轻者有如生理性黄疸,严重者为死胎或水肿胎儿。为便于掌握,可分为轻、中、重 3 型。

(一)轻型

主要见于 ABO 溶血病及部分 Rh 溶血病。出生时贫血很轻,脐血血红蛋白 >150 g/L,脐血胆红素<68 $\mu mol/L$(4 mg/dL)。黄疸于生后 1~3 天出现,4~6 天达高峰。临床表现类似生理性黄疸,或比生理性黄疸略重。由于病情轻,不需换血,故血中免疫抗体存在时间较长(1~2 个月),即存在慢性溶血,可导致晚期贫血(2~6 周)或加重生理性贫血(8~12 周)。

(二)中型

由于胎儿溶血明显,出生时表现中度贫血,脐血血红蛋白为 100~140 g/L,脐血胆红素>68 $\mu mol/L$(4 mg/dL)。于出生后 24 小时出现黄疸,血清胆红素迅速升高,短时内可高达 340 $\mu mol/L$(20 mg/dL),甚至更高。小儿表现为苍白、肝脾大、心脏扩大,有发生低血糖和出血倾向。1/3~1/4 的 Rh 溶血病和一部分 ABO 溶血病表现为中型。

(三)重型

主要见于 Rh 溶血病及一部分 ABO 溶血病。由于胎儿溶血严重,出生时为死胎或水肿胎儿,表现严重贫血(脐血血红蛋白<100 g/L),周身松软、苍白、水肿、胸腔积液、腹水、肝脾大、心脏扩大等。不经立即换血,难于存活。近年来,发达国家普遍开展预防注射抗 D 免疫球蛋白,这种重型 Rh 溶血病已较少见。

三、诊断

(一)病史

母亲曾有原因不明的流产、死胎、死产史,或过去娩出的婴儿曾发生高间接胆红素血症和贫血或确诊为溶血病,或已知夫妇间 ABO 或 Rh 血型不合者,均应引起注意,需及时进行有关检查。

(二)临床表现

产前孕母可能出现子宫增大与胎龄不相符,此时可进行超声检查,必要时行羊水穿刺。婴儿出生后的临床表现已如前述。对于轻或轻～中型病例,特别重要的是及早发现黄疸,可在自然光线下,仔细观察黄疸最早出现的部位,即婴儿的颜面部,特别是鼻尖部。

(三)实验室检查

1.一般血液检查

首先留脐血检查,以后可用足跟毛细血管血。检查内容包括血红蛋白、红细胞、网织红细胞、有核红细胞、血小板计数以及胆红素(直接和间接)。Rh 溶血病常常贫血较重,血片见大量网织红细胞和有核红细胞(早期此症曾被称为"有核红细胞增多症")。有人认为,网织红细胞计数的变化可作为判断预后的一项指标,即在中型溶血时为 $15\% \sim 20\%$,达重型溶血可上升至 80%。而 ABO 溶血病往往以高胆红素血症为突出症状,血片中网织红细胞和有核红细胞不多,有时可见较多球形红细胞。

2.血型鉴定

要对父、母、子分别进行 ABO 和 Rh 血型鉴定,Rh 血型应包括 D、E、C、c、e 等抗原。近年医学发展,可以从孕母周围血中提取"无细胞的胎儿 DNA",应用 PCR 技术进行基因型检测,以了解胎儿的 Rh 血型。这种无创性检测技术较羊水穿刺或脐血管穿刺,可大大减少对胎儿的损伤。Rh(D) 阴性孕妇的丈夫如果是杂合子,则胎儿的 Rh(D) 既可能是阳性,也可能是阴性。通过上述 NIPD 能很早确定胎儿的 Rh 血型,如果 Rh(D) 是阴性,则避免了以后一连串的随诊检查如羊水穿刺或脐血管穿刺。

3.血清学检查

对确定新生儿溶血病,血清学检查是必不可少的检查。

(1)ABO 溶血病:母亲血清中抗 A(B)IgG 免疫性抗体的检查:①部分中和后抗人球蛋白试验阳性,提示免疫性 IgG 抗体的存在,并可检测抗 A(B)的效价。如≥1:64,胎儿有可能已发生溶血病。②抗 A(B)的效价滴定:如胶体介质在 1:1 000 以上或高于盐水介质效价 3 管以上,有诊断意义。③溶血素试验:效价在 1:8 以上,有参考意义(1:8 以下不能排除本病)。

患儿血样检查:诊断 ABO 溶血病最有力的证据是证实新生儿红细胞被来自母体的免疫性抗 A(B)IgG 所致敏,主要的检查包括:①直接抗人球蛋白试验(改良法)阳性,说明婴儿红细胞已被抗 A(B)IgG 致敏,但阴性不能排除 ABO 溶血病;②红细胞抗体释放试验,可将附着的免疫性抗体释放于释放液中,此试验甚为敏感;③血清中游离抗体测定试验,阳性代表血清中存在与其红细胞相对抗的免疫性抗 A(B)IgG。

(2)Rh 溶血病。母血清学检查:可作抗人球蛋白试验、木瓜酶试验或胶体介质试验,其中一项阳性,说明血清中含有免疫抗体。再将含有免疫抗体的母血清与已知抗原(如 D、E、C、c、e 等以及必要时选其他血型系统的抗原)标准红细胞做进一步检查,以确定该抗体的性质。为证实该抗体是针对其夫或其子的红细胞,可用被母血清凝集的标准红细胞吸收母血清后的释放液,再与其夫或子红细胞做试验。如发生凝集则表示溶血病是由此抗体引起,否则,该抗体与溶血病的发生无关,可能是由于输血或其他原因引起。

患儿血样的检查:以下 3 项试验阳性,可证实患儿红细胞被来自母体的免疫性抗体所致敏:①患儿红细胞做标准的(磁板法)直接抗人球蛋白试验;②释放试验,即致敏抗体可通过加乙醚或加热被释放出来,并可用标准红细胞来确定其性质;③游离抗体检查。

4.胆红素测定

本病以间接胆红素升高为主,一般认为,脐血胆红素 $< 68\ \mu mol/L$ ($<4\ mg/dL$)为轻型,$68\sim102\ \mu mol/L$($4\sim6\ mg/dL$)为中型,$>102\ \mu mol/L$($>6\ mg/dL$)为重型。出生后血清胆红素上升快慢取决于病情轻重。必要时,可于出生后 6、12、24 小时测定血清胆红素浓度。

5.产前监测

近代产科已将母儿血型不合纳入妊娠期管理范围,开展多项检查。①羊水检查:为了解胎儿溶血病的严重程度,确定是否需行宫内输血,可行羊水穿刺,检查羊水中的胆红素含量。一般于孕 28~31 周进行,必要时可提早至 25 周进行。由于羊水中的胆红素浓度低,通常用分光光度计测定,在波长 450 nm 处的光密度与羊水中的胆红素含量有关,并根据不同胎龄测得的波长 450 nm 处的光密度值,可了解胎儿尚未发病或病情很轻(在 Ⅰ 区),或已发生中等程度的溶血病(在 Ⅱ 区),或病情严重/胎儿临床死亡(在 Ⅲ 区)。在产前,单凭母分娩史和母血清中抗体滴度以预测胎儿发病及其严重程度,准确率为 62%,若结合羊水波长 450 nm 处的光密度检查,其准确率可提高至 96.8%。抽出羊水检查胆红素同时,应测卵磷脂/鞘磷脂(L/S)的比值,以估计胎儿肺成熟度,有助于决定是否提早分娩。②脐带穿刺取胎儿血样以评估胎儿贫血程度及抗体水平。上述两种方法均为有创检查,有一定的风险。③近年开展无创性 B 超监测,在胎儿水肿出现之前可见羊水量减少、肝脾大、胎盘增厚、心脏增大等。

总之,许多新生儿溶血病(特别是 ABO 溶血病)表现较轻,易被忽略。凡出现以下一项或多项阳性,则应考虑可能是新生儿溶血病:①迅速发展、或严重的、或持续的高间接胆红素血症;②直接抗人球蛋白试验阳性;③孕母产前血中免疫抗体阳性;④胎儿重度贫血甚至水肿;⑤新生儿血常规检查见大量球形红细胞、网织红细胞和(或)有核红细胞。

四、鉴别诊断

除母儿血型不合外,尚有以下因素可导致胎儿或新生儿发生溶血,应注意鉴别:①红细胞膜缺陷,如遗传性球形红细胞增多症;②红细胞酶缺陷,如红细胞葡萄糖-6-磷酸脱氢酶(G-6-PD)缺乏症;③血红蛋白疾病,如重型 α 地中海贫血。

五、治疗

包括产前、产时和产后新生儿的处理。

(一)产前处理

对严重溶血病的胎儿,为了避免由于严重贫血而引起死胎或水肿胎儿,如估计胎儿早产能存活则可提早分娩,对不能提早分娩者可进行宫内输血。

1.提早分娩

对胎龄在 33~34 周以上、羊水 L/S≥2∶1,存在以下指征者,可实行早期引产:①胎儿溶血病严重,经其他方法治疗无效,如不引产胎儿将死在宫内;②孕母血清抗 D IgG 效价在 1∶64 以上,或抗 A(B)IgG 达 1∶512;③羊水胆红素浓度已达或接近第Ⅲ区;④子宫增大和孕妇体重增加显著,胎儿心脏出现收缩期杂音。

2.宫内输血

对胎龄<32 周、血红蛋白<80 g/L 的严重溶血胎儿,宫内输血可以减轻贫血和胎儿水肿,减少死胎的发生。输血导管经孕妇腹壁插入脐静脉(以前是插入胎儿腹腔)。所用血液是 Rh(D)阴性的 O 型新鲜红细胞,与母血清交叉配合不凝集,用 ACD 液或肝素抗凝,血液应浓缩至血红蛋白为 280~300 g/L,用血量(毫升数)=(孕周-20)×10。输注过程需监测胎心。由于胎儿红细胞继续被免疫抗体所破坏,一次宫内输血的作用维持短暂,往往需要重复进行宫内输血,直至有条件提早分娩。值得注意的是,外源性的血液会抑制胎儿自身造血,导致数周后发生迟发性贫血。如贫血严重需予输血,要注意避免发生排斥反应。每次再输血前均须与母亲血清重作交叉配合。

3.其他

对重症溶血病,孕母可进行血浆置换术,同时输入人血丙种球蛋白,有助减轻溶血。

(二)产时处理

首先要防止缺氧。对十分严重的病婴(早产或水肿明显),可立即进行气管内插管和正压通气。婴儿娩出后,立即钳住脐带,以免过多脐血流入胎儿体内,加重溶血和增加心脏负担。断脐时,胎儿端留5～6 cm长,消毒包扎,以备换血之用。胎盘端脐带擦干净后留血做检查:非抗凝管装8～10 mL,送验胆红素、游离抗体、肝功能等;抗凝管装3～5 mL,送验血常规、网织红细胞、有核红细胞、血小板计数、血型鉴定、直接抗人球蛋白试验及抗体释放试验。胎盘应测重量(正常胎盘与新生儿体重比为1:7,溶血病时由于胎盘水肿,此比例可达1:(3～4),并送病理学检查。

(三)新生儿处理

1.药物治疗

予清蛋白1 g/kg,加入5%葡萄糖液10～20 mL,静脉缓慢推注,或血浆25 mL/次静脉滴注,可减少血清中游离的间接胆红素。酸中毒时可降低清蛋白与间接胆红素的结合力,重度代谢性酸中毒可予碳酸氢钠纠正。

2.酶诱导剂

常用的是苯巴比妥和尼可刹米。酶诱导剂服药后2～3天才显效,故对已发生的高间接胆红素血症没有治疗意义。但在分娩前2～3天给孕妇口服苯巴比妥,每次30 mg,一天3次,有助于降低婴儿娩出后血清间接胆红素的峰值。

3.光照疗法

已经证明,间接胆红素能吸收光(在光波450～460 nm处光的吸收峰最高),并在光和氧作用下,间接胆红素Ⅸa(Z)转化为水溶性的异构物Ⅸa(E),经胆汁排入肠腔或经尿排出。故光照疗法(简称光疗)可降低血清间接胆红素的浓度,但光疗不能去除抗体和阻止溶血,也无助于纠正贫血。对于重型溶血病,仍以换血疗法为主,可于换血后使用光疗,以减少再次换血的次数。

光疗一般用蓝光,也可用白光或绿光。婴儿全身裸露,两眼用黑色眼罩遮盖以保护视网膜,灯管与皮肤距离为33～50 cm。可连续照射24～48小时,如黄疸不是很重,也可间歇照射。照射量以2 mW/cm²效果最好,可缩短照射时间。部分婴儿排出稀绿便,这是由于排出胆红素光照异构物。如伴有直接胆红素增高或肝功能不正常，光疗后胆绿素积聚过多，皮肤可呈青铜色，称"青铜症"，停止光疗后可自愈。光疗会增加体液丧失，应注意补充这部分液体。

4.换血疗法

换血疗法可纠正贫血和血容量过高，改善缺氧和防止心力衰竭；同时可移去抗体（第一次换血可移去患儿体内免疫抗体的 1/3），并可换出 85%～90%患儿血液循环中的致敏红细胞（后者如不被换出，将陆续破坏，增加血清胆红素量）。至于血清胆红素，一次换血只能移去 25%，这是因为血管外的胆红素从组织中渗入血循环，使血清胆红素迅速上升至换血前的 70%～80%。

换血指征：①出生前诊断已基本确定，出生时明显苍白、水肿、肝脾大、瘀点、心脏扩大等，不必等待脐血化验结果，应立即进行换血；②脐血血红蛋白＜80 g/L，及（或）脐血胆红素≥102 μmol/L（6 mg/dL），应在 1 小时内进行换血；③脐血血红蛋白在 80～100 g/L，和（或）脐血胆红素在 80～102 μmol/L（4.5～6 mg/dL），或早产婴脐血血红蛋白＜110 g，以及（或）脐血胆红素＞60 μmol/L（3.5 mg/dL），均应于 3 小时内进行换血；④生后任何时候血清间接胆红素升至 340 μmol/L（20 mg/dL），或有可能发生核黄疸，均应考虑换血。

5.其他疗法

有研究指出，给新生儿溶血病患者应用较大剂量（0.5～1 g/kg）的丙种球蛋白，可减少换血及缩短光疗时间。治疗过程不良反应不多，但由于这是一种人血制品（从大批献血员的血浆中提出），其安全性甚受关注。近年国内、外都有新生儿血型不合溶血病应用丙种球蛋白后引起坏死性小肠结肠炎的报道，最近一份 Meta 分析结果仍支持这一疗法的有效性，但还需进行更严格的设计和长期随访研究。

另有研究报告，锡-原卟啉和锡中卟啉有抑制血红素转变成胆绿素过程中的氧化酶的作用，从而可减少胆红素的形成，有一定应用前景。目前美国正在对其安全性及疗效作进一步研究。

六、预防

对抗 D 引起的 Rh 溶血病，目前发达国家普遍采用抗 Rh(D) 球蛋白进行预防，对象是未产生免疫的 Rh(D) 阴性妇女在流产或娩出 Rh(D) 阳性胎儿后，可于 72 小时内给予肌内注射 200～300 μg。自开展此项预防措施，西方国家 Rh(D) 溶血病的发病率（特别是重症的发病率）显著降低，一份报告指出，因 Rh(D) 溶血病而死亡的新生儿从 1977 年的 18.4/100 000 降至 1992 年的 1.3/100 000，效果明显,但也说明,Rh(D)溶血病仍有发生。近年加强对未致敏的 Rh 阴性孕妇监测,从妊娠 18～20 周开始每月进行一次间接抗人血球蛋白试验。最重要的是预防同种免疫的发生,其中最常见的原因就是胎母输血。

至于 ABO 溶血病,目前尚未见有效的预防妊娠期 ABO 血型不合溶血病发生的方案,有待开展专门的研究。

第五节　新生儿急性肾衰竭

新生儿急性肾衰竭是新生儿危重症的临床综合征之一。新生儿在血容量低下、休克、缺氧、低体温、药物中毒等多种病理状态下,肾脏在短时间内受到损害,出现少尿或无尿、体液紊乱、酸碱平衡失调以及血浆中需经肾排出的代谢产物(尿素、肌酐等)蓄积而浓度升高。新生儿肾功能紊乱也可以是先天性肾发育不全的首发症状。

据国外最新报道,住入 NICU 的患儿中,24％有不同程度的肾衰竭,肾前性急性肾衰竭在新生儿中最常见,其发生率可达 85％以上,肾性急性肾衰竭为6％～8％,肾后性只占 3％～5％。

一、病因

新生儿出生前、出生时及出生后的各种致病因素,均可引起急性肾衰竭。按肾损伤性质及部位的不同,可将病因分成肾前性、肾性和肾后性三大类。

(一)肾前性

新生儿肾前性急性肾衰竭的主要病因是肾血流灌注不足。凡能使心排血量减少或血容量不足的临床因素均可引起肾血流灌注低下,导致肾前性急性肾衰竭。新生儿肾血流灌注不足,最常发生在生后 48 小时以内的多种病理状态,如窒息缺氧、呼吸窘迫综合征、心力衰竭、低血压、严重脱水、大量出血、败血症、低体温等。正压通气压力过高可影响静脉血回流使心排血量减少。应用大剂量血管扩张剂致血压降低,或大剂量血管收缩剂(如去甲肾上腺素)可致肾血管痉挛,也可发生肾血流灌注不足而出现肾前性急性肾衰竭。

(二)肾性

各种病因引起的肾前性急性肾衰竭如不及时处理,可引起肾脏损伤,发生肾性急性肾衰竭。

1.缺氧缺血性肾病

窒息时缺氧严重或持续时间延长可致不同程度的肾脏损害。医院报道重症新生儿窒息伴胎粪吸入综合征的 24 例中,6 例合并肾性急性肾衰竭(25％)。其他如呼吸窘迫综合征、持续肺动脉高压、心力衰竭、低血容量休克、高黏滞血症、红细胞增多症、重度贫血等均为生后数天内新生儿肾性急性肾衰竭的病因。此外,新生儿冷伤及严重感染等,也是新生儿肾实质损伤的重要病因。在医院新生儿冷伤并发的急性肾衰竭中,肾性者占 78.6％,主要见于伴有低体温、硬肿面积＞50％、低氧血症和酸中毒的患儿。

2.血管病变

肾动脉(或肾小动脉)血栓形成、栓塞及狭窄、肾皮质或髓质坏死、肾梗死、肾静脉栓塞(严重脱水、DIC、循环不良、糖尿病母亲婴儿)等肾血管病变均可为肾性急性肾衰竭的病因。医院检测新生儿急性肾衰竭患儿血中纤维蛋白降解产物(FDP)、血浆内皮素(ET)、D-二聚体水平均明显增高,显示血管内和(或)肾内凝血是急性肾衰竭发生的重要因素。

3.肾毒性物质

包括致肾毒性抗生素如氨基糖苷类抗生素、多黏菌素、两性霉素等;易致肾损害药物如吲哚美辛、妥拉唑林等;各种致肾毒害产物如血红蛋白尿、肌球蛋白尿、过氧化物尿症、尿酸性肾病等。

4.各种肾疾病

先天性肾发育异常如双肾不发育、肾性病变、先天梅毒、弓形体病、先天性肾病综合征及肾盂肾炎等。

(三)肾后性

主要为尿路梗阻引起的急性肾衰竭,见于各种先天泌尿道畸形,如后尿道瓣膜、尿道憩室、包皮闭锁、尿道狭窄、输尿管疝等。也可见于肾外肿瘤压迫尿道或医源性手术插管损伤致尿道狭窄。

二、病理生理与发病机制

新生儿急性肾衰竭病理生理尚需进一步探讨,目前认为有以下几种改变。

(一)肾小球滤过率下降

各种病因引起的肾灌注不足,血管源性物质如儿茶酚胺、5-羟色胺、组胺、血管紧张素Ⅱ及血栓烷等释放或活性增强,肾血管收缩,阻力增高,均可致肾小球滤过率(GFR)下降而发生少尿。

(二)肾小管内滤液回漏及再吸收障碍

肾灌注不足,肾缺血缺氧或肾毒性物质使肾小管壁受损,小管细胞坏死、脱落,基膜断裂。肾小球滤液经过受损的肾小管细胞和基膜,渗入间质,回漏至血液中,且受损肾小管伴有再吸收障碍,这些均促进少尿或无尿,加重肾功能损伤。

(三)肾组织的细胞代谢紊乱

缺氧时,肾组织细胞内氧化磷酸化障碍,ATP、ADP 减少,细胞功能紊乱,自由基生成,产生脂质过氧化物细胞膜损伤,细胞内钾下降,钠、钙内流等。肾髓质粗升支较近端曲管更易受缺氧损害。

(四)免疫反应

严重感染(细菌、病毒等)时,免疫反应引起的抗原抗体复合物引起一系列反应可致 DIC,使肾毛细血管梗死,血管阻力增高,GFR 降低及肾小管坏死等。

三、临床表现

新生儿急性肾衰竭常缺乏典型临床表现,根据病理生理改变和病情经过将临床表现分 3 期:少尿或无尿期、多尿期和恢复期。

(一)少尿或无尿期

1.少尿或无尿

新生儿尿量＜25 mL/d 或 1 mL/(kg·h)者为少尿,尿量＜15 mL/d 或 0.5 mL/(kg·h)为无尿。正常新生儿 93％于生后 24 小时内,99.4％于生后 48 小时内排尿。生后 48 小时不排尿者应考虑有急性肾衰竭。新生儿急性肾衰竭多数有少尿或无尿症状。新生儿急性肾衰竭少尿期持续时间长短不一,持续 3 天以上者病情危重。近年来陆续有无少尿性新生儿急性肾衰竭的报道,其病情及预后好于少尿或无尿者。

2.电解质紊乱

(1)高钾血症:血钾＞7 mmol/L。由于少尿时钾排出减少,酸中毒使细胞内的钾向细胞外转移。可伴有心电图异常:T 波高耸、QRS 增宽和心律失常。

(2)低钠血症:血钠＜130 mmol/L。主要为血稀释或钠再吸收低下所致。

(3)高磷、低钙血症等。

3.代谢性酸中毒

由于肾小球滤过功能降低,氢离子交换及酸性代谢产物排泄障碍等引起。

4.氮质血症

急性肾衰竭时蛋白质分解旺盛,体内蛋白质代谢产物从肾脏排泄障碍,血中非蛋白氮含量增加,出现氮质血症。

(二)多尿期

随着肾小球和一部分肾小管功能恢复,尿量增多,一般情况逐渐改善。如尿量迅速增多,可出现脱水、低钠或低钾血症等。此期应严密观察病情和监护血液生化改变。

(三)恢复期

患儿一般情况好转,尿量逐渐恢复正常,尿毒症表现和血生化改变逐渐消失。肾小球功能恢复较快,但肾小管功能改变可持续较长时间。

四、诊断

新生儿急性肾衰竭的诊断标准如下。

(1)出生后 24～48 小时无排尿或出生后少尿(每小时<1 mL/kg)或无尿(每小时<0.5 mL/kg)。

(2) Scr ≥ 132.6 μmol/L,BUN ≥ 7.5 ～ 11 mmol/L,或 Scr 每天增加≥44 μmol/L,BUN 增加≥3.57 mmol/L。

(3)伴有酸中毒、水和电解质紊乱。

(4)其他辅助检查。①肾脏超声检查:为非侵袭性检查方法。能精确描述肾脏大小、形状、积水、钙化及膀胱改变。对疑有肾静脉血栓形成或无原因的进行性氮质血症者,应做此项检查。②放射性核素肾扫描:了解肾血流灌注、肾畸形,并对肾小球滤过率作出对比性判断。③CT 及磁共振:有助于判断肾后性梗阻。④GFR 的计算:由于应用经典的内源肌酐清除率评估 GFR 较复杂,临床可应用 Schwartz 公式计算新生儿 GFR,评价新生儿急性肾衰竭肾功能状态,其结果与应用内源肌酐清除率值呈显著正相关。Schwartz 计算公式:GFR[mL/(min • 1.73 m²)]＝0.55×L/Scr。其中 L 为身长(cm),Scr 为血浆肌酐(mg/dL)。

(5)鉴别诊断:肾前性、肾性急性肾衰竭的实验室鉴别见表 3-1。

表 3-1　新生儿肾前性与肾性急性肾衰竭的鉴别诊断

项目	肾前性	肾性
尿常规	正常	异常
尿钠(mmol/L)	<20	>25
FENa(%)*	<2.5	>2.5
尿渗透压(mOsm)	>350	>300
尿/血浆渗透压比值	>1.2	<1.0
肾衰竭指数(RFI)**	<3.0	>3.0

$$* \ 尿排钠分数(\%)=\frac{尿钠浓度 \times 血浆肌酐浓度}{血浆钠浓度 \times 尿肌酐浓度} \times 100\%$$

$$** \ RFI=\frac{尿钠浓度 \times 血清肌酐浓度}{尿肌酐浓度}$$

五、治疗

治疗重点包括去除病因,保持水及电解质平衡,供应充足热量,减少肾脏负担。

(一)早期防治

重点为去除病因和对症治疗,防止急性肾衰竭继续进展。如纠正低氧血症、休克、低体温及防治感染等。①肾前性急性肾衰竭应补足血容量及改善肾灌流。此时如无充血性心力衰竭存在,可给等渗盐水 20 mL/kg,2 小时内静脉输入,如无尿可静脉内给呋塞米 2 mL/kg,常可取得较好利尿效果。有资料报道同时应用呋塞米与多巴胺以增加 GFR,促进肾小管中钠的再吸收,比单用一种药物疗效为佳。甘露醇可增加肾髓质血流,对减轻水肿有一定疗效。②肾后性急性肾衰竭以解除梗阻为主,但肾前及肾后性急性肾衰竭如不及时处理,可致肾实质性损害。

(二)少尿期或无尿期治疗

1.控制液量

每天计算出入水量。严格控制液体入量=不显性失水+前日尿量+胃肠道失水量+引流量。足月儿不显性失水为 30 mL/(kg·d),每天称量体重,以体重不增或减少 1%~2%为宜。此期若水负荷多可引起心力衰竭、肺水肿、肺出血等危重并发症。

2.纠正电解质紊乱

(1)高钾血症:应停用一切来源的钾摄入。无心电图改变时,轻度血钾升高

(6~7 mmol/L)可用聚苯乙烯磺酸钠 1 g/kg,加 20%山梨醇 10 mL,保留灌肠 (30~60 分钟)。每 4~6 小时 1 次。每克可结合钾 0.5~1 mmol,释放钠 1~ 2 mmol/L 被吸收。需注意钠贮留,应计算到钠平衡量内,尤其是肾衰竭少尿或 心力衰竭患儿。有心电图改变者,血钾>7 mmol/L,应给葡萄糖酸钙以拮抗钾 对心肌的毒性,并同时应用碳酸氢钠。但若并发高钠血症和心力衰竭,应禁用碳 酸氢钠。此外可给予葡萄糖和胰岛素。以上治疗无效时考虑作透析治疗。

(2)低钠血症:多为稀释性,轻度低钠血症(血钠 120~125 mmol/L),可通过 限制液量,使细胞外液逐渐恢复正常。血钠<120 mmol/L,有症状时补充 3%氯 化钠。

(3)高磷、低钙血症:降低磷的摄入,补充钙剂。血钙<1.8 mmol/L,可给予 10%葡萄糖酸钙 1 mL/(kg·d),静脉滴入。同时适量给予维生素 D_2 或 D_3,促进 钙在肠道吸收。

3.纠正代谢性酸中毒

pH<7.25 或血清碳酸氢盐<15 mmol/L,应给予碳酸氢钠 1~ 3 mmol/(L·kg),或按实际碱缺失×0.3×体重(kg)计算,在 3~12 小时内 输入。

4.供给营养

充足的营养可减少组织蛋白的分解和酮体的形成,而合适的热量摄入及外 源性必需氨基酸的供给可促进蛋白质合成和新细胞成长,并从细胞外液摄取钾、 磷。急性肾衰竭时应提供 167 kJ(40 kcal)/(kg·d)以上热量,主要以糖和脂肪 形式给予。当输入液量限制在 40 mL/(kg·d)时,应由中心静脉输注 25%葡萄 糖。脂肪乳剂可加至 2 g/(kg·d)。氨基酸量一般为 1~1.5 g/(kg·d)。少尿 期一般不给钾、钠、氯。应注意维生素 D、B 族维生素、维生素 C 及叶酸的供给。

5.肾替代疗法

新生儿急性肾衰竭应用以上措施治疗无效,且伴有下列情况,可给予肾替代 疗法:①严重的液体负荷,出现心力衰竭、肺水肿;②严重代谢性酸中毒(pH <7.1);③严重高钾血症;④持续加重的氮质血症,已有中枢抑制表现,或 BUN >35.7 mmol/L(100 mg/dL)者。新生儿常用的肾替代疗法包括腹膜透析和血 液滤过疗法。

(1)腹膜透析:腹膜透析是新生儿危重临床急救中最常应用的肾替代疗法, 其特点是设备与操作简单,不需要采用血管穿刺与体外循环,其治疗过程中仅为 高渗性透析盐溶液沿管道反复进入与流出腹腔,完成超滤与透析的 2 种作用。

透析液循环径路的长度、液体的容量以及渗透压浓度的大小可根据治疗目的而不同。与腹膜透析相关的并发症包括腹部外科并发症、坏死性肠炎、胸腹腔气漏以及腹膜疝等。

（2）连续性动静脉血液滤过：危重的新生儿急性肾衰竭经上述治疗无效时，较多推荐应用本法，并取得很好的疗效。

六、预后

新生儿急性肾衰竭预后常较严重，先天畸形者预后更差。获得性病因引起的少尿性急性肾衰竭病死率可高达60%。有人报道生后60天内需要腹腔透析的婴儿病死率为61%。急性肾衰竭的预后决定于全身脏器受累程度，并非单纯取决于肾本身状况。少尿的持续时间可影响疗程和预后，持续4周以上的少尿提示肾皮质坏死。约2/3的新生儿急性肾衰竭病例其肾小球滤过及肾小管功能可留下20%～40%降低，并持续1年以上。

第六节　新生儿先天性巨结肠

新生儿先天性巨结肠是消化道发育畸形中比较常见的一种，其发病率为1：（2 000～5 000），以男性多见，平均男女之比为4：1。先天性巨结肠临床表现以腹胀、便秘为主，系病变肠管神经节细胞缺如的一种消化道畸形。

一、病因

先天性巨结肠肠壁肌间神经中神经节细胞缺如，是由于外胚层神经嵴细胞迁移发育过程停顿所致。至于导致发育停顿的原始病因，可能是母亲妊娠早期，由于病毒感染或其他环境因素如代谢紊乱、中毒等，产生运动神经元发育障碍所致。近年来，对病因学研究颇多，主要从胚胎发生阶段早期微环境改变及遗传学两方面加以深入的研究。

二、病理

先天性巨结肠主要分为两部分：异常扩张的结肠，壁肥厚，色泽苍白；在扩张肠段的远端为痉挛狭窄段，大小趋于正常，外表亦无特殊。在这两部分之间有一漏斗状的移行段。在新生儿期这两部分的区别不如儿童期典型。对痉挛段进行组织学检查发现肌间神经丛和黏膜下神经丛中没有神经节细胞,神经丛中神经纤维增生、粗大,排列紊乱,呈波浪或漩涡状。扩张段肠管的组织学改变较为复杂,神经节细胞可能缺如、减少,也可能变性;肌肉组织可能有肥大、变性;肠黏膜常有炎症及糜烂或溃疡改变;距痉挛段 15 cm 以上的扩张肠管神经节细胞正常。移行段的病理改变与痉挛段相同,是病变肠管的被动扩张所致,并不是无神经节细胞向正常神经节细胞的移行过渡。

三、临床表现及诊断

新生儿期先天性巨结肠的临床表现为急性肠梗阻,而婴幼儿和儿童期为慢性便秘和腹胀。急性肠梗阻的临床表现如下。

(一)胎便排出异常

90％以上的患儿有胎便排出延迟,24～48 小时没有胎便排出,或有少量排出,但胎便排空延迟,2～3 天还未排空胎便。必须灌肠或用其他辅助方法才能将胎便排出或排空。

(二)腹胀

大多数患儿存在腹部膨隆,腹壁静脉怒张,有时可见肠型及肠蠕动。如出现肠穿孔,腹壁皮肤发红发亮,腹部异常膨隆,影响患儿呼吸和循环。

(三)呕吐

严重的腹胀、肠梗阻时可出现呕吐,常为粪汁样物。

(四)直肠指检

直肠壶腹空虚,指检可激发排便反射,手指拔出后有爆破性排气排便,可帮助诊断。

(五)辅助检查

新生儿先天性巨结肠还可通过辅助检查来协助诊断,包括钡剂灌肠、直肠肛管测压、直肠黏膜乙酰胆碱酯酶学检查及直肠壁组织学检查。钡剂灌肠常作为首选的检查,除可看见结肠的形态学改变外,还可根据病变肠管的发生部位对先天性巨结肠进行分型,典型的钡剂灌肠可见痉挛狭窄段、漏斗移行段、扩张段。直肠黏膜活检为确诊的金指标。

四、鉴别诊断

(一)胎粪阻塞综合征

症状类同于先天性巨结肠,胎便排出延迟,腹胀,直肠指检有大量胎便排出。

开塞露刺激或盐水灌肠排空胎便后不会再出现便秘腹胀。

(二)先天性肠闭锁

表现为腹胀、呕吐、胎便排出异常。肛门指检没有大便排出,仅有少量黏液或浅绿灰白色物,肠闭锁钡剂灌肠检查呈胎儿型结肠,但此时应与全结肠无神经节细胞症相鉴别,后者往往可自行或经辅助后排出少量正常大便。

五、治疗

先天性巨结肠除一部分超短段型外,一般均需行巨结肠根治手术。随着医疗水平的提高以及先进医疗设备的配合,在新生儿期完全可以完成对先天性巨结肠的一期根治手术,但要做好新生儿围术期的各种准备,如纠正水电解质平衡紊乱、贫血、营养不良等。术前的主要治疗为开塞露或肥皂条辅助排便,保持排便通畅缓解腹胀,必要时行结肠灌洗。

手术方式目前多采取腹腔镜微创手术或经肛门巨结肠根治术。早期根治可以减少并发症的发生。

既往该病需到1岁左右或体重达10 kg才手术,致使许多患儿出现高度腹胀及重度营养不良,有些患儿被迫行肠造瘘分期手术或并发小肠结肠炎而危及生命。近十几年来,随着医疗技术的不断发展、诊疗技术的提高,在新生儿及小婴儿期行巨结肠根治术已达到了很好的效果。现代观点认为该手术不再受年龄及体重限制,一旦患儿通过辅助排便等保守治疗,腹胀仍不能缓解,并出现体重不增或营养不良,应尽早手术。

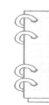

第四章　小儿消化系统疾病

第一节　先天性食管闭锁

先天性食管闭锁与气管食管瘘是指胚胎发育过程前肠异常发育导致食管和气管畸形的一种严重先天性畸形,发病率为1/3 000,常伴有其他畸形。目前,小儿外科对食管闭锁的治愈率已达90%以上,但对低体重出生儿和合并其他先天性畸形的患儿的治疗,仍有待提高。

一、病理

食管闭锁通常采用 Gross 5 型分类方法(图 4-1)。

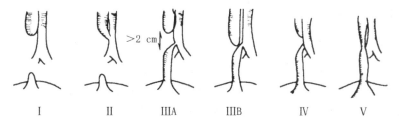

图 4-1　先天性食管闭锁和食管气管瘘分型

(1)Ⅰ型:食管上端闭锁、下端闭锁,食管与气管间无瘘管,约占 6%。

(2)Ⅱ型:食管上端与气管间形成瘘管,下端闭锁,约占 2%。

(3)Ⅲ型:食管上端闭锁,下端与气管相通形成瘘管,此型临床最常见,约占85%;食管两盲端间距离>2 cm 者为ⅢA 型,食管两盲端间距离<2 cm 者为ⅢB 型。

(4)Ⅳ型:食管上、下端均与气管相通形成瘘管,约占 1%。

(5)Ⅴ型:食管无闭锁,但有气管食管瘘,形成 H 形瘘管,约占 6%。

二、病理生理

食管闭锁与气管食管瘘的病理生理改变是病情严重、病死率高的重要原因。以最常见的Ⅲ型食管闭锁为例。

(一)化学刺激性肺炎

由于存在远端食管与气管之间的瘘管,高酸度的胃液反流进入气管、支气管和肺,发生严重的化学刺激性肺炎。

(二)吸入性肺炎

由于食管上端的盲端容量仅几毫升,患儿不能吞咽的唾液反流入气管,引起严重的吸入性肺炎。

(三)伴发其他畸形

50%的患儿伴有其他畸形,大多为多发畸形,如 VACTERL 综合征,且在伴发畸形的病例中,25%的畸形是危及生命或需急诊处理的,如肛门闭锁、肠旋转不良、肠闭锁等,这就使食管闭锁的治疗更加复杂。

(四)早产未成熟儿多见

随着目前临床对早产儿围术期治疗水平的明显提高,1 500 g 以下的食管闭锁与气管食管瘘患儿存活率大大提高,此因素已不作为影响生存率的主要因素,但其临床处理的复杂性和术后并发症仍不容忽视。

三、临床表现

(1)由于食管闭锁胎儿不能吞咽羊水,其母亲常有羊水过多史。

(2)新生儿出生后口腔及咽部有大量黏稠泡沫,并不断向口鼻外溢出,第 1 次喂水或奶,吸吮一二口后,小儿即出现剧烈呛咳,水或奶从口腔、鼻孔反溢,同时有发绀及呼吸困难甚至窒息,经吸引消除后可以恢复,但再次喂食,又出现同样症状。

(3)伴有食管气管瘘时,由于酸性胃液经瘘管反流入气管、支气管,很容易引起化学性肺炎或肺不张,然后继发细菌感染,出现发绀、气急、肺部湿啰音。

(4)因大量气体随呼吸经瘘管进入胃肠道,腹部膨胀,叩诊鼓音。如为无瘘管者,气体不能经食管进入胃肠道,则呈舟状腹。

四、辅助检查

(一)产前诊断

(1)产前 B 超中羊水增多和小胃或胃泡消失是发现食管闭锁的重要依据,但是其阳性诊断价值并不高,比较可靠的依据是"上颈部盲袋症"。可以见到随着胎儿的吞咽,食管区域有一囊性的盲袋"充盈"或"排空"。该盲袋即为食管闭锁的上段盲端。这是因为胎儿患有食管闭锁,故产生近端食管扩张和不能吞咽羊水的现象。

(2)MRI可以提高产前诊断食管闭锁率。如果患儿存在食管闭锁,在MRI的T_2加权像上可以看到近端食管扩张,而远端食管消失的现象。而在正常新生儿可以看到完整的从口腔通往胃的食管。MRI诊断食管闭锁中的敏感性和特异性可分别达100%和80%,而产前超声检查的敏感性仅为24%~30%。

(二)产后诊断

(1)应用F8号软质导管从鼻孔或口腔内插入受阻而折回,亦可通过导管注0.5~1 mL空气或造影剂,进行颈、胸、腹正侧位X线摄片,可清楚显示食管盲端和有否肺炎、肺不张,胃肠道明显充气表明有食管气管瘘,如无气体则为食管闭锁而无瘘管者,从而明确诊断。

(2)CT可以提供矢状面、冠状面和三维重建的图像,从而有助于发现食管闭锁及伴发的瘘管。主要适用于那些低出生体重、有严重呼吸窘迫及长段型或伴有多发畸形的食管闭锁患儿。由于该类患儿往往可能需要分期或多次手术,三维CT可提供详细的术前资料(判断盲端的距离、瘘管的位置),并且作为无创的检查,较气管镜有更大的应用前景。近年来,提出了虚拟支气管镜,即利用三维CT重建气管、隆突和主支气管,这对于食管闭锁术后瘘管复发的患儿尤其适合。

五、治疗

诊断确立后,食管端端吻合术是唯一的治疗方法。随着产前诊断技术、新生儿重症监护技术、麻醉技术、手术技术、相关畸形处理能力和术后护理水平的不断提高,先天性食管闭锁的生存率得到了明显的改善,使不伴有严重心脏畸形的食管闭锁治愈率达90%以上,其中包括低出生体重儿和早产儿。

(一)术前准备

(1)在转运患儿时,要注意保暖。远途转运者,需特别注意在转院过程中将患儿置于头高位(斜坡位),每15分钟用针筒经导管吸出食管盲端及口腔咽部的分泌物,并吸氧。

(2)手术不是非常紧急,允许24~48小时积极准备,有些肺炎十分严重的患儿甚至可以延迟3~5天后手术,在此阶段应用抗生素、雾化治疗和吸痰等积极治疗肺炎。

(3)补液对于禁食 2 天以上的新生儿,仅仅是一般的支持,可给予 5% 葡萄糖 40 mL/(kg·d)。

(4)新生儿置于暖箱内上体抬高 30°~40°,每 15 分钟用针筒通过导管吸引食管盲端及口咽部的分泌物。将导管接入常规的胃肠减压袋是错误的,因为分泌物往往非常黏稠,胃肠减压袋产生的负压无法达到吸引的目的。

(5)常规给予维生素 K 剂。

(6)尽快完善必要的检查以判断伴发畸形,如心脏超声和肾脏 B 超检查。

(二)手术

(1)采用气管插管静脉复合麻醉,由于操作时可能需要单肺通气,故新生儿食管闭锁的麻醉要求比较高。

(2)切口采用右侧第 4 肋间后外侧入路,胸腔内或胸膜外手术均可。术前心脏超声检查很重要,右位主动脉弓的发病率约为 5%,如在术前发现存在右位主动脉弓,手术入路应改为左侧剖胸入路。

(3)首先离断奇静脉,分离、缝扎并切断食管气管瘘,患儿的通气功能立即改善;以盲端内的胃管为导向,充分游离近端食管盲端,注意远端不宜分离过多,以免影响远端血供;吻合时可用无损伤可吸收线单层吻合。如果两盲端距离>2 cm,吻合有张力,可采用食管近端肌层松解法,即在近端闭锁 1 cm 处环形切开食管肌层,保留黏膜和黏膜下层,达到减张的效果。保留胃管可帮助术后早期经胃肠喂养。放置胸腔持续负压引流或胸膜外引流。

(4)Ⅰ型或Ⅱ型食管闭锁往往近、远端食管盲端相距超过 2 个椎体(>2 cm),手术技术存在困难,被认为不可能采用一期食管吻合术。基于食管本身是最好的修复材料,可考虑做延期食管一期吻合术。延期食管一期吻合术的术前准备非常重要:食管上端持续吸引并预防吸入性肺炎,胃造瘘进行管饲营养,头低脚高利于近端食管吸引和胃液反流入远端盲端以刺激食管的生长,不进食时堵塞胃造瘘管,造成胃内高压,有利于胃液的反流等。手术在患儿 8~12 周时进行,此时患儿体重增加 1 倍,两盲端的距离也相应缩短。手术方式采用食管-食管端端吻合术,吻合方法同食管一期吻合术。食管近远端距离位于第 2~6 胸椎采用此方法;食管近远端距离>第 6 胸椎采用食管二期修复术或食管替代术,可采用的食管替代物有结肠、胃、小肠,其中应用较多的是结肠代食管。

(三)术后处理

需在 NICU 进行严密监护和呼吸管理,保持气道通畅,定时雾化吸入、拍背、吸痰,必须注意吸痰时插管不得超过气管瘘的距离,以免损伤结扎的瘘管造成复发。术后 3 天可通过胃管进行喂养。术后 7～10 天进行造影,以了解吻合口愈合情况。

(四)胸腔镜手术

胸腔镜修复食管闭锁也逐渐被采纳应用。在胸腔镜下完成瘘管的结扎和食管的吻合,避免了开胸手术对皮肤、肌肉和肋骨的影响,具有视野清楚,不损伤奇静脉和迷走神经的特点。但需要一定设备条件,且施术者有丰富的腹腔镜手术经验。

(五)并发症及处理

1.吻合口瘘

保持胸腔持续负压引流,继续抗炎和全身支持疗法,绝大多数瘘会自行闭合,除非吻合口完全断离,才需要再次手术修补。

2.吻合口狭窄

往往在术后第 3～4 周随访时发现,轻度狭窄不予扩张,依靠食物进行被动扩张;狭窄明显,有吞咽困难和反复呼吸道感染者采用食管探条,直径 0.5～1.5 cm,在胃镜辅助下进行食管扩张。每月扩张 1 次,扩张 2 次。

3.胃食管反流

轻度食管炎采用奥美拉唑 0.7～3.5 mg/(kg·d)。反流引起反复误吸、多次肺炎、营养不能维持的患儿应早期应用胃底折叠术。

4.瘘管复发

确诊需要通过支气管镜证实或者通过三维重建 CT 明确。再次手术是唯一彻底解决问题的途径。

5.气管软化

术后发生呼吸困难,甚至不能撤离呼吸机,诊断需使用气管镜,发现气管口径为半圆形或椭圆形。治疗上采用主动脉弓悬吊术。

六、预后

食管闭锁的预后与及时诊断、患儿的成熟度、出生体重、救治措施、肺部并发症、合并畸形和恰当的护理密切相关。食管闭锁存活率的提高带来了越来越多的并发症患儿,有报道食管闭锁手术后并发症的发生率可达 30％～50％,故对并发症的认识和处理将进一步提高先天性食管闭锁患儿的生存质量。

第二节　食管裂孔疝

食管裂孔疝是指胃通过异常宽大的食管裂孔突入胸腔内。HH 在 1970 年之前几乎是胃食管反流病的同义词。多数食管裂孔疝的病例报道是继发于胃食管反流 Nissen 抗反流术术后。小儿食管裂孔疝的特点是:①混合型多见,胃大部或全胃疝入纵隔,疝入的胃有发生扭转、嵌顿或绞窄的风险;②腹腔内其他脏器如结肠等疝入纵隔并不少见。

一、病因与发病

确切病因不清,推测是构成膈肌食管裂孔的右膈角发育缺陷所致。食管裂孔疝多为散发,1939 年首次报告家族发病,其后的病例报道支持遗传易感发病理论,提示属常染色体显性遗传模式。

二、临床分型

食管裂孔疝传统上分为食管滑疝、食管旁疝及混合型 3 种类型(图 4-2)。在食管裂孔滑疝,胃食管交接部在食管裂孔上方,常伴发胃食管反流病。而旁疝的胃食管交界部正常,胃大部或全胃在食管裂孔内沿食管的右前方疝入后纵隔,有疝囊(图 4-3)。食管裂孔旁疝可分为先天性和获得性。获得性旁疝大多继发于 Nissen 抗反流术后,食管闭锁伴神经系统发育受损,尤其是长段食管闭锁术后患儿。先天性食管裂孔旁疝与先天性胸腔胃伴短食管鉴别困难。

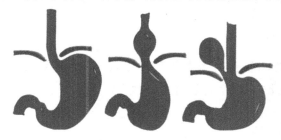

图 4-2　食管裂孔疝分型

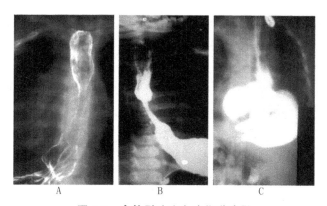

图 4-3　食管裂孔疝上消化道造影

A、B.食管裂孔滑疝;C.食管裂孔疝混合型

三、临床表现

患儿通常表现为反复胸部感染或模糊不清的胃肠道症状。食管裂孔旁疝有发生致命并发症的可能,如胃扭转(横轴或纵轴)(图 4-4)伴部分或完全胃输出道梗阻、胃绞窄、穿孔。因此,有上述症状的儿童应警惕食管裂孔疝的可能性。另外,巨大的先天性食管裂孔旁疝可以在出生时或出生后立即出现呼吸困难,易与先天性膈疝(后外侧疝)相混淆。

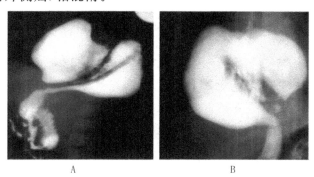

图 4-4　食管裂孔疝伴胃扭转

A.上消化道造影显示疝入胃,胃发生横轴扭转;B.胃纵轴扭转

四、治疗

食管裂孔疝的治疗是手术修复。由于有发生胃扭转、绞窄、穿孔的危险,即使是平常检诊发现的无症状患儿,诊断后应尽早择期手术。食管裂孔疝患儿自发性食管下端括约肌松弛增多、食管对酸性反流物廓清延迟。手术原则是疝内容物复位,切除疝囊以防复发或囊肿形成,膈角缝合关闭食管裂孔,胃底折叠术

抗反流术。开放手术或腹腔镜手术均可完成,近年来腹腔镜手术已成为主流,具有安全可靠、术后疼痛轻、腹壁瘢痕小的优点。

小儿最常用的抗反流手术依次是 Nissen 胃底折叠术(360°包绕)、Toupet 胃底折叠术(食管后胃底 200°～270°包绕)、Thal 胃底折叠术(食管前 200°～270°包绕)。食管运动正常或轻度异常患儿,Nissen 手术抗反流效果优于 Toupet 手术,Toupet 手术更适用于严重食管运动异常者,术后吞气、胀气相关症状少;腹腔镜 Thal 手术效果与 Toupet 手术相似。

抗反流手术的目的是重建抗反流屏障并保障食管正常咽下功能。主要抗反流机制是术后一过性 LES 松弛(TLESR)减少,TLESR 所致反流减少,发生 TLESR 时 LES 压力升高。基本手术要点:游离胃食管交界部以达到腹段食管长度 2～5 cm(以患儿年龄调整),制作围绕食管的完全或部分胃底折叠。采用 Nissen 技术时胃底折叠要宽松而短(不超过 2 cm),以避免产生术后并发症,如不能呃逆或呕吐、胃气泡综合征。多数医师间断或"8"字缝合膈肌食管裂孔,并将胃底折叠与食管、膈肌固定至少 1 针,以防止折叠脱出或形成滑疝。食管裂孔过大时加用缝线垫片或补片。游离胃底、食管时应特别注意保护迷走神经、避免损伤。

五、并发症与术后复发

(一)术中并发症

中转开放手术发生率 5％～10％,原因常为腹腔内粘连和术中出血。气胸发生率约 2％,因术中腹腔与胸腔相通。食管或胃穿孔发生率 1％,诊断延迟可威胁生命。因胃底食管游离或胃壁损伤,巨大混合型疝游离修补或二次手术发生风险增大。出血罕见,主要是肝脾损伤。

(二)术后并发症

1.咽下困难

发生率 2.9％。术后 4～6 周多为组织水肿,可在 6 个月内自然消失。

2.胃气泡综合征

发生率 2％～5％。

3.粘连性肠梗阻

腹腔镜抗反流术后少见。

(三)术后复发

1.滑疝或旁疝复发

因食管裂孔关闭不当所致,多见于高张力脑麻痹患儿。食管裂孔过大或膈肌角纤维薄弱者应采用带垫片缝线或加用补片。

2.GER复发

最为常见,复发率为2.5%～10%,以神经系统异常者最多见,报道高达25%。复发的主要危险因素是手术年龄＜6岁,食管裂孔疝修复术后、术后呃逆、神经系统异常、术后咽下困难需食管扩张者。

3.再次手术

约9%的患儿需再次手术,大多在首次手术后12个月内,中枢神经系统正常者合并食管闭锁、神经系统异常者最多见(60%),其次为胃底折叠部疝入纵隔。目前认为,胃底折叠术后无症状的食管旁疝患儿不需手术治疗。出现吞咽困难、餐后痛、呕吐、胃输出道梗阻,甚至扭转狭窄者需要再次手术,术式仍是食管裂孔关闭加胃底折叠术。疑有或发现短食管者,术中应充分游离食管。采用腹腔镜技术,在辨别和保护迷走神经前提下,完全游离胃底后壁与胰腺、食管裂孔下角之间,食管与后方的主动脉交叉韧带之间的纤维束带等,食管在纵隔内向上游离可达肺下静脉水平(开放手术食管游离可达到主动脉弓水平)。经过纵隔内充分游离后腹段食管仍短者,应选择Collis-Nissen手术。为防止胃食管交界部疝入纵隔,强调膈肌脚平整对合缝合。再次抗反流手术的成功率约为80%。

第三节 先天性胆总管囊肿

胆总管囊肿也称为先天性胆道扩张,是临床上常见的一种先天性胆道畸形。亚洲发病高于欧美,远东多见,日本报告1/1000。女性多于男性,女:男为(3～4):1。多数病例的首次症状发生于1～3岁,大多数患者胆总管直径扩大;绝大多数患儿合并胰胆合流异常(少数患者胆总管可不扩张)。儿童胆总管囊肿常分为2型:囊肿型和梭型。典型临床表现为腹部肿块、腹痛和黄疸三联症,主要依病史、体征、影像检查诊断。诊断后尽早手术可获得满意效果。

一、病因

病因尚不清楚,Vater 于 1723 年首先报告该病,过去认为与胆管发育异常、胆管壁薄弱、胆总管远端狭窄有关。目前认为是多因素致病,主要有胆总管远端梗阻和胰胆合流异常学说,其他如胆管远端神经分布异常、病毒感染等。

二、病理生理

主要表现为胆总管不同程度扩张,可合并肝内胆管扩张。几乎所有病例均合并胰胆合流异常,病程中胆总管、肝脏、胰腺可发生不同程度的病理生理改变。主要病变:①胆总管病变,可发生炎症、扩张、溃疡甚至穿孔等;②肝脏病变,与梗阻程度、时间相关,可发生轻度纤维化,严重者发生肝硬化、门静脉高压;③胰腺病变,可表现为急、慢性胰腺炎。传统的 Todani 分型包括 5 个类型(图 4-5):Ⅰ型,囊肿型,包括囊性、梭性扩张;Ⅱ型,胆总管憩室;Ⅲ型,胆总管末端脱垂;Ⅳ型,肝脏内外胆管多发囊肿或肝外胆管多发囊肿;Ⅴ型即 Caroli 病。我国卫健委发布了临床应用分型,以囊肿型、梭型为主。

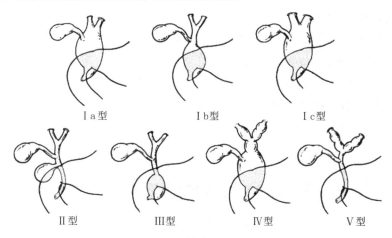

Ⅰa型　　　　Ⅰb型　　　　Ⅰc型

Ⅱ型　　　　Ⅲ型　　　　Ⅳ型　　　　Ⅴ型

图 4-5　胆总管囊肿 Todani 分型

三、相关解剖

(一)肝脏的韧带

1.镰状韧带及肝圆韧带

镰状韧带及肝圆韧带位于腹前壁上部与肝上面之间,内含脐静脉索,是手术时重要的解剖学标志。

2.小网膜

小网膜位于肝门与胃小弯和十二指肠上部之间,内有相关动脉、静脉、胆总管、肝门静脉、神经和淋巴等。胆总管囊肿切除术的操作在此韧带中进行,掌握和熟悉这一结构的解剖极为重要,有利于术中保护肝动静脉等重要结构。

3.肝结肠韧带

肝结肠韧带位于肝右叶脏面下缘与横结肠肝曲之间。这一结构在进行胆道重建时要进行松解。

(二)第一肝门和肝蒂结构

第一肝门及肝蒂内有肝动脉、门静脉、肝管通过,手术时要显露肝门,以利肝管空肠吻合。胆总管囊肿患者由于囊肿的挤压,使这些结构关系发生改变,囊肿位于肝蒂的右前侧,肝动脉和门静脉位于左后方。

(三)肝外胆道系统

1.胆囊

胆囊位于肝脏下面的胆囊窝内。胆总管切除手术中,利用胆囊进行术中胆道造影。

2.胆总管

胆总管由肝总管与胆囊管汇合形成,在肝固有动脉、门静脉前方下行于肝十二指肠韧带中,向下经十二指肠上部的后方,至胰头与十二指肠降部间进入十二指肠降部的左后壁,在此与胰管汇合,形成肝胰壶腹,开口于十二指肠大乳头的顶端。全程分为4段:①十二指肠上段,起始部至十二指肠上缘,于十二指肠韧带右缘走行,左邻肝固有动脉,右后侧为门静脉,后方为网膜孔。②十二指肠后段,位于十二指肠第一段的后方,下腔静脉的前方,门静脉的右前方。③胰腺段,位于胰头与十二指肠间的沟内或埋藏胰头内。④十二指肠壁段,胆总管穿十二指肠降部内后方,与胰管汇合,形成肝胰壶腹,开口于十二指肠大乳头。胆总管囊肿患者常合并胰胆合流异常,即胆总管与胰管汇合于十二指肠壁外,形成一较长的共同管,在游离胆总管远端时勿损伤胰管及共同管;大乳头开口常向远端异位,常开口于十二指肠第二段的远端甚至是第三段;胆总管囊肿切除术中,分离囊肿远端达到囊肿远端与胰管汇合处结扎切断。特别应注意因囊肿挤压,这些结构的位置和关系会发生改变,术中应根据情况随机应变。

(四)胰十二指肠及手术相关结构

1.胰腺

主胰管横贯胰腺实质全长,穿过胰颈后转向后下,然后多数与胆管汇合成膨大的壶腹。胆总管囊肿切除时在汇合交界处上方结扎切除胆总管,避免损伤胰管。

2.十二指肠

十二指肠呈 C 形,分为 4 部:上部、降部、水平部和升部。胆总管囊肿手术在进行 Roux-en-Y 吻合时需寻找辨认 Treitz 韧带,确保抓取空肠的位置正确及肠管不发生扭转。

(五)横结肠

横结肠在肝曲与脾曲之间,有系膜连于腹后壁,活动度较大,有结肠中动脉在系膜偏右侧进入。腹腔镜进行胆肠吻合时应选择系膜无血管区解剖分离建立隧道。

四、临床表现

典型临床表现:症状可以在新生儿和各年龄段的人群出现。婴幼儿以黄疸和包块症状表现为主,而大年龄儿童以腹痛表现为主。典型的症状是以腹痛、包块、黄疸三联症为特征,但临床上有典型三联症较少。腹痛为间断发作,部位常在上腹部,腹痛性质可为阵发性、持续性,偶伴呕吐。诱因多为过多进食和食物油腻所致。少数患者胆道穿孔出现胆汁性腹膜炎症状。病程长者,胆总管远端可有炎性狭窄改变,导致胆管炎、梗阻性黄疸、胆汁性肝硬化,胰腺炎,甚至胆管和胰管结石及胆管癌变。随着产前超声诊断的普及和诊断水平的提高,20%左右患儿产前获得诊断。诊断时间与症状出现的早晚和严重程度有关,症状表现早和明显者,则病理改变严重。

五、诊断

(一)临床表现及病史

胆总管囊肿的诊断主要根据临床症状、体征、影像学、内镜及腹腔镜检查等。胆总管囊肿的诊断标准如下。

(1)腹痛、腹部包块和黄疸 3 个主要症状之一。

(2)B 超提示胆总管扩张(直径＞1 cm)或肝门部囊性肿物。或磁共振胰胆管成像技术、增强 CT 扫描及三维成像检查、内镜逆行性胰胆管造影提示胆总管扩张(直径＞1 cm)或肝门部囊性肿物。

（3）伴或不伴肝功指标的改变。

（4）术中胆道造影检查单项阳性即可确诊，并可指导手术术式的选择。

（5）术中胆道内镜检查单项阳性即可确诊，并可协助治疗。

（二）辅助检查

根据以上情况可诊断为胆总管囊肿，同时进行以下检查。

1.生化检查

肝脏功能生化检查仅作为监测胆道梗阻程度和肝功能损害程度的指标。梗阻症状轻的患儿，肝功能检查各项指标可以正常。血清胆红素主要是直接胆红素明显升高，碱性磷酸酶和 γ-谷氨酰转肽酶升高。有相当比例的病例尤其是胆总管梭型扩张者，表现为血和尿中的胰淀粉酶增高的急性胰腺炎症状。肝功能检查指标异常，提示肝功能损害，是尽快手术治疗的指征，以防肝脏纤维化等改变。

2.B超检查

B超检查是最为简便、可靠且无创的首选检查手段，可以用于产前筛查、常规诊断及术后随访。可见肝下方界限清楚的低回声区，可确定囊肿的大小、胆管远端的狭窄程度，并可探明肝内胆管扩张的程度和范围。随着B超技术在产前筛查上的应用，部分囊肿型患儿可在出生前诊断。产前诊断越早，胆总管远端梗阻越严重，肝功能损伤越重，延误治疗可以很快进展为肝纤维化。

3.磁共振胰胆管成像技术

磁共振胰胆管成像技术不需要造影剂，经计算机处理后仅留胆管和胰管较清楚的立体结构影像，是成熟、无创胆道系统成像技术。部分病例可以获得清晰的胰胆管影像，对于胰胆管扩张的部分病例可以替代内镜逆行胰胆管造影检查。其优点是可以显示逆行造影无法显影的梗阻点以上胆道的病变，是手术前可选用的诊断方法之一。

4.增强CT扫描及三维成像检查

可以明确肝内外胆管有无扩张，扩张的部位、程度及形态位置，胆总管远端狭窄的程度以及病变与门静脉和肝动脉的关系等，有助于术式的选择，是较常用的诊断方法之一。

5.内镜逆行胰胆管造影

造影可显示胰胆管全貌，尤其对胰胆合流异常更能清晰显影，为治疗方法的选择提供可靠依据。内镜逆行胰胆管造影是有创检查方法，并发胰腺炎较高，不作为常规检查方法。

6.术中胆道造影

可以显示肝内外胆管系统、胰胆管合流异常的精细结构,是目前确切和理想的检查。可指导手术方案的制订。

7.术中胆道内镜检查

术中通过切开的胆管导入内镜检查胆道系统,检查术前怀疑同时合并胆道狭窄、结石或蛋白栓等病变,在确诊的同时清除肝内胆管和共同管内的结石或蛋白栓。

六、鉴别诊断

胆总管囊肿临床症状较为典型,可与如下疾病予以鉴别。

(一)胆道闭锁

对产前诊断为胆总管囊肿者生后严密观察。早期出现黄疸者必须与胆道闭锁囊肿型鉴别。出生后 2~3 个月出现黄疸、大便发白、肝大的婴儿,首先考虑到胆道闭锁或新生儿肝炎。两者症状与先天性胆总管囊肿极其相似,仔细触诊肝下有无包块,行 B 超、CT 或 X 线检查以鉴别。

(二)肝包虫囊肿

病程缓慢,囊肿呈进行性增大,牧区多见,局部可有轻度疼痛与不适,感染时可出现黄疸,多伴有嗜酸性细胞计数增多。Casoni 试验阳性率高达 80%~95%,80% 补体结合试验阳性。

(三)慢性肝炎

对年龄较大才开始出现黄疸、腹痛等症状者,往往误诊为慢性肝炎,B 超和生化检查有助于确诊。

(四)腹部肿瘤

右侧肾母细胞瘤、神经母细胞瘤和腹膜后畸胎瘤,病程发展快,且无黄疸、腹痛。肝癌到晚期开始有黄疸,血清甲胎蛋白阳性,神母细胞瘤和腹膜后畸胎瘤可有钙化。必要时可作静脉肾盂造影,对鉴别腹膜后肿瘤有价值。大网膜或肠系膜囊肿多位于中腹部。

(五)右侧肾积水

肾积水多偏侧方,静脉肾盂造影、CT 两者很易鉴别。

七、治疗

一旦诊断胆总管囊肿,即应尽早实施根治手术。

(一)术式的选择原则

1.胆总管囊肿手术治疗的基本选择原则

原则如下：①彻底切除病灶，即胆总管囊肿，并使胆汁引流通畅；②终止胰胆异常合流，使胰胆分流；③同时处理胆管及胰管病变，如狭窄结石等；④肝支空肠有足够长度，避免反流；⑤并发症少、远期疗效好。

2.胆总管囊肿手术方法

胆总管囊肿手术方法有3种。①外引流术：即囊肿造口术，仅适用于严重胆道感染、肝功能严重受损、患者全身状况差、中毒症状重、囊肿穿孔或胆汁性腹膜炎不能耐受根治手术者。对于囊肿穿孔，研究者采用经腹腔镜"T"管引流术，创伤小，待炎症控制后，腹腔内粘连较开腹手术轻，可行腹腔镜胆总管囊肿根治术。②内引流术：由于远期效果不佳，目前很少应用。③囊肿切除、肝管空肠Roux-en-Y吻合术：是目前国内外治疗先天性胆总管囊肿首选的根治性手术。能彻底切除病灶、通畅引流胆汁，胆道重建后胰胆分流胰液不再反流入胆道，远期疗效好，并发症少。

(二)胆总管囊肿(囊肿型)手术要点、难点

（1）根治性胆总管切除是择期手术，应在胆道感染控制后进行，以降低手术操作难度以及副损伤、出血风险。

（2）产前诊断的胆总管囊肿生后无症状者可以观察数周。有梗阻者尽早手术解除梗阻，促进肝功能恢复。部分有梗阻的产前诊断胆总管囊肿患儿肝脏纤维化、肝功能受损进展迅速，应特别加以注意。

（3）术中探查确定胆总管囊肿诊断后，术前未行 MRCP 或胆胰结构显示不清者进行手术胆道造影，以明确病变范围指导手术切除位置。MRCP 检查怀疑肝内胆道、胰胆管合流部以及共同管有狭窄、隔膜、结石者，应进行术中胆道镜检查和处理（生理盐水胆管灌洗或进行胆管塑型）。可用 3 mm 或 5 mm 腹腔镜镜头代替内镜。

（4）囊肿巨大、张力高，影响肝门部显露者可穿刺减压。慢性感染的巨大厚壁囊肿可进行囊肿内壁切除，降低门静脉、胰管损伤风险。

（5）肝管肠吻合的确切与否直接关系到术后的远期效果。为了有利于吻合，修剪肝管的形状非常重要，肝管的口径要尽量大，至少要 0.5 cm 以上；边缘要整齐，留有足够的长度；剪开肠管的口径要与肝管的口径相符和。

（6）腹腔镜先天性胆管囊肿根治术中应用肝门牵引线可有效显露术野；胆总

管空肠 Roux-en-Y 吻合术时,将空肠经脐部切口拖出,按照开腹手术方式吻合肠管,使吻合更容易,瘢痕隐藏在脐窝不明显。开放/腹腔镜肝管空肠吻合或肝管十二指肠吻合均可获得满意的中期随访效果,但肝管空肠吻合应用更多。腹腔镜先天性胆管囊肿根治仍是一个复杂高难度手术,术者要具备熟练开腹完成该手术的技术和丰富经验,同时要具备高水平的腹腔镜手术操作技术,特别是具备腹腔镜下准确熟练的分离和缝合技术。

(三)其他少见囊肿治疗原则

Todani Ⅱ 型为低恶变潜能,单纯囊肿切除即可,可腹腔镜下施行。Ⅲ 型采用经十二指肠行囊肿开窗术,或 ERCP 下内括约肌切开或囊肿开窗术。Ⅳ 型采用胆总管切除、胆道再建。Ⅴ 型依病变范围,局限于某一肝段或肝叶者,行肝段或肝叶切除。对肝脏弥漫性病灶应考虑肝脏移植。

第四节 肠 套 叠

肠套叠是指某段肠管及其相应的肠系膜套入邻近肠腔内所致的一种肠梗阻,是婴儿期最常见的急腹症。

一、急性肠套叠

(一)发病率

急性肠套叠是婴儿期一种特有疾病,1 岁以内多见,占 60%～65%,以 3～9 月龄婴儿多见(超过 40%),2 岁以后随年龄增大发病逐年减少,5 岁后罕见。男女之比为 2∶1 或 3∶2。肠套叠一年四季均有发病,以春末夏初发病率最高,可能与病毒感染有关。夏、冬季次之,秋季较少见。我国肠套叠发病率高于欧美国家。

(二)病因

肠套叠病因尚不清楚,可能与下列因素有关。

1.饮食改变

生后 4～10 个月,是添加辅食及增加乳量的时期,也是肠套叠发病高峰期。因婴儿肠道不能立即适应食物改变后的刺激,导致肠功能紊乱引起肠套叠。

2.回盲部解剖因素

婴儿期回盲部游动性大,回盲瓣过度肥厚,小肠系膜相对较长。90％婴儿回盲瓣呈唇样凸入盲肠,长达 1 cm 以上,加上该区淋巴组织丰富,受炎症或食物刺激后易引起充血、水肿、肥厚,肠蠕动易将回盲瓣向前推移,并牵拉肠管形成套叠。

3.病毒感染

国内有报道肠套叠与肠道内腺病毒、轮状病毒感染有关。

4.肠痉挛及自主神经失调

由于各种食物、炎症、腹泻、细菌或寄生虫毒素等刺激肠道产生痉挛,使肠蠕动功能节律紊乱或逆蠕动而引起肠套叠。

5.遗传因素

近年来有报道肠道叠有家族遗传病史。

(三)病理及分型

肠套叠在纵断面上分为 3 层:外层为肠套叠鞘部或外筒,套入部为内筒和中筒,复套可有 5 层。肠套叠套入最远处为头部或顶端,肠管从外面套入处为颈部。外筒与中筒各以黏膜面相接触,中筒与内筒各以浆膜面相接触(图 4-6)。肠套叠多为顺行套叠,与肠蠕动方向一致,肠套叠发生后,套入部随着肠蠕动不断推进,该段肠管及其肠系膜一并套入鞘内,颈部紧束使之不能自动退出。逆行套叠极少见。由于鞘层肠管持续痉挛,致使套入部肠管发生循环障碍,初期静脉回流受阻,组织充血水肿、静脉扩张。黏膜细胞分泌大量黏液进入肠腔内,与血液及粪质混合呈果酱样胶冻状排出。进一步发展,导致肠壁水肿、静脉回流障碍加重,使动脉受累,供血不足,最终发生肠壁坏死。中层及鞘部转折处最易坏死,内层发生坏死较晚,外层很少发生坏死。

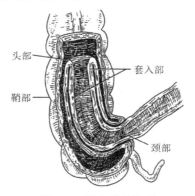

图 4-6 肠套叠的构成

依病因分为特发性肠套叠和继发性肠套叠。特发性肠套叠开始于回盲部，但无明确的起套点，主要见于婴幼儿。继发性肠套叠占婴儿和儿童肠套叠的0.8％，患儿年龄<3个月或>5岁，有明确的起套点，常见为肠息肉、憩室、重复畸形、紫癜血肿、肿瘤及结核等。

根据套入部最近端和鞘部最远端肠段部位将肠套叠分为以下类型(图4-7)。

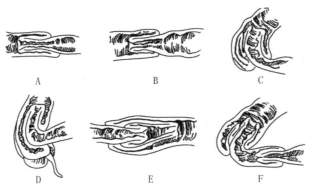

图4-7　肠套叠类型

A.小肠型；B.结肠型；C.回盲型，以回盲瓣为出发点；
D.回结型，以回肠末端为出发点；E.复杂型；F.多发型

1.小肠型

包括空空型、回回型及空回型。

2.回盲型

以回盲瓣为出发点。

3.回结型

以回肠末端为出发点，阑尾不套入鞘内，此型最多，占70％～80％。

4.结肠型

结肠套入结肠。

5.复杂型或复套型

常见为回回结构，占肠套叠的10％～15％。

6.多发型

在肠管不同区域内有分开的2个、3个或更多的肠套叠。

(四)临床表现

按患儿年龄肠套叠分为婴儿肠套叠(2岁以内)和儿童肠套叠，前者为多见。

1.婴儿肠套叠

多为原发性肠套叠，临床特点如下。

(1)阵发性哭闹不安:常见既往健康肥胖的婴儿,突然出现阵发性有规律的哭闹,持续10~20分钟,伴有手足乱动、面色苍白、拒食、异常痛苦表现,然后有5~10分钟或更长时间的暂时安静,如此反复发作。阵发性哭闹与肠蠕动间期相一致,由于肠蠕动将套入肠段向前推进,肠系膜被牵拉,肠套叠鞘部产生强烈收缩而引起剧烈腹痛,当蠕动波过后,患儿即转为安静。肠套叠晚期合并肠坏死和腹膜炎后,患儿表现萎靡不振、反应低下。一部分患儿体质较弱,或并发肠炎、痢疾等疾病时,哭闹不明显,而表现烦躁不安。

(2)呕吐:初为奶汁及乳块或其他食物,以后转为胆汁样物,1~2天后转为带臭味的肠内容物,提示病情严重。

(3)腹部包块:在两次哭闹的间歇期触诊,可在右上腹肝下触及腊肠样、有弹性、有轻压痛的包块,右下腹一般有空虚感,肿块可沿结肠移动,有时在横结肠或左侧中下腹触及马蹄形肿块,严重者肛门指诊时在直肠内触到子宫颈样肿物,即为套叠头部。个别病例可见套入部由肛门脱出。约80%病例可触及肿块,晚期腹胀严重或腹肌紧张时不易触及。小肠型肠套叠上述症状不典型。

(4)果酱样血便:婴儿肠套叠发生便血者达80%以上。家长往往以便血为首要症状就诊,多为发病后6~12小时排血便,症状早者发病后3~4小时即可出现,为稀薄黏液或胶冻样果酱色血便,数小时可重复排出。便血原因是肠套叠时肠系膜被嵌入在肠壁间,发生血液循环障碍而引起黏膜出血、水肿,与肠黏液混合在一起而形成暗紫色胶冻样液体。

(5)肛门指诊:有重要临床价值,就诊较早患儿虽无血便排出,但通过肛门指诊可发现直肠内有黏液血便,对诊断肠套叠极有价值。

(6)全身状况:依就诊早晚而异。早期除面色苍白、烦躁不安外,营养状况良好。晚期可有脱水、电解质紊乱、精神萎靡、嗜睡、反应迟钝。发生肠坏死时,有腹膜炎表现,可出现中毒性休克等症状。

2.儿童肠套叠

儿童肠套叠临床表现不典型。起病较为缓慢,多表现为不完全性肠梗阻,肠坏死发生时间相对较晚。患儿也有阵发性腹痛,但发作间歇期较婴儿为长,呕吐较少见。据统计儿童肠套叠发生便血者仅40%左右,而且便血往往在套叠几天后才出现,或者仅在肛门指诊时指套上有少许血迹。儿童较合作时,腹部查体多能触及腊肠型包块。很少有严重脱水及休克表现。

(五)诊断

当患儿有阵发性哭闹不安、呕吐、果酱样血便及腹部触到腊肠样包块时,即可确定诊断。但临床有 10%～15% 病例就诊时缺乏肠套叠的典型表现,或只有其中 1～2 个症状,此时应仔细检查腹部是否可触及肿块,右下腹是否有空虚感,肛门指诊观察指套上是否有果酱样黏液便,以便进一步确诊。必要时做腹部超声等辅助检查协助诊断。

1.腹部超声

超声为首选检查方法,通过肠套叠的特征性影像协助临床确定诊断,并通过监测水压灌肠复位肠套叠的全过程完成治疗。肠套叠在横断面上显示为典型"同心圆"或"靶环"征(图 4-8),纵切面上呈"套筒"征。

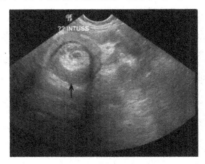

图 4-8 肠套叠声像图"靶环"征

2.空气灌肠

在空气灌肠前先行腹部正侧位全面透视检查,观察肠内气体及分布情况。注气后可见在套叠顶端有致密软组织肿块,呈半圆形向结肠内突出,气栓前端形成明显杯口影,有时可见部分气体进入鞘部形成不同程度钳状阴影。一边诊断同时进行灌肠复位治疗。

(六)鉴别诊断

小儿肠套叠临床表现和体征不典型时,注意与下列疾病鉴别。

1.细菌性痢疾(简称菌痢)

菌痢多见于夏季,常有不洁饮食史;早期即可出现高热,体温达 39 ℃ 或更高;黏液脓血便伴有里急后重,粪常规见到大量脓细胞,如细菌培养阳性,即可确诊;腹部触不到腊肠样包块,B 超见不到肠套叠的典型影像。但偶尔菌痢腹泻时,因肠蠕动紊乱,可引起肠套叠。

2.急性坏死性小肠炎

以腹泻为主,大便呈洗肉水样或红色果酱样,有特殊腥臭气味;高热,呕吐频繁,明显腹胀,严重者吐咖啡样物;全身情况较肠套叠恶化快,可有严重脱水,皮肤花纹和昏迷等休克症状。

3.变应性紫癜

腹型紫癜患儿有阵发性腹痛及呕吐,有腹泻或便血,呈暗红色,有时因肠管水肿出血增厚,可在右下腹触及肿块。注意患儿是否有双下肢出血性皮疹、膝关节和踝关节肿痛等,部分病例可有血尿。有报道 25%腹型紫癜可伴有肠套叠,此时应做 B 超或空气灌肠检查协助诊断。

4.梅克尔憩室出血

突然发生梅克尔憩室溃疡出血,便血量往往很多,严重者可出现休克;出血时并无腹痛或仅有轻微腹痛。但梅克尔憩室也可引起肠套叠,很难与原发性肠套叠鉴别,多在手术中发现。

5.蛔虫性肠梗阻

蛔虫性肠梗阻多见于幼儿及儿童,阵发性腹痛,可有吐、便蛔虫史;腹部包块多在脐周呈条索或面粉团样,压之可变形;临床很少有便血;患儿在发病前多有驱虫不当史;腹部超声显示肠腔内蛔虫影像。

6.直肠脱垂

少数晚期肠套叠,其套入部可由肛门脱出。其与直肠脱垂鉴别要点:直肠脱垂时,可见肠黏膜一直延续到肛门周围的皮肤,而肠套叠时,在肛门口与脱出肠管之间有一条沟,手指通过此沟可伸入直肠内;直肠脱垂无急腹症症状,多发生在用力排便和腹压增加时。

(七)治疗

小儿急性肠套叠分非手术疗法和手术疗法。在非手术疗法中有空气灌肠、钡灌肠和 B 超下水压灌肠复位疗法。3 种复位方法的适应证及禁忌证基本一致。

1.非手术疗法

(1)适应证与禁忌证。①适应证:病程不超过 48 小时,全身情况良好,无明显脱水及电解质紊乱,无明显腹胀和腹膜炎表现者,均可采用 3 种灌肠复位方法中的任一种,复位压力一般控制在 8.00～13.33 kPa(60～100 mmHg),诊断性灌肠压力一般不超过 10.67 kPa(80 mmHg)。②禁忌证:病程超过 2 天以上,全身情况显著不良者,如存在严重脱水、精神萎靡、高热或休克等症状;高度腹胀,腹部有明显压痛,肌紧张,疑有腹膜炎;反复套叠,高度怀疑或已确诊为继发性肠套叠;小肠型肠套叠;3 个月以下的婴儿肠套叠。

(2)B 超监视下水压灌肠复位肠套叠:腹部 B 超观察到肠套叠影像后,可在实时监视下水压灌肠复位,随着注水量增加和肠腔内压力的升高,可见肠套叠"同心圆"或"靶环"状块影逐渐向回盲部退缩,形如"半岛征",随着复位的进展,"半岛"由大变小,最后通过回盲瓣突然消失。在此瞬间,结肠内液体急速通过回盲瓣充盈回肠,截面呈蜂窝状改变,水肿的回盲瓣呈"蟹爪样"运动,同时注水阻力消失,压力下降,证明肠套叠已复位,国内复位成功率95.5%,结肠穿孔率0.17%。

(3)空气灌肠复位肠套叠:采用自动控制压力的结肠注气机,肛门插入 Foley 管,需小儿外科与放射科医师密切合作完成。肛门注入气体后即见肠套叠肿块各种影像,逐渐向盲肠退缩,直至完全消失,此时可听到气过水声,腹部中央突然膨隆,可见网状或圆形充气回肠,说明肠套叠已复位。复位成功率可达95%以上。

(4)钡剂灌肠复位:最早复位肠套叠的灌肠疗法,目前已较少应用。灌肠证实肠套叠已完全复位后,还要进行如下观察:①拔出气囊肛管后排出大量带有臭味的黏液血便和黄色粪水;②患儿很快入睡,无阵发性哭闹及呕吐;③腹部平软,已触不到原有肿块;④口服活性炭0.5~1 g,6~8小时后由肛门排出黑色炭末。

(5)灌肠复位并发症:严重并发症为结肠穿孔(<1%),主要表现如下。①B超下水压灌肠复位过程中,结肠内充盈液体突然消失,腹腔内出现较多液体,肠管呈漂浮状,此时应考虑有肠穿孔,立即拔出肛管,迅速排出肠腔内盐水,腹腔穿刺抽出腹水。②空气灌肠致肠穿孔时,透视下出现腹腔"闪光"现象,即空气突然充满整个腹腔,立位见膈下游离气体。拔出肛管无气体从肛门排出,患儿出现呼吸困难、心跳加快、面色苍白,病情突然恶化,应立即用消毒针在剑突和脐中间刺入排出腹腔内气体。③钡剂灌肠致结肠穿孔时,透视下钡剂突然弥散到腹腔,立即停止钡剂灌肠。钡剂和肠内容物污染腹腔形成化学性和细菌性腹膜炎,感染较重。对以上各种灌肠复位所致肠穿孔,均需迅速做好术前准备。

2.手术疗法

(1)手术适应证:①有非手术疗法禁忌证的病例;②应用非手术疗法复位失败的病例;③小肠套叠;④继发性肠套叠。

(2)肠套叠手术复位术(图4-9):手术前应纠正脱水和电解质紊乱,禁食、水,行胃肠减压,必要时采用退热、吸氧、备血等措施。麻醉多采用全麻气管插管。

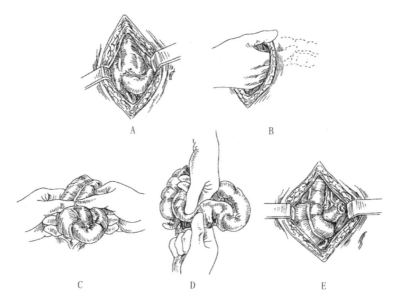

图 4-9　肠套叠手法复位

A.腹壁切开后,见回肠套入结肠;B.手指伸入腹腔内,将套入部向后推压;C.肠套
叠整复到升结肠时,即将整个肿块牵出创口外,并开始向其远端压挤;D.两手拇、
食指交替性压挤;E.肠套叠完全脱套,注意回肠末端肠套叠起点处之凹窝

剖腹手术:较小婴儿可采用上腹部横切口,其他采用右侧经腹直肌切口,若经过灌肠已知肠套叠达到回盲部,也可采用麦氏切口。开腹后显露肠套叠包块,检查有无肠坏死。如无肠坏死,用压挤法沿结肠框进行肠套叠整复,术者用两手拇、食指握住套叠远端即套头部,向近端轻柔推挤,耐心缓慢地进行挤压复位,当复位到达回盲部时,复位阻力增大,鞘部张力增高,切忌在近端拖拽套入部,以免发生肠破裂。如复位困难时,可用温盐水纱布热敷后,再作复位。肠套叠复位后要仔细检查肠管有无坏死,肠壁有无破裂,肠管本身有无器质性病变,阑尾是否有充血水肿及坏死。向肠管施压不当可能导致肌层或黏膜层撕裂,应缝合裂口。如无上述征象,将肠管纳入腹腔,按层缝合腹腔。对不能复位及肠坏死的病例,应行坏死肠段切除吻合术。

腹腔镜手术:腹腔镜手术一般在脐部放入第 1 个 Trocar,置入目镜直视下再放入另 2 个 Trocar。新生儿腹壁薄弱,通常放置 3 mm Trocar 即可。建立 CO_2 气腹,压力维持在 $1.07\sim1.60$ kPa($8\sim12$ mmHg)。常规探查腹腔了解肠套叠类型。分别于耻骨联合上方及右中上腹穿刺 5 mm Trocar。空气灌肠辅助腹腔镜直视下,用2 把无损伤抓钳自套头远端肠管反复交替钳夹复位,如复位困难可经

Trocar 孔将吸引器头或细硅胶管插入肠套叠鞘部,注入生理盐水,使颈部狭窄环稍扩张,略分离鞘内肠壁间粘连,用无损伤抓钳钳夹套入回肠末端,也可在空气灌肠的同时轻轻牵拉,以协助复位。由于腹腔镜对肠道的操作更少,所以术后再次套叠、肠粘连及肠梗阻的可能性更小。

二、慢性肠套叠

慢性肠套叠是指病程延续 2 周以上病例。多见于年长儿及成人,多是肠道存在器质性病变作为起套点引起的继发性肠套叠,占小儿肠套叠的 0.8%。肠管器质病变常见的有:梅克尔憩室、肿大的肠系膜淋巴结、肠系膜或肠壁良恶性肿瘤、P-J 综合征、肠系膜囊肿或肠重复畸形、黏膜下或肠壁血肿、异位胰腺或胃黏膜、内翻阑尾、吻合缝线或订合钉、异物、肠血管瘤、移植后淋巴增殖性疾病。肠蛔虫病和肠炎也可因蛔虫毒素或感染而诱发慢性肠套叠。

(一)病理

年长儿发生回结肠型肠套叠时,回肠套入结肠内,由于结肠肠腔较大,使回肠肠腔仍可保持部分通畅,在相当长的时间内无严重的血液循环障碍,肠坏死少见。个别慢性肠套叠可以自动复位,但可反复套叠。

(二)临床表现

发作期有腹痛,为较轻的隐痛或间歇时间不定的绞痛。少数病例在绞痛时伴呕吐。患儿在患病期间仍能进食和正常排便,少数病例仅有少量黏液血便。一般无腹胀,在结肠框部位可触及腊肠型肿块,当腹绞痛发作时,常感到肿块变硬。不同时间检查,肿块位置可能有移动。

(三)诊断

临床上不易早期诊断。当患儿有阵发性腹痛和黏液血便时,应考虑本病。B 超或 X 线钡灌肠等辅助检查如见到典型肠套叠影像,即可确诊。怀疑有器质性病变,可行 CT、放射性核素消化道扫描等。

(四)治疗

慢性肠套叠往往有器质性病变,确诊后均应手术治疗。有器质性病变者,常需行肠切除吻合术。无器质性病变者,手术整复即可。

第五节 先天性肠旋转不良

先天性肠旋转不良是一组胚胎发育中肠管不完全旋转和固定的解剖异常，指胚肠在以肠系膜上动脉为轴心的旋转过程中进行的不完全或固定异常，使肠管位置发生变异和肠系膜附着不全，可引起上消化道梗阻和肠扭转、肠坏死，后者是致患儿死亡和短肠综合征的常见原因。本病主要见于新生儿期，但有少数病例发生于婴儿或较大儿童。

一、胚胎学

先天性肠旋转不良的发生与胚胎时期中肠的发育有关。在胚胎的第6～10周，消化道生长的速度超过腹腔，使中肠不能容纳在腹腔内而被挤到脐带底部，形成一个暂时性的脐疝。到妊娠第10周，腹腔的生长速度加快、容积增加，中肠又逐渐回到腹腔内，同时开始正常的肠旋转。中肠末端的盲肠、升结肠和横结肠，初始位于腹腔左方，在旋转时按逆时针方向从左向右旋转，至盲肠转到右下腹髂窝为止。正常旋转完成后，升结肠和降结肠即由结肠系膜附着于后腹壁，小肠系膜亦由 Treitz 韧带开始，由左上方斜向右下方附着于后腹壁。

中肠旋转过程异常可产生肠旋转不良，结果盲肠不在右髂窝，而停留在右上腹、中腹或左腹部，同时结肠系膜和小肠系膜不附着于后腹壁上。

二、病理

胚肠在旋转过程中的某个阶段如发生停顿，即可产生下列常见病理。

(一)肠旋转不良、十二指肠被压迫

由于中肠从脐部回缩入腹腔后旋转的终止，盲肠和升结肠位于幽门部或上腹部胃的下方，而非正常的右下腹部。从盲肠和升结肠发出的腹膜系带(Ladd 膜)跨越十二指肠第二段的前面，并附着于腹壁右后外侧，结果十二指肠被其压迫发生不完全性梗阻。有些病例盲肠旋转时，正好停留在十二指肠降部的前面，而被腹膜壁层固定，也造成该部十二指肠受压形成梗阻。

盲肠位于右上腹部或中上腹部，盲肠有腹膜系带(Ladd 膜)附着于右腹后壁压迫十二指肠第 2 段引起梗阻；整个小肠游离，系膜窄，易于发生肠扭转。

(二)肠扭转

在肠旋转不良时,整个小肠系膜未能正常地从左上腹到右下腹宽广地附着于后腹壁,相反它仅在肠系膜上动脉根部附近有很狭窄的附着。此时,小肠易环绕肠系膜根部发生扭转。有时盲肠与升结肠非常游离,也可与小肠一道发生扭转,即是中肠扭转,扭转多是顺时针方向的。扭转的结果是肠道在十二指肠空肠连接处和右结肠某处曲折成角而发生梗阻,在历时过久或扭转特别紧窄的病例,可造成肠系膜上动脉闭塞,使整个中肠发生梗死性坏死。

(三)空肠上段膜状组织压迫

有些病例的十二指肠祥停留在肠系膜上动脉的前方面不进行旋转。在这种情况下,空肠起始部多被腹膜系带所牵缠,有许多膜状组织粘连压迫,并使其扭曲或变窄而形成不完全近端空肠梗阻。

在肠旋转不良病例中,以上 3 种病理改变为最常见:一般均有十二指肠第 2 段被压迫而发生不同程度的不全性梗阻,约 2/3 的病例同时存在不同程度的肠扭转,约 1/3 的病例同时合并空肠起始部扭曲和膜状组织牵缠压迫。

除此之外,尚有少数病例可见以下病理改变。①肠不旋转:中肠从脐带退回腹腔后,不发生任何程度旋转,小肠位于右侧腹部,盲肠、阑尾位于左下腹部;②盲肠位置正常的旋转不良:盲肠和(或)十二指肠位置正常,升结肠和结肠肝曲发出的腹膜带压迫十二指肠引起梗阻;③肠反向旋转:中肠从脐带退回腹腔后,中肠进行顺时针旋转而非逆时针,此时十二指肠及盲结肠左右位置颠倒,肠系膜上动脉位于横结肠前并压迫造成横结肠不全性梗阻;④其他:尚有高位盲肠、活动性盲肠、腹膜后盲肠、十二指肠旁疝等发育异常,它们与肠旋转不良有关,但不一定出现临床症状。

肠旋转不良可合并或引起其他畸形。肠旋转不良是先天性膈疝或腹壁缺损的组成部分;在腹裂中,肠管不旋转且在胎儿腹腔外,会导致缺血性损害而不伴有肠旋转;脐膨出和膈疝的婴儿往往有不同程度的肠旋转和固定异常。30%~60%的肠旋转不良患儿有合并畸形。近50%的十二指肠闭锁和1/3的空回肠闭锁有肠旋转不良。另外,8%~12%的肠旋转不良合并十二指肠腔内隔膜或狭窄。肠旋转不良在先天性巨结肠和肛门直肠畸形中很罕见。肠系膜囊肿可伴有肠旋转不良。

三、临床表现

依患儿年龄、旋转不良的类型和程度,肠旋转不良常以 4 种临床表现形式:急性中肠扭转、亚急性十二指肠不全梗阻、慢性反复发作的腹痛或呕吐,部分长期无症状者在进行其他疾病检查时偶然发现。

(一)急性中肠扭转

肠旋转不良造成肠系膜根部狭窄所形成的蒂易使中肠从十二指肠到横结肠发生顺时针方向扭转,属新生儿、婴幼儿外科急腹症。大多数中肠扭转发生在 1 岁以内。典型临床表现是 3～5 月龄健康新生儿突然发生胆汁性呕吐。呕吐特点是大量胆汁,呕吐物呈碧绿色或黄色,每天 3～6 次不等,部分病例呕吐呈喷射状。呕吐后迅速出现近端小肠梗阻,远端结肠空虚,呕吐后不久下腹部可能呈舟状腹。随着血管受压的加重,可能出现肠腔内出血并出现血便或呕吐物带血。常见痉挛性腹部疼痛。完全梗阻患儿可迅速发生肠壁缺血,出现腹膜炎体征、低血容量休克。急性中肠扭转可导致大量小肠坏死,是短肠综合征最常见原因。

(二)慢性中肠扭转

间歇性和部分中肠扭转见于 2 岁以上的儿童,可导致淋巴管和静脉梗阻、肠系膜淋巴结肿大。最常见的临床症状依次为慢性呕吐(68%)、间断性腹痛(55%)、腹泻(9%)、呕血(5%)和便秘(5%)。术前症状平均持续时间为 28 个月。长期肠道不完全性扭转并伴有部分梗阻的严重病例,因淋巴管和静脉血管瘀滞造成吸收和营养物质传送障碍,导致蛋白质-能量营养不良而增加感染的易感性。发作期症状类似急性中肠扭转,发作间期可如正常儿。

(三)急性十二指肠梗阻

急性十二指肠梗阻是由于 Ladd 带延伸跨过十二指肠水平部,压迫引起肠腔狭窄,或者肠管在固定位置发生扭结。常见于新生儿和婴儿,患儿通常会出现剧烈的胆汁性呕吐或腹胀,可见胃蠕动波。梗阻可以是完全或不完全性,因此胎粪或粪便有时可以排出,可有黄疸表现。新生儿肠旋转不良通常表现为十二指肠梗阻症状,腹部平片常可见因十二指肠梗阻造成的"双泡征",上消化道造影可明确诊断。

(四)慢性十二指肠梗阻

慢性、复发性或亚急性十二指肠梗阻是由于血管周围的肠袢没有完成其正常的旋转,粘连和腹膜束带可造成十二指肠扭转、成角、打结,一定程度的肠扭转会牵拉束带并加剧纠结,梗阻位置通常在十二指肠水平部。主要临床表现是胆汁性呕吐、体重不增、腹痛。症状间歇出现、反复发作、程度不一,确诊年龄从婴儿至学龄前儿童不等。

(五)腹内疝

表现为慢性反复腹痛、呕吐、便秘。可以从间歇发作进展到急性完全梗阻和(或)扭转。通过 X 线造影或探查诊断,误诊、致死的风险高。

四、诊断

新生儿肠旋转不良的诊断并不困难,术前诊断正确率达 90% 左右。凡是新生儿有高位肠梗阻的症状,呕吐物含大量胆汁,曾有正常胎粪排出者,应考虑肠旋转不良的诊断,并作 X 线检查加以证实。50% 肠旋转不良在 1 月龄时诊断,75% 在 1 岁诊断,其余 25% 在 1 岁以后甚至成人诊断。婴儿和儿童病例诊断比较困难,如有间歇性呕吐、表现为高位肠梗阻症状者要考虑本病的可能性。X 线造影检查是诊断肠旋转和肠固定异常的基础,肠系膜附着的长度可帮助诊断。

(一)腹部立位平片

新生儿可显示下腹部少数气泡或仅显示一片空白,急性十二指肠梗阻时见到"双泡征"。

(二)上消化道造影

上消化道造影是诊断肠旋转不良的首选检查,在患儿病情稳定时进行。部分肠旋转不良病例可显示空肠起始部位于脊柱右侧,肠管走向异常。如果中肠扭转,可见空肠近端呈尾状扭转的"鼠尾征"。对慢性反复发作病例,发作间期钡餐造影检查十二指肠、空肠通过可正常,但发作时可见十二指肠或空肠钡剂通过瘀滞,对明确诊断和确定手术部位尤为重要。新生儿一般不做钡餐检查。

(三)钡剂灌肠造影

如证实盲肠和升结肠位于上腹部或左侧,这对肠旋转不良的诊断有决定意义。但盲肠位置正常不能排除肠旋转不良的诊断。

(四)腹部超声检查和 CT 扫描

中肠扭转时血管超声可见肠系膜上动静脉位置、血管的血流异常,经胃管注入生理盐水有助于显示,一旦发现应紧急进行手术。增强 CT 检查可发现肠系膜上静脉的涡流征象,对诊断有决定作用。

五、鉴别诊断

新生儿鉴别诊断主要是先天性十二指肠闭锁、狭窄和环状胰腺。临床症状十分相似,呕吐物均含胆汁。在 X 线直立位平片上见到 2 个高位液平面而下腹无气者可能为十二指肠闭锁。下腹有少量气体者则可能是环状胰腺或十二指肠狭窄或肠旋转不良,结合钡剂灌肠造影对确诊本病更具价值。必须指出肠旋转不良可以与上述几种畸形同时存在。

较大幼儿和儿童的肠旋转不良应和其他原因引起的十二指肠不完全性或间歇性梗阻相鉴别,如环状胰腺、十二指肠隔膜、肠系膜上动脉综合征等,钡餐和钡剂灌肠 X 线造影可提供帮助,如不能完全确诊,应尽早剖腹探查。

六、治疗

(一)术前处理

新生儿病例急诊入院后紧急液体复苏、同时完成 X 线检查和进行必要的手术前准备,尽早实施手术。术前准备包括静脉补液,给予广谱抗生素、维生素 K、维生素 C,禁饮食、胃肠减压、动静脉血气分析、出凝血时间检查。对于不稳定患儿,不应为了行上消化道造影检查而延误手术时机。怀疑或发现中肠扭转者,应建立静脉液体通路。

(二)手术方式

Ladd 术可矫治旋转不良及其相关的常见病理异常。主要步骤如下(需按顺序进行):①迅速拖出小肠逆时针方向旋转以矫正中肠扭转;②离断、松解 Ladd 束带;③探查松解增宽肠系膜根部,并沿脊柱右侧伸直十二指肠;④切除阑尾;⑤把小肠放在右侧腹,盲肠放置在左侧腹。

完成中肠扭转复位后,检查肠管活性。短段肠坏死可切除,一期端端吻合。广泛多发肠管活力可疑时可先关腹,12～24 小时后二次手术探查。完全松解压迫十二指肠的腹膜束带,可引导胃管通过十二指肠以检查有无腔内梗阻。近年来,腹腔镜 Ladd 手术逐渐增多,但目前多数人不主张实施腔镜下中肠扭转复位。

(三)术后处理及并发症

肠功能恢复的时间取决于梗阻的持续时间和肠管损害的程度。十二指肠束带造成梗阻,肠蠕动在术后 1～5 天恢复,此时可以恢复喂养。无扭转或梗阻者不常规使用鼻胃管胃肠减压。大龄儿伴有慢性旋转不良或者反复发生的慢性肠梗阻,因长时间存在梗阻需要鼻胃管引流和肠外营养支持。

短肠综合征是中肠扭转最常见的并发症,可导致脱水、营养不良,需长期住院行全胃肠外营养等。其他腹部手术并发症,如粘连性肠梗阻的发生率为4%。术后肠套叠值得注意,发生率为3.1%(其他腹部手术为0.05%),典型表现是术后5~8天出现腹胀和胆汁性呕吐。

死亡原因主要和中肠扭转造成大范围肠坏死引起腹膜炎、后期营养相关并发症或气管插管所致败血症等有关,1岁以下患儿多见。超过75%的肠管出现坏死时病死率至少为65%。

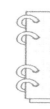

第五章　小儿心血管系统疾病

第一节　功能性心血管疾病

儿童功能性心血管疾病指具有心血管症状,而又找不到器质性证据的一系列疾病总称,如血管迷走性晕厥、体位性心动过速综合征、直立性低血压、直立性高血压等。临床常表现为不明原因胸闷、心悸、头晕、头痛、乏力、胸痛、晕厥先兆或晕厥等心血管症状,可自觉气短、叹气、恶心,在体位改变、情绪紧张时加重,卧位后减轻,具有发病率高、容易忽视、反复发作、诊断困难、预后较好的特点。由于功能性心血管疾病的临床表现形式多样,有些症状与器质性心血管疾病呈现交叉,常常导致临床误诊误治或过度诊疗,严重影响患者生活质量,增加了患者的经济负担和精神负担。

多数功能性心血管疾病发病与自主神经功能紊乱有关。小儿正处于生长发育时期,自主神经系统发育处于不断成熟过程,此时最易受生活方式、心理因素、体位改变、环境等影响导致交感神经、副交感神经平衡失调。

一、血管迷走性晕厥

晕厥指突发、短暂、自限性意识丧失,伴有维持身体姿势的肌张力降低或消失,是儿童及老年人的常见病症,15％的儿童及青少年 18 岁前至少有过一次晕厥经历。大脑短暂缺血是晕厥发生的主要机制,当大脑血供停止 10 秒即可发生晕厥。晕厥病因包括自主神经介导性晕厥、心源性晕厥、脑血管性晕厥、代谢性晕厥等。儿童主要是血管迷走性晕厥。不明原因晕厥通常呈良性过程,预后大多良好,但部分患者可导致晕厥相关性躯体意外伤害。

(一)流行病学

人群中晕厥发病率为 3％～60％,其中高峰期是 15 岁儿童与 80 岁老年人。

3％男性和 3.5％女性至少出现过 1 次晕厥,其中 79％男性和 88％女性为单纯性晕厥。首次出现晕厥的平均年龄男性是 52 岁(15～78 岁),女性是 50 岁(13～87 岁),2％男性及 11％女性首次晕厥发生在 20 岁前,其中少数在儿童期发病。儿童青少年晕厥大多为反射性晕厥,老年人则主要是心源性晕厥与直立性低血压。

(二)诊断

1.询问病史及体格检查

询问病史及体格检查可为血管迷走性晕厥的诊断及预后判断提供一定线索。血管迷走性晕厥病史询问内容包括晕厥发作次数、发作前诱因及晕厥先兆症状等。血管迷走性晕厥存在反复发作倾向,患者就诊时是否已经历多次晕厥发作,对日后该患者是否会出现反复晕厥发作具有一定预测价值。血管迷走性晕厥发生常存在一定诱因,儿童发作的诱因依次为长久站立、体位改变、劳累、情绪影响及闷热环境,因此在询问病史时应帮助患儿及家属认识血管迷走性晕厥发作诱因并在日后生活中尽量避免。晕厥先兆症状是指血管迷走性晕厥发作前及发作过程中所出现的一系列典型症状和体征,儿童常见的晕厥先兆症状有头晕、面色苍白、出冷汗、乏力、恶心、呕吐、心慌、身体潮热、黑矇、气促、胸闷等。因此,在询问病史时应帮助患儿及家属正确认识这些晕厥先兆症状,以便血管迷走性晕厥发作早期及时采取有效干预措施,避免躯体意外伤害发生。

2.辅助检查

血管迷走性晕厥患儿体格检查时常无阳性体征发现,需进一步进行 12 导联心电图、24 小时动态心电图、超声心动图、心电图运动负荷试验、心内电生理检查、头颅影像学检查、脑电图、心肌酶、血糖和电解质检查等以明确晕厥原因,排除器质性疾病如心肌病、肺动脉高压、发绀型先天性心脏病及某些心律失常等引起的晕厥。

3.直立倾斜试验

直立倾斜试验是国内外公认的诊断血管迷走性晕厥的金标准。对于通过上述基本方法仍不能明确诊断的患者应进行直立倾斜试验。直立倾斜试验包括基础直立倾斜试验和药物激发直立倾斜试验。根据直立倾斜试验时血压和心率的变化分 3 类:①血管迷走性晕厥血管抑制型:指血压明显下降、心率无明显变化者;②血管迷走性晕厥心脏抑制型:指以心率骤降为主、收缩压无明显变化者;③血管迷走性晕厥混合型:指心率与血压均有明显下降者。

儿童与成人比较,直立倾斜试验具有其特点。直立倾斜试验期间出现心电图变化者阳性反应可能性增加,尤其是窦性心律不齐和窦性心动过缓出现时要警惕发生阳性反应。儿童直立倾斜试验表现快速多变,易诱发出心律失常,诱导晕厥发作存在一定风险,但密切观察直立倾斜试验阳性表现时生命体征变化,及时采取有效措施,儿童直立倾斜试验还是安全的。

4.诊断标准

血管迷走性晕厥临床诊断标准:①年长儿多见;②多有诱发因素;③有晕厥表现;④直立倾斜试验达到阳性标准;⑤除外其他疾病。

(三)治疗

血管迷走性晕厥治疗目的是预防晕厥发作,防止发生晕厥相关性躯体意外伤害,改善生活质量,降低死亡危险。治疗原则以非药物治疗为主,部分儿童需要增加药物治疗。

1.非药物治疗

(1)健康教育:目的在于提高患者自我保护意识,预防和减少血管迷走性晕厥发作。其内容包括教育患儿及家长,使其认识到血管迷走性晕厥是一种自限性的良性病症,让其减轻心理负担,指导患儿及家长正确认识血管迷走性晕厥的常见先兆和触发因素,避免可能触发晕厥发作的诱因,采取有效的干预措施,如迅速采取平卧体位,也可抬高下肢、取坐位或蹲位,双腿交叉使大腿和腹部肌肉紧张,也可有效预防青少年晕厥发作。

(2)直立训练:重力是维持直立耐受的重要因素,睡在头低6°的倾斜床上,直立耐受能力明显下降。反复晕厥患儿坚持长期规律倾斜锻炼、站立训练等,可降低血管顺应性和心肺感受器敏感性,激活自主神经系统,减少站立位血液在下肢蓄积,有助于预防或减少晕厥反复发作。因此,多数学者认为直立训练可预防血管迷走性晕厥发生。

(3)口服补液补盐:临床上发现口服补液补盐是治疗血管迷走性晕厥的有效方法。推荐使用口服补液盐,剂量为14.75 g/d,兑入500 mL水中分次口服。增加饮食中水盐摄入,可增加细胞外液和血容量,避免直立倾斜试验时左心室充盈量不足导致的排空效应,防止迷走神经活性增强诱发晕厥发作,增强患者对直立体位的耐受性,特别适用于血管抑制型血管迷走性晕厥患者。

2.药物治疗

对于反复晕厥发作、晕厥或晕厥先兆症状较重且严重影响生活质量的血管迷走性晕厥患儿,需要在非药物治疗基础上进行药物干预。目前治疗血管迷走性晕厥药物的选择均基于对其发病机制的研究,旨在通过药物治疗阻断血管迷走性晕厥发病机制中的某些环节。

(1)β受体阻滞剂:β受体阻滞剂是首个用来治疗血管迷走性晕厥的药物,目前β受体阻滞剂对血管迷走性晕厥的疗效存在争议。多数学者认为β受体阻滞剂对治疗和预防血管迷走性晕厥无效。在一项随机对照研究美托洛尔预防血管迷走性晕厥的大规模临床试验中,直立倾斜试验对美托洛尔的治疗没有预测价值,治疗效果在<42岁与≥42岁的年龄组之间不存在差异。但也有学者提出β受体阻滞剂对治疗血管迷走性晕厥有效。通过荟萃分析24次β受体阻滞剂治疗血管迷走性晕厥的临床试验,显示非选择性β受体阻滞剂比选择性β₁受体阻滞剂能更好地预防血管迷走性晕厥。

(2)α受体激动剂:通过增加外周血管阻力与减少静脉血容量发挥作用。盐酸米多君是该类药物的代表。健康教育和补液补盐是治疗血管迷走性晕厥儿童的基本措施,盐酸米多君能增加其干预效果,且安全有效。

(3)氟氢可的松:为一种肾上腺盐皮质激素,能促进肾脏对钠的重吸收而增加血容量,影响压力感受器敏感性,增加血管对缩血管物质的反应,减轻迷走神经活性,发挥对血管迷走性晕厥治疗作用。

(4)5-羟色胺再摄取抑制剂:可阻断突触间隙5-羟色胺的重摄取,使突触后膜5-羟色胺受体密度下调、降低5-羟色胺的反应,从而减轻血管迷走性晕厥发作时由5-羟色胺导致迷走神经介导的心动过缓和血压下降。

3.起搏治疗

起搏治疗并不作为血管迷走性晕厥儿童首选治疗方法,仅适用于反复发作心脏停搏且停搏时间逐渐延长的患儿。

二、直立性低血压

直立性低血压是因人体转为站立位时静脉回流血量减少,神经和血管系统代偿功能失调所导致的一系列临床症状。经典直立性低血压定义为站立位3分钟内收缩压下降≥2.67 kPa(20 mmHg),舒张压下降≥1.33 kPa(10 mmHg)。根据直立时症状出现的早晚又分为初期直立性低血压和迟发直立性低血压。前者指在站立位15秒内收缩压下降超过5.33 kPa(40 mmHg),或舒张压下降超过2.67 kPa(20 mmHg),但是血压以及症状可以在30秒内恢复至正常;后者指部分患者站立时在3分钟之后才出现低血压症状,在老年人常见。

(一)流行病学

直立性低血压普遍存在于人群中,约0.5%的人群发生过直立性低血压,但是在急救室该疾病的发生率高达 7%～17%，当直立性低血压导致头晕、晕厥，因该疾病送往急救室的比率高达 21%，直立性低血压发病率随年龄增加不断增加，60～69 岁为 14.8%，85 岁以上为 26%。但当静息血压高于 21.33 kPa (160 mmHg)时，直立性低血压发病率与年龄无关。老年人该疾病的比率明显增高，与老年人压力感受器的敏感性随年龄增大而减退以及服用作用于血管的药物等有关。事实上，超过 20% 的老年人发生过在体位改变时收缩压下降 >2.67 kPa(20 mmHg)，且直立性低血压在健康儿童也不罕见。

(二)病因及危险因素

按病因分类，直立性低血压可分为神经源性直立性低血压与非神经源性直立性低血压。

(1)神经源性直立性低血压主要是神经病变或中枢神经系统损伤。其中神经病变包括自主神经疾病，分为：①原发性，Bradbury-Eggleston 综合征、夏-德综合征、赖利-戴综合征、多巴胺-羟化酶缺乏症；②继发性，糖尿病、尿毒症、吉兰-巴雷综合征、淀粉样病变、卟啉病。

(2)非神经源性直立性低血压包括：①心脏损伤(如心肌梗死和主动脉瓣狭窄)；②血管血容量减少(如脱水、肾上腺皮质功能不全、贫血、血浆容量减少、出血、神经性厌食症、腹泻等)；③血管功能不全和血管扩张，如静脉曲张、静脉瓣缺乏、良性肿瘤、肥大细胞增生病、缓激肽增多症；④内分泌疾病，如嗜铬细胞瘤、醛固酮减少症、肾动脉高血压；⑤其他，如药物、怀孕、太空飞行。

很多因素可以增加患者罹患直立性低血压的危险，包括年龄、心血管疾病及药物等。随着年龄增加，压力感受器效能下降，自主神经功能逐渐减退。心血管疾病可改变血管阻力和心脏收缩力，当体位改变时，常常通过增加心率来维持正常血压水平。药物的影响包括：①抗高血压药，如利尿剂、钙通道阻滞剂、血管紧张素转换酶抑制剂、血管紧张素Ⅱ受体拮抗剂和血管扩张剂等。②治疗心肌缺血的药物，如硝酸盐类(如硝酸甘油)可引起体位改变时短暂头晕，进一步发展为意识丧失，而在酒精作用下，该不良反应会变得更加严重。③抗精神病药物。吩噻嗪系(如氯丙嗪)和非典型抗精神病药物(如利培酮片)中最常见的心脏不良反应就是直立性低血压，表现为晕厥、摔倒、受伤。④抗抑郁药。传统的三环抗抑郁药抑制钠、钾、钙离子通道，可引起心律失常。最新 5-羟色胺再摄取抑制剂、抗抑郁药出现直立性低血压和其他心血管不良反应的概率降低，但是当大剂量使用时，仍可出现与三环抗抑郁药同样的不良反应。⑤乙酰胆碱酯酶抑制药。阿尔茨海默病常常使用乙酰胆碱酯酶抑制药(如多奈哌齐)治疗。可出现直立性低血压的不良反应,其原因是多奈哌齐增加交感神经系统的突触前抑制,增强了副交感神经系统活性所致。⑥人乳头瘤病毒疫苗:出现晕厥是其主要不良反应之一,常在给药之后立即出现,具体机制不详。

(三)病理生理

直立性低血压伴随一系列临床症状,主要与大脑血流灌注不足有关。血流灌注不足是因为:①站立位时静脉回心血量减少,从而导致心排血量减少40%和动脉血压下降。这种血流动力学改变可激活主动脉弓和颈动脉窦的高压感受器以及心肺的低压感受器。这一伴随的血流动力学改变可引起一系列瀑布反应,从而引起由自主神经系统介导的心率和血压的代偿反应。除此之外,局部的轴突反射、肌源性反应等也可能与其代偿功能有关。这些机制主要是在人体站立位时限制皮肤、肌肉以及脂肪组织的血流量。②站立也可导致腹部以及小腿部位的肌肉收缩从而增加外周血管压力,引起静脉回流量增加和血压上升。血压升高可引起压力感受器激活以及心率下降,心率下降可引起静脉回流量下降、压力感受器作用钝化、心率增快、外周阻力增加、心排血量减少以及舒张压增高。③持续站立位可导致许多神经元介导反应,因个体血容量的容量状态不同而不同,这包括肾素-血管紧张素-醛固酮系统激活以及抗利尿激素、氧化亚氮、内皮素等产生。

(四)临床表现

直立性低血压的症状与大脑灌注不足和氧合不足相关,表现为头晕、眩晕、虚弱、思考问题困难、头痛、晕厥、眼花等,还可以表现出自主神经系统代偿过度,如心悸、发抖、恶心、四肢末端冷、胸痛、晕厥。头晕是最常见的症状,但在老年人还可出现思考费劲、虚弱和颈部不适等微妙表现,重复出现的不能用其他疾病解释的摔倒对于老年人来说也可能就是直立性低血压的一种表现。

(五)诊断标准

安静环境下,室温20～24 ℃,在直立倾斜试验开始前,受试者仰卧位休息10分钟,排空膀胱,倾斜角度为60°～80°,若直立倾斜3分钟内受试者收缩压下降≥2.67 kPa(20 mmHg),舒张压下降≥1.33 kPa(10 mmHg),则直立倾斜试验阳性。若受试者出现低血压症状,应迅速将倾斜床恢复到仰卧位。

(六)治疗

直立性低血压的治疗可以根据不同情况选择相应方案,包括非药物治疗和药物治疗。直立性低血压治疗目标是改善直立性血压,避免产生仰卧位高血压;

延长站立时间;减轻直立性低血压症状;增加患者日常生活中直立性活动能力。

1.非药物治疗

(1)逐步改变体位,切勿突然改变,因为自主神经系统需要有足够的时间来适应体位改变。

(2)避免用力、咳嗽以及其他增加胸膜腔内压的运动。

(3)进行等张运动训练,因为等长运动可以减少静脉回心血量。

(4)进行双膝交叉、弯腰、屈曲、下蹲等运动,这些动作可以减少外周血流和增加回心血量。

(5)抬高床头 $10°\sim20°$,这种姿势可以减少仰卧位高血压和夜间多尿。

(6)减少或停止使用降低血压和抗高血压药物。

(7)穿合身的弹力裤和腹带,这样可以减少下肢和内脏循环血量。

(8)减少餐后低血压,建议饮食少量多餐以及禁酒。

(9)增加水和盐的摄入量,建议每天摄入 10 g 钠和 $2\sim2.5$ L 的水。

(10)快速饮水,快速进食 0.5 L 水,可在 $5\sim15$ 分钟内升高收缩压 4.00 kPa(30 mmHg)。

2.药物治疗

(1)拟交感神经药物:对于症状不能缓解的患者,可给予直接或间接作用的拟交感神经药物,如 α_1-肾上腺受体激动剂(包括兼有直接作用和间接作用的药,如麻黄碱、伪麻黄碱);仅有直接作用的药物(如米多君、去氧肾上腺素)以及仅有间接作用的药物(如苯哌啶醋酸酯、苯哌啶醋酸甲酯硫酸盐)。盐酸米多君最小有效剂量为每次 5 mg,多数患者对每次 10 mg 反应良好,口服 $0.5\sim1$ 小时后开始起效,持续时间可达 $2\sim4$ 小时,建议患者在起床前、餐后和下午服用该药,避免在下午 6 点后服用,以免产生夜间仰卧位高血压。

(2)乙酰胆碱酯酶抑制剂:代表药物为吡斯的明,主要在人体处于站立位时发挥作用,此药可根据直立性压力强度大小而增加神经节的运输量。吡斯的明起始剂量为每次 30 mg,2 次/天或 3 次/天,逐渐增加至每次 60 mg,3 次/天。当与盐酸米多君 5 毫克/次合用时,其疗效可得到加强,也可避免产生仰卧位高血压,该药的不良反应为腹痛和腹泻。

(3)氟氢可的松:可增加血浆容量和增加 α-肾上腺受体的敏感性,该药物一般按 $0.1\sim0.2$ mg/d 使用,偶尔也可高达 $0.4\sim0.6$ mg/d。使用高剂量时,仰卧位高血压和低血钾发生的概率偏高。

(4)红细胞生成素:该药可以增加直立性低血压患者在站立位的血压,尤其是正细胞性贫血伴有自主神经功能受损的患者。建议剂量为每次 25～75 U/kg,皮下注射或静脉注射,每周 3 次,持续使用至血细胞比容达到正常。后改为小剂量(每次 25 U/kg,每周 3 次)维持治疗。用药期间注意补充铁剂。

第二节　心　律　失　常

一、窦性心动过速

窦性心动过速指窦房结发放冲动超过正常心率范围。小儿心率易受生理和病理因素影响,1 岁以后小儿心率与年龄密切相关,年龄越小,心率越快,1～14 岁不同年龄心率回归方程:心率(次/分)＝114－2.6×年龄(岁)。

(一)病因

1.生理因素

烦躁、哭闹、情绪紧张、运动、进食等。

2.药物

阿托品、麻黄碱、异丙肾上腺素、咖啡因、甲状腺素等可使心率增快。

3.病理因素

感染、发热、缺氧、低血压、休克、贫血、心力衰竭、心肌炎、甲状腺功能亢进症等能使心率增快,体温升高 1 ℃,心率增加 12～15 次/分。

(二)临床表现

一般无特殊临床症状,年长儿偶感心悸。

(三)诊断

安静时心率 1 岁内≥150 次/分、1～4 岁≥130 次/分、5～9 岁≥110 次/分、10～17 岁≥100 次/分可诊断为窦性心动过速。

心电图表现:①窦性 P 波,心率超过正常范围;②P-R 间期≥0.10～0.12 秒;③P-P 间期互差＜0.12 秒;④可能出现 ST 段上斜型下移及 T 波倒置。

(四)治疗

对因治疗或加用镇静剂。由心力衰竭引起的窦性心动过速可用洋地黄控制心力衰竭,减慢心率;甲状腺功能亢进症所致的心动过速用普萘洛尔效果较好。

二、窦性心动过缓

窦性心动过缓指窦房结发放冲动频率低于正常范围,主要为迷走神经张力过高引起。

(一)病因

1.生理因素

睡眠、运动员或体力劳动者、老年人、刺激迷走神经如压迫眼球、压迫颈动脉窦、呕吐等。

2.药物

β受体阻滞剂、利血平、洋地黄、奎尼丁、利多卡因、胺碘酮、麻醉药等。

3.病理因素

中枢神经系统疾病、颅内压增高、脑缺氧、甲状腺功能减退症、抑郁症、低温、高血钾、窦房结炎症、法洛四联症与大动脉错位术后以及伤寒、流行性感冒、钩端螺旋体等传染病恢复期。

(二)临床表现

一般无症状,如心率明显减慢可出现乏力、头昏、胸闷等,心率显著减慢者可发生晕厥或阿-斯综合征。

(三)诊断

窦性心率在 1 岁内<100 次/分、1~4 岁<80 次/分、5~9 岁<70 次/分、10~17 岁<60 次/分可诊断为窦性心动过缓。

心电图表现:①窦性 P 波,心率低于正常范围;②P-R 间期≥0.10~0.12 秒;③常出现窦性心律不齐。

(四)治疗

1.对因治疗

积极治疗原发病。

2.对症治疗

若心率>40 次/分而无临床症状则不需对症处理,心率<40 次/分或发生阿-斯综合征、晕厥者用阿托品、异丙肾上腺素或麻黄碱口服,药效不佳者安装人工心脏起搏器。

三、期前收缩

期前收缩是一种最常见的自发性异位心律,根据出现时间的早晚分舒张早期、舒张中期及舒张晚期期前收缩,根据异位起搏点来源不同分窦性、房性、交界性、室性期前收缩。较长时间出现 1 个期前收缩称偶发性期前收缩,若发作＞6 次/分称频发(多发)期前收缩,同一导联上出现形态不一致的期前收缩称多源性期前收缩,如兼有频发和多源者称多发多源性期前收缩。若在 2 个正常搏动之间夹 1 个期前收缩称插入性或间位性期前收缩。如在正常搏动之后有规律地、间隔地发生则形成二联律、三联律等,期前收缩出现后,往往代替了一个正常搏动,其后出现一个较正常窦性心律的心动周期长的间歇称代偿间歇。偶发的期前收缩多无病理意义,多发多源性期前收缩常提示器质性心脏病的存在。如原有器质性心脏病,期前收缩会对心脏功能带来不利影响。

(一)窦性期前收缩

窦房结内正常起搏点附近提早发生激动引起的期前收缩称窦性期前收缩,发病罕见。

1.诊断

心电图表现:①提早出现的 P-QRS-T 波群与窦性相同;②耦联间期固定;③代偿间歇不完全。

2.治疗

无须使用抗心律失常药。

3.预后

良好。

(二)房性期前收缩

由心房内异位节奏点主动、提前发出激动而引起的期前收缩称房性期前收缩。

1.诊断

心电图表现:①P 波提早出现,形态与窦性 P 波不同,称 P' 波,其形态可直立或倒置;②P'-R 间期≥0.10 秒,若房性期前收缩后无 QRS 波群,示房性期前收缩未下传;③QRS 波形呈室上性,伴有室内差异性传导者 QRS 波形态或多或少变异;④代偿间歇不完全。

2.临床意义

(1)偶发房性期前收缩临床上无重要意义。

(2)频发或持续房性期前收缩、连发的房性期前收缩、多源性房性期前收缩、房性期前收缩形成二联律或三联律、运动后房性期前收缩增加、房性期前收缩伴心房肥大或房内传导阻滞、房性期前收缩后第 1 个窦性搏动存在 T 波改变者多提示为病理性。

（3）频发、多源、成对出现的房性期前收缩常为房性心动过速、心房扑动、心房颤动的先兆。

（4）房性期前收缩提前指数$[=(P_2-P 间期)/(P_1-P_2 间期)]<0.5$ 时房颤发生率高，>0.6 时房颤发生率低。

（5）提前不明显的房性期前收缩出现室内差异性传导，提示心室内有某种程度的传导功能障碍。

3.治疗

除病因治疗外，可选用维拉帕米、β受体阻滞剂、胺碘酮、磷酸丙吡胺等，非洋地黄中毒所致或合并心力衰竭者可选地高辛，同时保持生活规律与情绪稳定，纠正电解质紊乱。

（三）房室交界性期前收缩

起源于房室交界区异位节律点提早发生的心脏搏动称房室交界性期前收缩。

1.诊断

心电图表现：①提早出现的 QRS 波群呈室上性；②提前的 QRS 波群前后可以无 P' 波，也可出现逆性 P' 波，其中 P'-R 间期<0.10 秒，R-P' 间期<0.20 秒；③代偿间歇多完全。

2.治疗

同房性期前收缩。

3.预后

多数良好。

（四）室性期前收缩

起源于心室内异位节奏点而提早发生的心脏搏动称室性期前收缩。正常儿童静息心电图发生率 0.8%～2.2%，Holter 检测新生儿发生率 18%，未经选择的儿童高达 25%，正常儿童室性期前收缩可每小时>10 次，部分每小时>30 次。无器质性心脏病中 74% 室性期前收缩由自主神经功能失衡引起，心肌炎占 47%。

1.分型

Holter 检查将单纯性室性期前收缩分 3 型。Yanaga 将发生在 7～18 时定为日间型,19 时~次日 6 时定为夜间型。

(1)日间型:室性期前收缩占全天 70% 以上,多见于学龄前期。可能为交感神经张力增高所致。运动后室性期前收缩增加,不一定是病理性。

(2)夜间型:室性期前收缩占全天 70% 以上,多见于学龄期。可能为迷走神经张力增高所致。运动后室性期前收缩减少或消失。若运动后增多,则病理性可能性大。

(3)混合型:室性期前收缩在日间、夜间出现,缺乏规律性。

2.诊断

室性期前收缩心电图表现:①提早出现的宽大畸形的 QRS 波群,其前面无提前的 P' 波;②QRS 波时间增宽,平均≥0.12 秒;③复极化异常,T 波方向与 QRS 波反向;④多数代偿间歇完全。

儿童病理性室性期前收缩的特点:①起源于右心室流出道;②QRS 波最大向量与 60 毫秒瞬时向量额面夹角<30°,各平面振幅比<1.5,振幅差额面<0.7,横面<0.5;③正交心电图 Y 轴以 R 波为主。

3.治疗

原则是室性期前收缩无血流动力学改变时无须治疗,见于:①临床无症状,活动自如,期前收缩为偶然发现;②X 线检查心脏大小及形态正常;③期前收缩在休息或夜间增多,活动后心率增快,期前收缩明显减少或消失;④心电图显示期前收缩呈单源性、配对型而无其他异常,且运动试验阴性;⑤超声切面显像心脏形态结构正常;⑥心脏功能及心肌损伤血清标志物正常。但必须对这类患者长期随访。

Holter 显示期前收缩呈多源性、3 个以上的异位兴奋点、期前收缩级别进行性增加者及时抗心律失常药物治疗,以防猝死。一旦症状缓解,期前收缩次数减少 50% 以上,可逐渐停药,疗程以 1~6 个月为宜。抗心律失常药物治疗实际上只能对症,并不能改变期前收缩的自然病程,减量或停药后往往期前收缩又复出现,一般治疗 1~2 个月,病情允许时改为维持量,总疗程 1~6 个月。但要消除患儿及家长的思想顾虑,必要时长时间随诊。对于频繁发作、症状明显或伴有器质性心脏病者需药物治疗。

具体治疗方法:①对因治疗。去除引起室性期前收缩的病因。②抗心律失常药。引起血流动力学改变者应使用抗心律失常药,如普罗帕酮、β 受体阻滞剂、胺碘酮、美西律、盐酸莫雷西嗪等。由洋地黄引起的室性期前收缩及时停用洋地黄,选用苯妥英钠治疗。③射频导管消融。临床上对有较明确的临床症状,患儿精神上受到较大影响,且药物效果不好,或不愿用药,要求根治的单形性期前收缩,进行射频导管消融有其必要性。可采用起搏标测和激动顺序标测,前者以起搏时与室性期前收缩 QRS 波形态完全相同点为消融靶点;后者以期前收缩时最早心室激动点为消融靶点。

4.预后

室性期前收缩的形态和数量不是敏感和特异的预后指标。心脏正常的小儿和青少年成对的室性期前收缩是良性的,可自动消失,心脏异常的成对室性期前收缩患者,28％电生理能诱发出室性心动过速,心脏异常的小儿和青少年成对室性期前收缩可能类似室性心动过速,其预后与潜在的心脏疾病有关。器质性室性期前收缩的预后依病因和病情的严重程度而定,提前指数〔(窦性 Q 到期前收缩 Q 间期)/(窦性 QT 间期)〕≤1、R-R' 间期(耦联间期)＜0.43 以及 R-on-T 或心脏手术晚期的室性期前收缩等预后较差。

四、阵发性室上性心动过速

阵发性室上性心动过速是小儿较为常见的快速心律失常,常伴发心力衰竭或心源性休克,特点是突发突止。

(一)病因

1.生理

可见于正常儿童,常因疲劳过度、深吸气、过度换气、体位突然变化、吞咽运动、精神紧张、情绪激动等而诱发。

2.药物

洋地黄中毒、拟交感神经药、吸烟饮酒等。

3.病理

预激综合征、风湿性心脏病、心肌病、心肌炎、先天性心脏病、二尖瓣脱垂、甲状腺功能亢进症、缺氧、电解质紊乱、支气管肺炎、手术切口等。

(二)机制

1.自律性增高

为异位起搏点的细胞 4 相舒张期自动除极加速所致。异位激动点的自律性常因心房扩大、缺氧、低钾血症、碱中毒、洋地黄作用等增高,引起异位房性心动过速、多源性房性心动过速。期前刺激不能诱发或终止,用快于异位起搏点频率的超速起搏可以抑制。

2.折返激动

折返的途径有窦房结心房折返、心房内折返、房室结内折返以及房室旁道引起的折返,适当的期前刺激可诱发或终止。

折返引起心动过速必备3个条件:①参加折返激动的2条通路必须具有不同的功能特点,即慢通道与快通道,前者传导速度慢而不应期短,后者传导速度快而不应期长;②传导速度缓慢;③单向传导阻滞。

3.触发活动

由前一个激动驱动或诱发的激动形成异常,后除极化的振荡电流振幅足够大并达到阈电位水平而产生的一个、多个或连续的去极化活动。连续发生触发活动可形成心动过速。洋地黄中毒引起的阵发性室上性心动过速可能与此有关。期前刺激可诱发但不能终止,反而加快心跳。

儿童发生机制与成人有差别。婴儿室上速多为房室折返性心动过速,几乎无房室结内折返性心动过速,随年龄增加,房室折返性心动过速所占比例减少。旁路分布与是否合并先天性心脏病有关,伴先天性心脏病者多为右侧旁路,而心脏结构正常者多为左侧旁路。

(三)电生理分类

1.房室结内折返性心动过速

儿童期占阵发性室上性心动过速的60%,房室结双径路存在是其产生的前提,75%的阵发性室上性心动过速电生理检查时可见房室结双径路存在,食管心房调搏表现为 SR 跳跃式延长,SR 曲线突然中断,S_1S_1 反扫每减少 10 毫秒时 SR 相差>60 毫秒。

2.旁道折返性心动过速

儿童期占阵发性室上性心动过速的30%,食管心房调搏阵发性室上性心动过速发作时心率较房室结内折返性心动过速更快,诱发阵发性室上性心动过速的心搏无 SR 跳跃现象,阵发性室上性心动过速发作时 P 在 QRS 波之后。

3.窦房结折返性心动过速

少见,因窦房结病变引起。窦房结折返要求心房的有效不应期短,使易于反复应激,窦房结的相对不应期要长,激动在窦房结中要经过较长时间的缓慢传导,才从窦房结传出至心房,保证心房有充分时间恢复应激性。食管心房调搏发生折返激动时心率突然增加,且比较恒定,为 80~210 次/分,P 波形态及电轴与正常 P 窦性 P 波一致,心动过速常由房性期前收缩引起,诱发心搏的 SR 不延长。期前收缩后的窦性 P-P 距离<阵发性室上性心动过速前的 P-P 距离,发作

时 P 波在 QRS 波之前，P'R/RP'＜1，RP'＞110 毫秒，可诱发和终止阵发性室上性心动过速。阵发性室上性心动过速时常伴房室传导阻滞，压迫颈动脉窦可终止阵发性室上性心动过速。

4.心房内折返性心动过速

多见于心房内有病变者，发作与心房内传导及不应期不一致有关。食管心房调搏诱发时 SR 不延长，阵发性室上性心动过速发作时 P 波形态不同于窦性 P 波，具有形状多变特点。QRS 波形态正常，可诱发和终止阵发性室上性心动过速。阵发性室上性心动过速时可伴房室传导阻滞，压迫颈动脉窦不能终止阵发性室上性心动过速。发作时 P'R/RP'＜1，RP'＞110 毫秒，QRS 波呈室上性。

5.心房自律性心动过速

为心房异位节律点自律性增高引起。食管心房调搏发作阵发性室上性心动过速无须期前收缩诱发，QRS 波呈室上性，P'R/RP'＜1，RP'＞110 毫秒。不能诱发终止阵发性室上性心动过速，压迫颈动脉窦不能终止阵发性室上性心动过速。阵发性室上性心动过速可伴房室传导阻滞。

(四)临床表现

1.婴儿期阵发性室上性心动过速

80％为房室折返，几乎未见房室结折返。阵发性室上性心动过速发作与新生儿或婴儿期心脏胆碱能神经支配占优势以及具有电活动的副束传导组织活性较强有关。随着年龄增长，传导组织解剖发育与肾上腺素能神经发达，阵发性室上性心动过速可自行消失。临床上心血管症状不明显，多以消化系统为首发症状，如呕吐、拒食、软弱无力，继而烦躁不安、面色灰白、发绀、心力衰竭、休克，心率可达 200～300 次/分，年龄越小，心室率越快，发作时间越长，症状越明显。

2.儿童期阵发性室上性心动过速

60％为房室折返，30％为房室结折返。小儿常可自诉心跳增快、心悸不适、烦躁、乏力，间或出现眩晕、恶心、呕吐、腹痛，有时可自然转复为窦性心律。

(五)诊断

心电图表现：①突发突止，R-R 间期绝对匀齐；②心房率为 160～300 次/分；③QRS 波为室上性，少数合并室内差异性传导时可出现 QRS 波增宽；④可有 ST 段下移、T 波平坦或倒置。若可见 P' 波且 P'R 间期＞0.12 秒考虑为房性心动过速，若 QRS 波前后无 P' 波或有逆性 P' 波且 P'R 间期＜0.10 秒或 RP' 间期＜0.20 秒时考虑为交界性心动过速，若 P' 波不能辨认统称阵发性室上性心动过速,不必严格区分。

(六)治疗

1.物理疗法

常需在心电监护下进行。

(1)刺激迷走神经:适用于＞4岁的小儿。压迫单侧颈动脉窦5～10秒,一旦心率减慢立即停止按压。操作者在患儿甲状软骨水平触及颈动脉搏动,向颈椎方向按压,先按右侧,无效再按左侧。

(2)潜水反射:适用于＜6个月的婴儿。用一块冷毛巾覆盖患儿面部＜15秒,或用大小足够覆盖患儿面部的塑料袋,盛2/3袋的等量冰块与水,覆盖于患儿面部＜15秒(即冰袋法),1次无效隔3～5分钟可重复,一般＜3次。年长儿可指导其屏气,直至恢复窦性节律。

(3)Valsava方法:适用于年长儿。深吸气后屏气做深呼气动作。

(4)穴位按摩:指压神藏及灵墟穴,兴奋下丘脑迷走神经中枢,反射性抑制心脏的快速传导而终止阵发性室上性心动过速。具体方法:患者仰卧,医师以拇指腹端置于左神藏穴(胸部左第2肋间,前正中线旁开2寸)或灵墟穴(胸部左第3肋间,前正中线旁开2寸),顺时针方向快速按摩捻转,患者出现指感(腹胀、传至左腋下或左肩背),若有效则转为窦性心律,按摩神藏穴3分钟无效同法指压灵墟穴。

(5)直肠按摩:医师戴手套涂润滑油后示指伸入患者肛门,用指腹按摩直肠前壁,上下移动1分钟,部分患者可复律。

(6)心前区叩击:操作者用右手快速叩击心前区数次,部分患者可能迅速转为窦性心律。可能是由于叩击的机械能转换为电能形成期前刺激后长不应期,使下一个兴奋不能传入,中断了折返环。

2.药物治疗

(1)兴奋迷走神经:ATP具有强烈而短暂的迷走神经兴奋作用,阻滞或延缓房室结内前向传导,从而阻断折返环路,转复率＞90%,用药过程可出现室性心动过速、心搏骤停等不良反应,但瞬间即逝,使用时须从小剂量开始,每次0.05 mg/kg,2秒内快速静脉注射,无效1分钟后重复使用1～2次,年长儿每次6～12 mg。也可用盐酸去氧肾上腺素0.01～0.1 mg/kg静脉滴注,当血压升高1倍或转为窦性时停止,此法已少用。

(2)抗心律失常药:见表5-1。

表 5-1 抗阵发性室上性心动过速常用药物

类型	首选	次选	禁用
房室结内折返性心动过速	维拉帕米*	普罗帕酮、地尔硫䓬、胺碘酮、磷酸丙吡胺	
旁道折返性心动过速	胺碘酮	普罗帕酮、奎尼丁、普鲁卡因胺	洋地黄
窦房结折返性心动过速	维拉帕米*	普罗帕酮、普萘洛尔	胺碘酮
心房内折返性心动过速	磷酸丙吡胺	普罗帕酮、胺碘酮、氟卡尼	
心房自律性心动过速	磷酸丙吡胺	普罗帕酮、氟卡尼	

注：*表示不适用于心力衰竭和窦房结综合征

具体用法如下。①维拉帕米：每次 0.1～0.2 mg/kg，最大剂量每次＜5 mg，加入生理盐水 5 mL 稀释后心电监护下以 1 mL/min 速度静脉推注，复律后改口服维持，每次 1～2 mg/kg，3～4 次/天，新生儿及小婴儿易致血压下降、休克、心搏骤停，不宜首选，＞6 个月小儿可首选。②胺碘酮：每次 2～5 mg/kg，加入 5% 葡萄糖液 100 mL 静脉滴注，复律后改口服，20 mg/(kg·d)，2～3 次/天，不宜长期使用。③磷酸丙吡胺：每次 2～5 mg/kg，加入 10% 葡萄糖液 20～30 mL 在 5～10 分钟静脉注射，如未终止可再以每次 2 mg/kg 静脉注射，每 6 小时 1 次，复律后改口服，每次 3～5 mg/kg，3～4 次/天。④普罗帕酮：每次 1～2 mg/kg 加入 10% 葡萄糖液 10～20 mL 中 5 分钟内缓慢静脉注射，无效则每 10～15 分钟重复给药一次，直至有效（但连续用药只能＜3 次），总量＜6 mg/kg，有效后则改片剂口服维持疗效。

（3）电学治疗：对于病情危重、疗效不好或不能耐受药物治疗的患儿可用食管心房调搏法进行递增性起搏或超速抑制，终止阵发性室上性心动过速，对房室结内折返性心动过速、房室折返性心动过速、窦房结折返性心动过速、心房内折返性心动过速有效，但对心房自律性心动过速无效。心内电生理检查后进行射频消融术能中断折返路径，主要用于房室结内折返性心动过速、房室折返性心动过速、心房内折返性心动过速。直流电复律应用于重症心力衰竭、心源性休克或心电图宽大 QRS 波而不能鉴别室上性心动过速和室性心动过速者，复律能量为每次 0.6 Ws/kg。如未复律可加大能量但不宜超过 3 次，正在使用洋地黄或洋地黄中毒者禁用。

（七）预后

无明显器质性心脏病的阵发性室上性心动过速一般预后良好，婴儿期阵发性室上性心动过速随着传导系统的发育成熟而逐渐消失。1 岁左右发作阵发性室上性心动过速小儿有 40%～70% 在平均 4.6～9.0 年内无阵发性室上性心动过速发作。生后 2 个月内第 1 次发作阵发性室上性心动过速者有 93% 在生后 8 个月内消失,其中仅 31% 在 8 岁时复发,而 5 岁后第 1 次发作阵发性室上性心动过速者,心动过速复发率较高,随访 7 年时复发率为 78%。阵发性室上性心动过速反复发作者,不能接受射频导管消融治疗可口服普罗帕酮 8 个月预防复发。

五、阵发性室性心动过速

阵发性室性心动过速可导致严重的血流动力学紊乱而危及生命,小儿发病少见。

(一)病因

1.药物

奎尼丁、普鲁卡因、洋地黄等药物中毒。

2.病理

心肌炎、心肌病、心肌肿瘤、心导管检查及心室造影、心脏手术、长 Q-T 间期综合征、低钾血症、酸中毒,严重心脏病和临终前等。

(二)临床表现

临床症状取决于心室率快慢,发作时心室率可达 100~270 次/分,心律轻度不规则,有心悸、乏力、胸痛、恶心等,重者可致晕厥、休克、猝死。

(三)诊断

心电图表现:①连续 3 个或 3 个以上宽大畸形的 QRS 波,QRS 宽度>0.10 秒,心室率 100~270 次/分,或大于正常平均心率的 25%,节律稍不齐;②P 波频率较慢,P-P 匀齐,P 波与 QRS 波无关;③可见心室夺获或室性融合波。

根据心电图畸形 QRS 波形态分类如下。

1.期前收缩型单形性室性心动过速

占室性心动过速的 70% 以上,多见于器质性心脏病,突发突止,称短阵性室性心动过速,分 3 个亚型:①恒速型,R-R 间距恒定不变,75% 转为室颤;②减速型,R-R 间距逐渐延长,都自动转为窦性心律,常不发生心室颤动;③加速型,R-R 间距逐渐缩短,100% 转为心室颤动,需要立即治疗。

2.多源型室性心动过速

畸形 QRS 波有多种形态,QT 间期正常,可见于心肌病、二尖瓣脱垂等。

3.双向型室性心动过速

交替出现 2 种不同形态宽大畸形的 QRS 波群,方向相反,同轴相和异轴相

R-R 间距相等,室性心动过速频率 140～200 次/分。若仅见 QRS 波群幅度的交替性变化,称交替性心动过速。在阵发性室上性心动过速时若心率＜180 次/分出现 QRS 波交替,房室折返性心动过速可能性为 90％。双向性室性心动过速由洋地黄中毒及严重心肌损伤引起。

4.反复性阵发性室性心动过速

常见 3～15 个室性期前收缩与窦性心律交替出现,心室率 100～150 次/分,见于无器质性心脏病,预后较好。

5.并行心律型室性心动过速

心脏同时存在 2 个起搏点,一个是窦房结,另一个为心室异位起搏点,周围存在传入阻滞而不受窦性激动的干扰,但按时发放冲动至周围心肌,只要周围心肌脱离有效不应期即可除极心肌。心电图表现常间歇出现心动过速,频率 70～140 次/分,诱发的室性期前收缩的耦联间期不等,心动过速之间的间歇期为心动过速时 R-R 间期的整数倍,经常出现融合波。

6.尖端扭转型室性心动过速

QRS 波群振幅与形态多变,每隔 3～20 个心搏 QRS 波的方向围绕基线扭转,心室率 150～300 次/分,发作前数小时至数天频发多源型室性期前收缩或晚期室性期前收缩二联律,或 R-on-T 而诱发心动过速。Q-T 或 QU 间期明显延长,同时心前区导联 T 波宽大畸形、平坦、高大或深倒置,U 波明显。

尖端扭转型室性心动过速因 Q-T 间期延长、心室复极离散度增加发生折返所致,或与早期后除极有关。临床常见间歇依赖型与肾上腺素依赖型 2 种。前者由于低钾、低钙、低镁、严重缓慢心率、药物中毒或广泛心肌损害等引起。后者见于先天性长 Q-T 间期综合征,伴有耳聋或不伴有耳聋,多在惊恐、运动、激动等交感神经兴奋或静脉滴注异丙肾上腺素时诱发,窦性心律时心电图出现特征性的 T 波交替性变化。

7.非阵发性室性心动过速

分 2 型:①Ⅰ型发作前先有心率减慢,心动过速多以逸搏或心室融合波开始,发作心率 60～110 次/分,规则,心率加快后发作自行停止;②Ⅱ型发作前无心率减慢,常以室性期前收缩开始,发作间期心律不规则,发作期心室率可达 130 次/分,发作停止后存在一个长的间歇。

8.特发型室性心动过速

常见于无器质性心脏病的患者,不引起血流动力学变化,预后好,分 2 型。①特发型左心室室性心动过速:异位激动多起源于左心室心尖部,较多见,与

Purkinye 纤维折返或触发激动有关。表现为右束支传导阻滞型室性心动过速合并电轴左偏,常为持续性室性心动过速,不易被运动、异丙肾上腺素诱发,多被情绪诱发,发作后常不能自行转换为窦性心律;②特发型右心室室性心动过速:异位激动起源于右心室流出道,较少见。表现为左束支传导阻滞型室性心动过速合并电轴右偏,在非发作期存在同形态的期前收缩或成对期前收缩,多由运动、异丙肾上腺素诱发,常见起源于期前收缩的短阵室性心动过速,形态与期前收缩一致,室性心动过速持续时间短,可自行终止。

(四)治疗

1.电击复律

为首选,能量选每次 0.6 Ws/kg。对洋地黄中毒或正在使用洋地黄者禁用。

2.药物

利多卡因每次 0.5～1.0 mg/kg,用 10％葡萄糖液 20 mL 稀释后静脉注射,若需要可每间隔 3～5 分钟重复给药,15～20 分钟内最大剂量＜3～5 mg/kg,如室性心动过速反复发作,可用 0.03 mg/(kg·min)浓度持续静脉滴注,血药浓度维持在 2～5 μg/mL,若＞7 μg/mL 可致中毒。控制发作后用 2 种抗心律失常药物口服维持。

3.射频导管消融

由折返引起的室性心动过速可在心内电生理检查下进行射频导管消融治疗。

4.几种特殊的室性心动过速的治疗

(1)尖端扭转型室性心动过速:发作时紧急静脉注射利多卡因,有效则用静脉滴注维持,对病态窦房结综合征、完全性房室传导阻滞或基础心率偏慢者利多卡因慎用或不用。增加心肌传导性和兴奋性的药物,首选异丙肾上腺素,0.5～1.0 mg加入 10％葡萄糖液 250～500 mL 以 1～4 μg/min 速度静脉滴注往往有效。山莨菪碱能延长心肌细胞有效不应期(ERP)及动作电位时程(APD),增加 ERP/APD 比值,降低心肌细胞自律性,抑制异位兴奋灶,也能迅速纠正尖端扭转型室性心动过速。如药物无效,用直流电复律或安装人工心脏起搏器。绝对禁用抑制心肌传导性及心肌兴奋性的药物。

(2)洋地黄中毒所致室性心动过速:立即停用洋地黄制剂,静脉注射利多卡因,静脉滴注钾盐和苯妥英钠,禁用电复律。

5.阵发性室上性心动过速合并心力衰竭、心源性休克

首选洋地黄制剂,既改善心功能,又转复心律。若效果不明显可加用多巴胺,加强心肌收缩力,提高血压,为适量应用维拉帕米转律准备条件,条件许可首选同步直流电复律。

六、心房扑动及心房颤动

(一)心房扑动

1.病因

(1)生理:健康婴儿、新生儿因心脏传导系统发育未成熟可出现心房扑动,交感神经与迷走神经兴奋后、疲劳等也可出现。

(2)药物:拟交感神经药与拟迷走神经药、洋地黄中毒、长期服用甲状腺素等。

(3)病理:心肌炎、心肌病、风湿性心脏病、房间隔缺损、肺动脉瓣狭窄、感染以及心导管检查、心脏术后等。

2.临床表现

取决于心脏原发病以及心室率的快慢。心室率正常者可无明显症状,有基础心脏病者可伴发充血性心力衰竭,部分发生晕厥、抽搐、休克等。

新生儿心房扑动:①先天性慢性心房扑动。生后出现,患儿能耐受,无特殊治疗,1岁内可自愈。②阵发性心房扑动。生后数周至数月出现,用洋地黄可转复窦性心律,易复发。

3.诊断

心电图表现:①P波消失,代之以300次/分以上,婴儿可达400～450次/分的大小形状相同、匀齐、连续快速的锯齿状F波,在Ⅱ、Ⅲ、aVF及右胸导联 V_{3R}、V_1中最明显,F波之间无等电位线;②F-R间期相等;③心室率依据房室间的传导而定,可呈4∶1、3∶1或2∶1房室传导;④QRS波呈室上性。

4.治疗

(1)对因治疗。

(2)抗心律失常药:地高辛、普萘洛尔、胺碘酮、磷酸丙吡胺等。

(3)电学治疗:食管心房调搏超速抑制能终止心房扑动。同步直流电复律用于危重儿或上述药物无效者,不宜超过3次,电击前24小时停用洋地黄,避免出现心室颤动,复律成功后仍需适当使用抗心律失常药物,以防复发。

(二)心房颤动

心房颤动占小儿心律失常的0.26%,是心房各部心肌纤维微折返形成,导致不协调而无规则的颤动,使心房失去正常有效收缩。

1.病因

儿童功能性心房颤动少见,多见于风湿性心脏病伴严重二尖瓣病变引起左心房扩大、三尖瓣下移畸形、三尖瓣闭锁、矫正型大动脉错位、室间隔缺损、肥厚型心肌病、洋地黄中毒等。

2.临床表现

(1)心音强弱不一。

(2)心律绝对不规则。

(3)脉搏脱漏。

心室率快者可有心悸、头晕,严重者可有休克、心力衰竭等。

3.诊断

心电图表现:①P波消失,代之以纤细、快速和形态各异的颤动波(f波),频率为 400～700 次/分,V_{3R}、V_1 导联较明显;②心室节律不规则,R-R 间期绝对不等,心室率>130 次/分时称快速性心房颤动;③QRS 波呈室上性。

4.治疗

(1)对因治疗。

(2)抗心律失常药物:胺碘酮、洋地黄。后者禁用于合并预激综合征时。

(3)直流电复律:严重二尖瓣病变或房颤持续 1 年以上者,电复律效果多不佳,二尖瓣病变术后 3 个月电击常有效果。

第三节　心内膜弹力纤维增生症

心内膜弹力纤维增生症是指心内膜弥漫性的弹力纤维增生性疾病,可伴有心肌退行性变。为婴儿心肌病中较为常见的一种,又称原发性心内膜弹力纤维增生症。与其他先天性心脏病并存,如先天性心脏病(如主动脉缩窄、主动脉瓣狭窄、主动脉瓣闭锁等)并发心内膜弹力纤维增生症,称继发性心内膜弹力纤维增生症。临床上分暴发型、急性型及慢性型。

一、病因及发病机制

其病因尚未明了,发病机制可能与下列因素有关。

(一)病毒感染

胎儿期或出生后病毒感染引起心肌炎症反应所致。认为柯萨奇B组病毒、腮腺炎病毒及传染性单核细胞增多症病毒感染与本病有关。

(二)宫内缺氧

宫内缺氧致心内膜发育障碍。

(三)遗传因素

9%的病例呈家族性发病,认为本病为常染色体遗传。

(四)遗传代谢性缺陷

有报告心型糖原贮积病、黏多糖病及B族维生素缺乏的患儿可发生心内膜弹力纤维增生症。

(五)继发于血流动力学的改变

心室高度扩大时,心室壁承受的应力增加,血流动力学的影响使心内膜弹力纤维增生,认为心内膜弹力纤维增生是非特异性的改变。主要病理改变为心内膜下弹力纤维及胶原纤维增生。

二、诊断

(一)一般症状

1.暴发型

起病急骤,突然出现呼吸困难、呕吐、拒食、唇周发绀、面色苍白、烦躁不安、心动过速。肺部有散在喘鸣音或干啰音,肝大,还可见水肿,均为充血性心力衰竭的体征。少数患儿呈现心源性休克,可见烦躁、面色灰白、四肢湿冷及脉搏加速而微弱等症状。此型患儿6个月内可致猝死。

2.急性型

起病较快,但充血性心力衰竭的发展不如暴发型者急剧,常并发肺炎,伴有发热,肺部出现湿啰音。有些患儿因附壁血栓的脱落而发生脑栓塞等。此型患儿多在6个月以内猝死,死因多为心力衰竭,少数经治疗可获缓解。

3.慢性型

起病稍缓慢,症状如急性型,但进展缓慢,有些患儿的生长发育受影响。经治疗可获缓解,活至成人期,如及时诊治,可获痊愈,也可因反复发作心力衰竭而死亡。大部分患儿属于急性型。慢性型约占1/3。新生儿期发病者较少,常为缩窄型,临床表现为左心室梗阻的症状。偶有在宫内即发生心力衰竭者,出生后数小时即死亡。年龄多在6个月至1岁。

(二)体征方面

心脏呈中度以上扩大,在慢性患儿可见心前区隆起。心尖冲动减弱,心音钝,心动过速,可有奔马律,一般无杂音或仅有轻度的收缩期杂音。少数患儿合并二尖瓣关闭不全或因心脏扩大而产生相对的二尖瓣关闭不全者,可在心尖部听到收缩期杂音,一般为Ⅱ～Ⅲ级。

(三)辅助检查

(1)并发感染者外周血白细胞和中性粒细胞增多,常有血红蛋白下降等改变。

(2)X线检查:以左心室增大为明显,心影普遍增大,近似主动脉型心影,左心缘搏动减弱,特别在透视下左前斜位观察时左心室搏动消失而右心室搏动正常者,更有诊断意义。左心房常增大。肺纹理增多,肺淤血明显。

(3)心电图检查:多数呈左心室肥大,ST段及T波改变。长期心力衰竭,致肺动脉压力增高时,可出现右心室肥大或左、右心室同时肥大。此外,偶见期前收缩及房室传导阻滞。缩窄型呈右心室肥厚及心电轴右偏。

(4)超声心动图检查:可见左心室腔扩大,左心室后壁运动幅度减弱,左心室心内膜回声增强。左心室收缩功能减退,缩短分数及射血分数均降低。心脏指数和射血分数明显下降者,预后不良。

(5)心导管检查:可显示左心房、肺动脉平均压及左室舒张末压增高。左心室选择性造影可发现左心室增大、室壁增厚,收缩与舒张时心室大小几乎固定,左心室内造影剂排空延迟。二尖瓣及主动脉瓣关闭不全常见。

(6)心血管造影:扩张期显示左心室扩张、肥厚,收缩和舒张期容量改变很小,左心室造影剂排空延迟。缩窄型显示右心室扩张,左心室腔正常或变小,左心室排空延迟,左房压增高,肺动脉压接近体循环压。

2/3心内膜弹力纤维增生症患儿的发病年龄都在1岁以内。临床表现以充血性心力衰竭为主,常在呼吸道感染之后发生,具体表现:①烦躁不安、面色苍白、出冷汗、拒食;②咳嗽、气促、发绀、双肺可闻及水泡音或哮鸣音;③脉搏细速,心前区隆起,心界扩大,心音低钝,少数病例心尖部可闻及2级以上收缩期杂音;④肝大。

本病多发生于6个月左右的婴儿,其临床表现为心脏扩大(以左心室扩大为主)和充血性心力衰竭,可由上呼吸道感染诱发,心电图表现为电压高,提示心房或心室大(以左心室大为主),心内膜弹力纤维增生症的超声心动图主要表现为心内膜反光增强、增厚,心肌收缩无力。

三、诊断依据

(1)1岁以内,尤其是6个月以内儿童发生充血性心力衰竭。洋地黄对心力衰竭对有效,但易反复。

(2)心脏杂音较轻或无,少数可在心尖部闻及提示二尖瓣关闭不全的收缩期杂音。

(3)心脏X线检查示心影增大,以左心为主,可见肺静脉淤血。透视下心影搏动减弱。

(4)心电图示左心室肥厚,常伴T波呈缺血型倒置,少数可有心律失常。

(5)超声心动图示左心室增大,左心室收缩幅度减小及顺应性下降。

(6)排除其他心血管疾病。

四、鉴别诊断

本病须与婴儿期出现心力衰竭、无明显杂音及左心室增大为主的心脏病鉴别。

(一)急性病毒性心肌炎

有病毒感染的历史,心电图表现以QRS波低电压、Q-T间期延长及ST-T改变为主;而心内膜弹力纤维增生症则为左心室肥厚,$RV_{5,6}$电压高,$TV_{5,6}$倒置。有时需进行心内膜心肌活检方能区别。

(二)左冠状动脉起源于肺动脉畸形

因心肌缺血,患儿极度烦躁不安、哭闹,心绞痛,心电图常示前壁心肌梗死的图形,Ⅰ、aVL及$V_{5,6}$导联ST段上升或降低及QS波型。心脏彩超可明确诊断。

(三)Ⅱ型糖原贮积症

患儿肌力低下,舌大,心电图P-R间期常缩短,骨骼肌活检可资鉴别。

(四)主动脉缩窄

下肢动脉搏动减弱或消失,上肢血压升高,脉搏增强可资鉴别。

(五)扩张型心肌病

多见于2岁以上小儿。此外,尚须与肺炎、毛细支气管炎、心包炎及心包积液相鉴别。特别应注意本症在临床上极易误诊为肺炎,必须重视心脏检查,从而引致早期诊断和治疗。胸部 X 线及超声心动图检查对本病的诊断非常重要。由于巨大心脏的左心缘贴近胸壁,而误诊为胸腔积液或纵隔肿瘤,应予警惕。

五、治疗

心内膜弹力纤维增生症可并发心力衰竭、心源性休克、肺炎、脑栓塞、二尖瓣关闭不全等。

(一)控制心力衰竭

急性心力衰竭需静脉注射地高辛或毛花苷 C 快速洋地黄化,或其他正性肌力药物和强效利尿药,并应长期服用地高辛维持量,可达 2～3 年或数年之久,至心脏回缩至正常,过早停药可导致病情恶化。近年加用卡托普利长期口服,对改善心功能有明显效果。

(二)心源性休克

如有心源性休克者,加用多巴胺、多巴酚丁胺、呋塞米及皮质激素治疗。

(三)肾上腺糖皮质激素的应用

本病发病机制可能与免疫功能失调有关,主要用泼尼松 1.5 mg/(kg·d),服用 8 周后逐渐减量,每隔 2 周减 1.25～2.5 mg,至每天 0.25～0.5 mg/kg 作为维持量,至心电图正常,X 线胸片心脏接近正常,逐渐停药,疗程 1～1.5 年。

(四)防治感染

有肺部感染者应选用有效抗生素,以静脉应用为主。

(五)病情急重者

病情急重者应以静脉应用快速起效的洋地黄,如毛花苷 C 等,强有力的利尿药(如呋塞米)及扩血管药物,辅助以其他辅助治疗。

(六)加强心肌营养

所有病例均应予营养心肌药物。

(七)外科治疗

合并二尖瓣关闭不全者应做瓣膜置换术,术后心功能可改善。对于心脏重度扩大,射血分数严重降低及药物治疗反应差者,考虑进行心脏移植术。

第四节　充血性心力衰竭

充血性心力衰竭指心脏因某种原因不能提供足够的血流以供机体生理需要,当动员机体代偿机制也不能弥补心排血量的不足,导致循环充血,并产生一系列临床症状和体征的疾病。

一、病因

(一)非心血管疾病

呼吸道疾病,如新生儿窒息、呼吸窘迫综合征、肺炎、肺出血等引起的低氧血症和酸中毒、支气管肺炎;败血症(直接侵袭或毒素影响心肌的收缩力);代谢紊乱,如低血糖、低钙血症等;严重贫血,如 Rh 血型不合引起的严重溶血等。

(二)心血管疾病

1.前负荷过重

如房间隔缺损、室间隔缺损、动脉导管未闭、二尖瓣反流、三尖瓣反流、医源性输液、输血过多或过速等。

2.后负荷过重

原发性或继发性肺动脉高压(如新生儿窒息)或高血压(多继发于急性肾炎)、主动脉或肺动脉瓣狭窄或闭锁、主动脉缩窄等。

3.肌收缩力减弱

左心室发育不良综合征、心肌病、心肌炎、原发性心内膜弹力纤维增生症、维生素 B_1 缺乏症、心肌糖原累积症、风湿性心脏病等。

4.严重心律不齐

房室传导阻滞、心房颤动、心室颤动、较长时间的室上性心动过速等。

5.心室收缩性失调

如心肌炎、心室颤动引起的心肌收缩紊乱等。

二、诊断

(一)临床表现

心力衰竭患儿在心脏功能处于代偿期,可无任何症状;只有当心脏代偿机制充分发挥作用后,仍不能满足机体组织代谢需要时,才出现心力衰竭的表现。因年龄、病因及血流动力学改变不同,心力衰竭的临床特点在不同年龄组有一定差别。

1.年长儿心力衰竭

典型临床表现可分3个方面。

(1)交感神经兴奋和心脏功能减退的表现。①心动过速:婴儿心率>160次/分,学龄儿童>100次/分;②烦躁不安,经常哭闹;③食欲下降,厌食;④多汗,尤其为头部出汗;⑤活动减少;⑥尿少;⑦心脏扩大与肥厚;⑧舒张期奔马律;⑨外周循环障碍;⑩营养不良。

(2)肺循环淤血的表现:呼吸急促,肺部有喘鸣音、湿啰音、发绀、干咳等。

(3)体循环静脉淤血的表现:肝大、颈静脉怒张、水肿、腹痛。

2.婴幼儿心力衰竭

起病较急,发展迅速,症状常不典型,多呈全心衰竭,以心动过速、呼吸困难、外周循环障碍和肝大为主要表现。

3.新生儿心力衰竭

早期的表现常不典型,表现为嗜睡、反应差、烦躁不安、乏力、拒食、呕吐、体重不增等;随后常发展为全心衰竭,表现为心动过速、呼吸急促,继之出现发绀、肝大、肺底啰音。

(二)辅助检查

1.X线胸片

对于评价心脏大小及肺血情况十分重要。

2.心电图

对心律失常及心肌缺血引起的心力衰竭有诊断及指导治疗意义。

3.超声心动图

可观察心脏大小、心内结构、大血管位置、血流方向和速度、心包积液及心功能测定。

(三)诊断标准

1.具备以下4项考虑心力衰竭

(1)呼吸急促:婴儿>60次/分,幼儿>50次/分,儿童>40次/分。

(2)心动过速:婴儿>160次/分,幼儿>140次/分,儿童>120次/分。

(3)心脏扩大(体检、X线或超声心动图)。

(4)烦躁、喂哺困难、体重增加、尿少、水肿、多汗、发绀、呛咳、阵发性呼吸困难(2项以上)。

2.具备以上4项加以下一项或以上2项加以下2项即可确诊心力衰竭

(1)肝大:婴幼儿在肋下>3 cm,儿童>1 cm。进行性肝大或伴触痛者更有意义。

(2)肺水肿。

(3)奔马律。

三、治疗

心力衰竭的治疗原则是消除病因及诱因,改善血流动力学,维护衰竭的心脏。

(一)一般治疗

1.休息

具体的方式与时间长短依心力衰竭程度及病因而异。烦躁不安者给予镇静,可用苯巴比妥或地西泮,急性左心衰竭和肺水肿时可用吗啡0.05～0.2 mg/kg,皮下注射或肌内注射。

2.吸氧

一般采用氧气湿化后经鼻或面罩吸入。必须保持呼吸道通畅。

3.体位

心力衰竭患儿由于肺淤血、心界扩大且肝大,横膈抬高使肺换血面积受限,故应将床头15°～30°,并应勤翻身或更换体位。

4.饮食

应以少量多餐、富有营养、注意适当限制钠盐摄入。急性心力衰竭及重度心力衰竭应限制液体入量(每天1 200 mL/m²)。

(二)病因治疗

及时地针对引起心力衰竭的基本病因及诱因采取措施,如小儿心力衰竭的主要病因为先天性心脏畸形,应选择手术治疗。

(三)药物治疗

目前认为急性心力衰竭常规治疗是强心苷类的使用,快速强心苷制剂毛花苷C为急救时静脉用药;毛花苷C负荷量:<2岁40 μg/kg,>2岁30 μg/kg,新生儿为20 μg/kg,首次剂量为负荷量1/2～1/3,余量分2～3次,间隔6～8小时;病情稍缓的心力衰竭多以地高辛片或地高辛酊剂治疗,在使用中应警惕强心苷毒性反应。对于慢性心力衰竭目前多主张内分泌疗法即 ACEI、利尿剂、β-AR 的联合应用,联用或不联用地高辛。其中,ACEI 是心力衰竭患者治疗的基石,所有其他的神经内分泌拮抗剂、利尿剂、地高辛都必须在其基础上应用。

1.内分泌疗法

(1)血管紧张素转换酶抑制剂(ACEI)和酮固酮拮抗剂:代表药物卡托普利,1 岁以上为每次 0.5 mg/kg,每天 2 次,最大剂量≤10 mg/d。螺内酯 0.5～1 mg/(kg·d),分 2～3 次口服。上述 2 种药合用,当有高钾血症和肾功能不全时应注意监测血钾水平和肾功能。

(2)血管紧张Ⅱ受体拮抗剂:代表药物氯沙坦,常用剂量为 1～2 mg/(kg·d)。

(3)β 受体阻滞剂:代表药物美托洛尔,口服起始剂量 0.2～0.5 mg/(kg·d),分 2 次,渐增量至 2 mg/(kg·d),最大量每天 50 mg。β 受体阻滞剂的应用必须注意:①选用心脏选择性强的药物;②从小剂量开始,以后缓慢加量;③在收缩功能不全性心力衰竭,常需与正性肌力药如洋地黄一起使用,④不适用于急性心力衰竭,因其有益效应需 2～3 个月。

2.利尿剂

利尿剂适用于所有有症状的心力衰竭患者。利尿剂必须与 ACEI 抑制剂合用,因 ACEI 抑制剂可抑制利尿剂引起的神经内分泌激活,而利尿剂可加强 ACEI 抑制剂缓解心力衰竭症状的作用。利尿剂一般亦需无限期使用。剂量宜应缓解症状的最小剂量。关于制剂的选择:轻度心力衰竭可用噻嗪类;中度以上一般均需应用袢利尿剂,必要时可合用,因两者有协同作用。真正难治性心力衰竭可用小剂量多巴胺与呋塞米合用持续静脉滴注(1～5 mg/h),利尿效果更好。

3.洋地黄类药物

代表药物地高辛被认为是正性肌力药中唯一长期治疗不增加病死率的药物。近年来发现地高辛小剂量疗效相似,对有心肌病变者,更应使用小剂量。

4.非洋地黄类正性肌力药

(1)β 受体激动剂:适用于暴发性心肌炎、扩张性心肌病、心脏病手术后和难治性心力衰竭。短期应用(3～5 天)有良好的血流动力学效应,长期应用反而增加病死率。

(2)米力农:为磷酸二酯酶抑制剂。在急性心力衰竭时短期应用(3～5 天)有良好的血流动力学效应,长期应用反而增加病死率。推荐剂量为负荷量 50 μg/kg,以后为 0.75 μg/(kg·min)。

5.血管扩张剂

血管扩张剂可降低心脏前和(或)后负荷,使心室充盈压降低。心排血量增加。使用扩血管药物需注意:①明确使用的指征和禁忌证。②根据患儿的临床和血流力学特点,选用合适血管扩张剂,如以肺或体循环淤血为主要表现者,宜用硝酸酯以扩张静脉减轻心脏前负荷;如以组织灌注不足伴周围血管阻力增高为主者,则宜选用小动脉扩张剂,如肼屈嗪、酚妥拉明、钙通道阻滞剂等。实际上,RHF往往两者兼有而需联合使用动、静脉扩张剂,如硝酸甘油加肼屈嗪,或动、静脉扩张剂(如硝普钠、ACEI、哌唑嗪等)。病情危重者静脉给药。慢性心力衰竭者可长期口服。目前,ACEI或其受体拮抗剂日益受到重视,应用日益增多。③任何血管扩张剂,均宜从小剂量开始。

6.其他治疗

(1)钙通道阻滞剂:氨氯地平,起效缓慢、药效持久,血管扩张作用强,可缓解心力衰竭症状,提高运动耐量,负性肌力作用及神经内分泌活不明显。剂量0.1 mg/(kg·d),每天一次,最大量 10 mg/d。

(2)生长激素:对生长激素正常或缺乏的患者进行生长激素补充治疗,可增强心肌收缩力,增加心排血量和每搏输出量,同时减低外周阻力。目前主要用于扩张型心肌病所致顽固性心力衰竭,用法为肌内注射隔天一次,每次 0.1 $\mu g/kg$,总疗程 3 个月。

(3)免疫球蛋白:作为抗感染免疫治疗,有良好的迅速改善病情的效果。IVIG 0.25~0.4 g/(kg·d),共 5~7 天。

(4)辅酶 Q_{10}。用法:<3 岁 10 mg,每天 3 次;3~7 岁 15 mg,每天 3 次;>7 岁 20 mg,每天 3 次。外源性的辅酶 Q_{10}(COQ_{10})能保护缺血心肌线粒体的形态和功能,维持心肌能量代谢,防止自由基损伤。

(5)1,6 二磷酸果糖(FDP):用量每次 100~250 mg/kg,1~2 次/天,静脉注射 7~10 天为一疗程。FDP 与洋地黄还有协同作用,增强利尿,减慢心率,使单用洋地黄无效或难治性心力衰竭患者获益。

(6)常见中药:人参、黄芪、丹参、川芎、五味子、当归等,临床上常用的中药方剂有生脉散、生脉注射液、黄芪注射液,不但具有抗自由基保护心肌的作用,还有强心、利尿、扩血管甚至抗心律失常的作用。

第六章 小儿感染性疾病

第一节 病毒感染性疾病

一、麻疹

麻疹是由麻疹病毒引起的一种急性呼吸道传染病,临床以发热、咳嗽、流涕、结膜炎、口腔麻疹黏膜斑及全身斑丘疹为主要特征。多见于6个月至5岁小儿。传播方式主要为空气飞沫传染。

(一)病因及发病机制

麻疹病毒属副黏液病毒科,无亚型,为单股RNA病毒。当麻疹病毒侵入易感者的呼吸道黏膜或眼结膜时,在其局部繁殖,并于感染后第2~3天少量病毒释放入血,引起第一次病毒血症。继之病毒在全身的单核-巨噬细胞系统复制活跃,于感染后第5~7天,大量病毒释放入血,引起第二次病毒血症。此时病毒可播散至全身组织器官,但以口、呼吸道、眼结膜、皮肤及胃肠道等部位为主,并表现出一系列的临床症状及体征。呼吸道病变最明显,可表现为鼻炎、咽炎、支气管炎及肺炎,肠道黏膜可有受累,严重时可并发脑炎。

(二)诊断

典型病例不难诊断。根据当地有麻疹流行,患儿有接触史,典型麻疹的临床表现,如急性发热,上呼吸道卡他症状,结膜充血、畏光,口腔麻疹黏膜斑等即可诊断。非典型病例,需依赖于实验室检查。

1.临床表现

(1)典型麻疹。①潜伏期:一般为6~18天,可有低热及全身不适。②前驱期:一般持续3~4天,主要表现为上呼吸道及眼结膜炎的表现,有发热、咳嗽、流涕、流泪,眼结膜充血、畏光及咽痛和周身乏力。病后的第 2～3 天,于第二磨牙相对应的颊黏膜处,可见直径约 1.0 mm 灰白色小点,外周有红晕,即麻疹黏膜斑,为麻疹前驱期的特异性体征,有诊断价值。初起时仅数个,1～2 天迅速增多,可波及整个颊黏膜,甚至唇部黏膜,于出疹后 1～2 天迅速消失。部分患者可有头痛,以及呕吐、腹泻等消化道症状。③出疹期:多于发热后的 3～4 天出疹,此时发热、呼吸道症状达高峰。皮疹先出现于耳后、发际,逐渐发展至前额、面、颈,自上而下至胸、腹、背及四肢,最后达手掌和足底,2～3 天波及全身。皮疹初为淡红色斑丘疹,压之褪色,疹间皮肤正常,继之转为暗红色,可融合成片,部分病例可出现出血性皮疹。此期全身浅表淋巴结及肝脾轻度肿大,肺部可有湿啰音。④恢复期:出疹 3～4 天后,按出诊先后顺序依次消退。此期体温下降,全身症状明显减轻。疹退后,皮肤有糠麸状脱屑及浅褐色色素沉着,7～10 天痊愈。

(2)非典型麻疹。①轻型麻疹:多见于对麻疹具有部分免疫力者,如 6 个月以内婴儿、近期接受过被动免疫或曾接种过麻疹疫苗者。前驱期较短,发热及上呼吸道症状较轻,麻疹黏膜斑不典型或不出现,皮疹稀疏,无并发症,病程 1 周左右。②重型麻疹:多见于全身状况差、免疫力低下或继发严重感染者。起病急骤,持续高热,全身中毒症状重,可出现中毒性麻疹、出血性麻疹、休克型麻疹、疱疹性麻疹。此型病情危重,病死率高。③异型麻疹(非典型麻疹综合征):多见于接种麻疹灭活疫苗或减毒活疫苗后 4～6 年,再次感染麻疹者。表现高热、头痛、肌痛、乏力等,多无麻疹黏膜斑,3 天后出疹,从四肢远端开始,渐及躯干及面部。皮疹为多型性,有斑丘疹、疱疹、紫癜或荨麻疹等。④无皮疹型麻疹:多见于应用免疫抑制剂者。全病程无皮疹,不出现麻疹黏膜斑,呼吸道症状可有可无、可轻可重。因此,临床诊断较困难,主要依据流行病学及实验室检查诊断。

2.实验室检查

(1)血常规:白细胞总数减少,淋巴细胞数相对增多。若白细胞总数增高,尤为中性粒细胞比例增加,提示继发细菌感染;如淋巴细胞数严重减少,常提示预后不良。

(2)血清学检查:ELISA 测定血清特异性 IgM 和 IgG 抗体,敏感性及特异性较好。IgM 抗体于病后 5～20 天最高,故测定其是诊断麻疹的标准方法。IgG 抗体恢复期较早期增高 4 倍以上也有意义。

(3)病原学检测:取患儿鼻咽部分泌物、血细胞及尿沉渣细胞,应用免疫荧光检测麻疹病毒抗原,可进行早期诊断。此外,反转录聚合酶链反应也是一种敏感和特异的监测方法。

3.诊断标准

诊断主要依据麻疹流行病史,麻疹接触史,典型麻疹的临床表现,如急性发热,上呼吸道卡他症状,结膜充血、畏光,口腔麻疹黏膜斑及皮疹等即可诊断。非典型病例,需依赖于实验室检查。注意与风疹、幼儿急诊、猩红热、药物疹等鉴别。

(三)治疗

目前尚无抗麻疹病毒药物。其主要治疗原则为对症治疗,加强护理和防止并发症的发生。

1.一般治疗

应卧床休息,保持室内空气新鲜,注意温度及湿度。保持眼、鼻及口腔清洁,避免强光刺激,给予营养丰富并易于消化的食物,注意补充维生素,尤其是维生素 A 和维生素 D。

2.对症治疗

高热可采用物理降温或酌用小剂量退热药;咳嗽可适用镇咳祛痰剂;惊厥时可给予镇静止惊剂;体弱病重患儿可早期静脉注射丙种球蛋白。此外,还应保持水、电解质及酸碱平衡。

3.并发症治疗

根据各种并发症的发生,及时给予相应的有效治疗。抗生素无预防并发症的作用,故不宜滥用。

二、风疹

风疹是由风疹病毒引起的一种急性呼吸道传染病,临床以低热、皮疹及耳后、枕部淋巴结肿大和全身症状轻微为特征。主要经飞沫传播,以春季多见。妊娠早期感染风疹后,病毒可通过胎盘传给胎儿而导致各种先天畸形,称之为先天性风疹综合征。

(一)病因及发病机制

病原菌为风疹病毒。病毒首先侵入上呼吸道黏膜及颈部淋巴结,并在其内复制,从而导致上呼吸道炎症和病毒血症,临床表现为发热、皮疹及浅表淋巴结肿大。若在妊娠早期(3 个月内)感染风疹病毒,其病毒可通过胎盘而传给胎儿,并在其体内不断复制,最终可导致胎儿畸形。

(二)诊断

典型病例可根据流行病学及临床特点,诊断并不困难。对不典型患者,可做有关病原学或血清学检测。

1.临床表现

(1)获得性风疹。①潜伏期:长短不一,一般14～21天,平均18天。②前驱期:很短,多为0.5～1天,前驱期症状轻微,表现为低热或中度发热,咳嗽、流涕、咽痛及结膜炎,轻度呕吐、腹泻。耳后、后颈部及枕后淋巴结肿大,呈单个分散,轻压痛,大多在皮疹消退后逐渐缩小。口腔黏膜光滑,在软腭及咽部有稀疏的细小的红色黏膜疹。③出疹期:多于发热1～2天出疹,最早见于面颊部,迅速扩展至躯干和四肢,1天内布满全身,但手掌及足底常无皮疹。皮疹初为稀疏红色斑疹、斑丘疹,面部及四肢远端皮疹较稀疏,以后躯干、背部皮疹融合。皮疹多于3天内迅速消退,疹退后不留有色素沉着。此期患儿耳后、枕部及后颈部淋巴结肿大明显,偶可并发肺炎、心肌炎及血小板计数减少等,个别不出现皮疹,仅有全身及上呼吸道感染症状,故称无皮疹风疹。

(2)先天性风疹综合征:妊娠早期患风疹的妇女,风疹病毒可传递至胎儿,使胎儿发生严重的全身感染,引起多种畸形,称之为"先天性风疹综合征"。先天畸形以先天性心脏病、白内障、耳聋、头小畸形及骨发育障碍等。出生感染可持续存在,并可引起多器官的损害,如血小板减少性紫癜、进行性脑炎及肝脾大等。

2.实验室检查

(1)血常规:白细胞数常降低,早期淋巴细胞数减少,晚期增高,出现异型淋巴细胞及浆细胞。

(2)血清学检查:在出疹3天后,病毒中和抗体、补体结合抗体及血凝抑制抗体均有增高。

(3)病毒分离:出疹前后7天内,可自鼻咽分泌液中分离病毒。

(4)分子生物学检测技术:RT-PCR方法检测咽拭子、脐血、外周血单个核细胞、绒毛膜、羊水等风疹病毒RNA,有助于风疹病毒感染的早期诊断。

3.诊断标准

典型病例可根据流行病学及临床特点,诊断并不困难。对不典型患者,可做有关病原学或血清学检测。不典型风疹类似于轻型麻疹或猩红热,应进行鉴别。妊娠3～4个月感染风疹,出生时婴儿,若有畸形和多种病症,血中特异性抗风疹IgM阳性,可诊断为先天性风疹综合征,若未见畸形,仅有实验室证据,可称之为先天性风疹感染。

(三)治疗

本病无特效治疗,以对症治疗为主。咽喉痛者用复方硼砂溶液漱口,或含西瓜霜等润喉片。高热者注意退热,咳嗽者可用止咳化痰药,皮肤瘙痒者可涂炉甘石洗剂等止痒治疗。

三、水痘

水痘是由水痘-带状疱疹病毒引起的急性传染病,临床以斑疹、丘疹、疱疹和结痂共同存在为特征。具有较强的传染性,以冬春季为多见,常呈流行性。

(一)病因及发病机制

病原菌为水痘-带状疱疹病毒,即人类疱疹病毒3型。水痘-带状疱疹病毒经口、鼻侵入人体,首先在呼吸道黏膜内增殖,2～3天入血,产生毒血症,并在单核-吞噬细胞系统内增殖后再次入血,产生第二次毒血症,并向全身扩散,导致器官病变。其主要损害部位在皮肤,较少累及内脏。皮疹分批出现与间隙性病毒血症相一致。通常在皮疹出现后1～4天,特异性抗体产生,病毒血症消失,症状也随之缓解。

(二)诊断

典型病例,根据其流行病学及皮疹特点,诊断不难。非典型病例需要结合实验室检查。

1.临床表现

(1)潜伏期:一般为14天左右(10～20天)。

(2)前驱期:婴幼儿常无前驱症状或症状轻微,皮疹和全身表现多同时出现。年长儿可有畏寒、低热、头痛、乏力及咽痛等表现,持续1～2天出现皮疹。

(3)出疹期:发热数小时至24小时出现皮疹。皮疹先于躯干和头部,后波及面部和四肢。初为红色斑疹,数小时变为丘疹,再数小时左右发展成疱疹。疱疹为单房性,疱液初清亮,呈珠状,后稍浑浊,周围有红晕。1～2天疱疹从中心开始干枯、结痂,红晕消失。1周左右痂皮脱落,一般不留瘢痕。皮疹呈向心性分布,主要位于躯干,其次头面部,四肢相对较少,手掌、足底更少。皮疹分批出现,故可见丘疹、疱疹、痂疹同时存在。

水痘多为自限性疾病,10天左右可自愈。除了上述的典型水痘外,可有疱疹内出血的出血型水痘,该型病情极严重,常因血小板减少或弥散性血管内出血所致。此外,若妊娠期感染水痘,可引起胎儿畸形、早产或死胎。

2.实验室检查

(1)血常规:白细胞总数正常或稍低。

(2)疱疹刮片:刮取新鲜疱疹基底组织涂片,用瑞氏或吉姆萨染色可发现多核巨细胞,用苏木素-伊红染色可见核内包涵体。

(3)血清学检查:补体结合抗体高滴度或双份血清抗体滴度 4 倍以上升高可明确病原。

(4)病毒分离:将疱疹液直接接种于人胚成纤维细胞,分离出病毒再进一步鉴定。该方法仅用于非典型病例。

(5)核酸检测:PCR 检测患儿呼吸道上皮细胞和外周血白细胞中的特异性病毒 DNA,是敏感、快速的早期诊断方法。

3.诊断标准

典型病例,根据其流行病学及皮疹特点,诊断不难。目前临床广泛应用外周血检测抗原、抗体,该方法敏感、可靠。水痘应注意与丘疹性荨麻疹和能引起疱疹性皮肤损害的疾病,如肠道病毒和金黄色葡萄球菌感染、虫咬性皮疹、药物和接触性皮炎等相鉴别。

(三)治疗

1.一般治疗

对水痘患儿应严密隔离。轻者给予易消化的食物和注意补充水分,重者必要时可静脉输液。加强护理,保持皮肤清洁,防止继发感染。皮肤瘙痒可局部涂擦炉甘石洗剂,疱疹破裂可涂甲紫或抗生素软膏。发热患儿应卧床休息,并保持水、电解质平衡。

2.抗病毒治疗

阿昔洛伟是目前治疗水痘-带状疱疹病毒的首选抗病毒药物。但须在水痘发病后 24 小时内应用效果更佳。此外,也可应用更昔洛韦、α-干扰素等。

3.防治并发症

继发细菌感染时应及早给予抗生素,并发脑炎时应适当应用脱水剂,但对水痘患儿不宜应用肾上腺皮质激素。

四、流行性腮腺炎

流行性腮腺炎是由腮腺炎病毒引起的急性呼吸道传染病。其临床特征为腮腺(包括下颌下腺和舌下腺)的非化脓性肿胀、疼痛和发热,并有累及各种腺体及其他器官的可能。传染性仅次于麻疹、水痘。预后良好,感染后可获终生免疫。

(一)病因及发病机制

病原菌为腮腺炎病毒,属副黏液病毒科的单股 RNA 病毒。病毒首先侵犯口腔和鼻黏膜,在其局部增殖,并释放入血,形成第一次病毒血症。病毒经血液至全身各器官,首先累及各种腺体,如腮腺、下颌下腺、舌下腺及胰腺、生殖腺等,并在其内增殖,再次入血,形成第二次病毒血症,进一步波及其他脏器。

(二)诊断

依据流行病学、接触史及腮腺非化脓性肿大的特点,临床诊断并不困难。对疑似病例需依靠血清学检查或病毒分离确诊。

1.临床表现

潜伏期14~25天,多无前驱症状。起病较急,可有发热、头痛、咽痛、食欲缺乏、恶心及呕吐等,数小时至2天,出现腮腺肿大,初为一侧,继之对侧也出现肿大。腮腺肿大以耳垂为中心,并向前、后、下发展,边界不清,表面热而不红,触之有弹性感。当腮腺肿大明显时出现胀痛,咀嚼或进酸性食物时疼痛加剧。腮腺导管口(位于上颌第二磨牙旁的颊黏膜处)在早期常有红肿。腮腺肿大在1~3天达高峰,一周左右消退,整个病程10~14天。

此外,下颌下腺和舌下腺也可同时受累。不典型病例可无腮腺肿大,仅以单纯睾丸炎或脑膜炎的症状为临床表现。

2.实验室检查

(1)一般检查。①血常规:白细胞总数大多正常或稍高,淋巴细胞数相对增高。②血清及尿淀粉酶测定:其增高程度常与腮腺肿胀程度相平行。90%患儿发病早期血清及尿淀粉酶增高,有助于诊断。③脑脊液检测:约半数腮腺炎患者在无脑膜炎症状和体征时,脑脊液中白细胞数可轻度升高。

(2)血清学检查:ELISA检测血清中腮腺炎病毒核蛋白的IgM抗体可作为近期感染的诊断;近年来应用特异性抗体或单克隆抗体检测腮腺炎病毒抗原,可进行早期诊断;逆转录PCR技术检测腮腺炎病毒RNA,可提高对可疑患者的诊断率。

(3)病毒分离:可从患儿唾液、血、尿及脑脊液中分离出病毒。

3.诊断标准

依据流行病学、接触史及腮腺非化脓性肿大的特点,临床诊断并不困难。对疑似病例需依靠血清学检查或病毒分离确诊。鉴别诊断包括其他病原(细菌、流感病毒、副流感病毒等)引起的腮腺炎和其他原因引起的腮腺肿大,如白血病、淋巴瘤及腮腺肿瘤等。

(三)治疗

主要对症处理。急性期应避免食刺激性食物,多饮水,保持口腔卫生。高热患儿可采用物理降温或使用解热剂,严重头痛和并发睾丸炎者可酌情应用止痛药,此外,也可采用中医中药内外兼治。对重症脑膜脑炎、睾丸炎或心肌炎者,可采用中等量的糖皮质激素治疗3～7天。也可试用干扰素,但一般抗生素和磺胺类药物无效。此外,氦-氖激光局部照射治疗腮腺炎,对止痛、消肿有一定疗效。

五、脊髓灰质炎

脊髓灰质炎是由脊髓灰质炎病毒引起的急性传染病。病毒主要损害脊髓前角运动神经细胞,故临床表现为四肢弛缓性瘫痪,无感觉障碍,因多见于小儿,故又称之为"小儿麻痹症"。自口服的脊髓灰质炎减毒活疫苗广泛应用以来,其发病率已明显降低。

(一)病因及发病机制

病原菌为脊髓灰质炎病毒,属于小RNA病毒科的肠道病毒,本病毒为嗜神经病毒。病毒从咽部或肠壁进入局部淋巴组织中增殖,同时向体外排出病毒,此时若机体免疫反应强,病毒可被消除,则发生隐性感染;如果免疫应答未能将局部病毒清除,病毒可经淋巴进入血液,形成第一次病毒血症,病毒通过血流到达全身单核-吞噬细胞系统,进一步增殖后再次入血,形成第二次病毒血症。如果此时机体产生的特异性抗体足以将病毒中和,病毒未侵入神经系统,则疾病到此停止,形成顿挫型。如病毒未侵入神经系统,轻者不发生瘫痪,称之为无瘫痪型,重者发生瘫痪,称之为瘫痪型。在此期间,一些因素如劳累、感染、受寒、外伤、预防接种和妊娠等均可加重病情。

(二)诊断

脊髓灰质炎出现典型肢体瘫痪时,诊断并不困难。瘫痪出现前多不易确定诊断,若血清学检查及病毒分离可确诊。

1.临床表现

本病潜伏期一般为5～14天。因病情轻重不等,临床可分为无症状型,占90%以上;顿挫型,占4%～8%;瘫痪型,仅占1%～2%。瘫痪型为本病的典型表现,可分为如下各期。

(1)前驱期:主要表现为发热、乏力、多汗、咽痛、咳嗽及流涕等上呼吸道感染症状,也可有恶心、呕吐、腹痛及腹泻等消化道症状。持续1～4天,多数患者体温下降,症状消失,称顿挫型。

(2)瘫痪前期:前驱期热退后1～6天再次发热至本期(双峰热)开始,也可无前驱期而从本期开始。患儿感觉过敏、肌肉酸痛,主要为肢体及颈背部疼痛。小婴儿拒抱,较大患儿体检时可见如下体征:①三脚架征。当患儿从床上坐起时呈两臂向后伸直以支撑身体的特殊姿势。②吻膝试验阳性。患儿坐起后不能自如地弯颈使下颌抵膝。③头下垂征。将手置于患儿肩下,抬起躯干时,头与躯干不平行。此外可有面颊潮红、多汗、烦躁不安,偶尔有精神萎靡、嗜睡等。部分患儿可经 3～6 天康复,即"无瘫痪型"。

(3)瘫痪期:多从起病后 3～4 天或第二次发热后 1～2 天发生瘫痪,并于 5～6 天出现不同部位瘫痪,并逐渐加重,至体温正常后瘫痪停止进展,无感觉障碍。根据病变部位可分为如下类型:①脊髓型,最常见。瘫痪特点两侧不对称的弛缓性瘫痪,多见单侧下肢。近端大肌群瘫痪较远端小肌群出现早且重。如累及颈背肌、膈肌及肋间肌时,可出现竖头及坐起困难、呼吸运动障碍和矛盾呼吸等表现。腹肌或肠肌麻痹可发生顽固性便秘,膀胱肌麻痹可出现尿潴留或尿失禁。②延髓型,病毒侵犯延髓呼吸中枢、循环中枢及脑神经核,可出现脑神经麻痹及呼吸、循环受损的表现。③脑型,较少见。表现为高热、嗜睡、昏迷、惊厥和肢体强直性瘫痪。④混合型,同时具有以上几型的表现,以脊髓型和延髓型并存为多见。

(4)恢复期:瘫痪后 1～2 周,病肌开始恢复,常自肢体远端开始,呈上升性,1～3 个月功能恢复正常,重者需 6～18 个月。

2.实验室检查

(1)血常规:多无明显变化,部分患儿血沉增快。

(2)脑脊液:瘫痪前期出现异常,其特点为细胞数增加,通常在$(50～500)\times 10^6/L$,早期以中性粒细胞为主,但蛋白增加不明显,故将这种变化称之为细胞-蛋白分离现象,对诊断有一定参考价值。至瘫痪第 3 周,细胞数多以恢复正常,但蛋白继续升高,4～6 周方恢复正常。

(3)血清学检测:中和试验或补体结合试验检测血中特异性抗体,病程中双份血清抗体滴度增高 4 倍以上有诊断意义。ELISA 检测血及脑脊液中特异性 IgM 抗体,阳性率高,第 1～2 周即可出现阳性,可早期诊断。

(4)病毒分离:起病后 1 周内,从患儿鼻咽部分泌物、血、脑脊液及粪便中可分离出病毒。

3.诊断标准

脊髓灰质炎出现典型肢体瘫痪时,诊断并不困难。瘫痪出现前多不易确定诊断,若血清学检查及病毒分离可确诊。瘫痪患儿尚需与下列疾病相鉴别:吉兰-巴雷综合征、假性瘫痪、周围神经炎、家族性麻痹等。

(三)治疗

目前尚无特效药物控制瘫痪的发生和发展,治疗原则以对症为主。

1.前驱期和瘫痪前期

必须卧床休息至热退后1周。可适当应用镇静剂,以减轻肢体疼痛;患处温热敷,以改善局部血液循环;静脉滴注高渗葡萄糖及维生素C,对神经细胞水肿可能有一定疗效;静脉注射丙种球蛋白400 mg/(kg·d),连用2~3天,可中和病毒,对减轻病情也有一定疗效。

2.瘫痪期

应使瘫痪肢体保持功能位,以免发生垂腕、垂足等现象。有便秘或尿潴留时,应适当给予灌肠和导尿。此外,可适当应用促进神经传导的药物,如地巴唑口服,0.1~0.2 mg/(kg·d),疗程10天;加兰他敏肌内注射,0.05~0.1 mg/(kg·d),从小剂量开始,疗程30天;新斯的明肌内或皮下注射,0.02~0.04 mg/(kg·d);此外,也可应用维生素 B_1、维生素 B_{12} 等促进神经细胞的代谢。

若呼吸肌瘫痪者,应注意保持气道通畅,及早给氧,必要时予以机械通气治疗;呼吸中枢麻痹者可酌情用呼吸中枢兴奋剂,严重者及早机械通气;吞咽困难者应鼻饲,并保证其足够的热量供给。选用合适的抗生素,防止肺部的继发感染。

3.恢复期及后遗症期

可通过按摩、针灸、理疗及功能锻炼等方法,促进肌肉功能恢复,防止肌肉萎缩。若有肢体畸形,可采用手术矫正。

六、巨细胞病毒感染

巨细胞病毒感染广泛存在,为全球性分布,是人类先天性感染的主要病原,也是目前我国小儿最常见的感染性疾病。但绝大多数为无症状的隐性感染,仅5%~10%的感染者出现临床表现,特点是受损组织器官内出现巨细胞包涵体。

(一)病因及发病机制

人巨细胞病毒属疱疹病毒类,为DNA病毒,具有高度的种族特异性,只能在同种动物的成纤维细胞中繁殖。巨细胞病毒感染可由感染的母亲经过胎盘垂直传播给胎儿,也可由接触亲属、抚育人员或医务人员含有巨细胞病毒的体液水平传播,还可通过输血引起医源性感染。巨细胞病毒感染的致病机制主要是病毒在体内多脏器细胞内大量复制并播散所引起的直接损伤及由此产生的免疫病理变化。已从人体脑、肺、肝、肾、甲状腺及睾丸等组织中发现巨细胞病毒典型病理改变,即细胞体积增大,核内有包涵体。

(二)诊断

巨细胞病毒感染可导致多器官系统的损害。诊断主要依据临床表现及实验室检查。凡能证实体内有巨细胞病毒侵入,不论有无症状或病变均称巨细胞病毒感染。

1.临床表现

主要为多器官系统损伤的症状及体征。

(1)发育落后:胎儿生长受限、早产儿、低出生体重儿及小于胎龄儿。

(2)消化系统症状:黄疸、肝脾大,有或无肝功能损害。这是巨细胞病毒感染最常见、最突出的临床表现。可伴有胆道发育不良或畸形,消化道可出现炎症或溃疡甚至穿孔。

(3)神经系统症状:小头畸形、智力障碍、颅内钙化、听力障碍。巨细胞病毒脑炎时其临床表现与病毒性脑炎类似,出现抽搐、肌张力异常甚至昏迷。

(4)血液系统症状:皮肤出血点、紫癜、贫血、血小板数减少、异型淋巴细胞增加。

(5)呼吸系统症状:间质性肺炎表现。咳嗽、气促、呼吸暂停、发绀、肺部呼吸音增粗或闻及湿啰音。

(6)心血管系统症状:可出现心肌炎、心包炎、心脏扩大或心律失常。

(7)泌尿系统症状:血尿、蛋白尿。

(8)眼部症状:孕早期感染可出现小眼裂、小眼球畸形。常见眼部病变有眼底萎缩或钙化、脉络膜视网膜炎、黄斑病变、斜视、弱视。

(9)其他:皮疹、骨骼畸形、关节炎、脐疝、腹股沟斜疝等。因肝、肾损害导致维生素D缺乏引起低钙抽搐或喉痉挛,常是巨细胞病毒感染者猝死原因。

2.实验室诊断依据

具有下列任何一项即可诊断巨细胞病毒感染。

(1)从受检标本(尿、血、唾液、乳汁、脑脊液、胎盘、绒毛等)中分离出巨细胞病毒。

(2)从受检组织细胞中见到典型的巨细胞包涵体(注意排除其他病毒感染)。

(3)血清特异性抗巨细胞病毒抗体检测:目前常用的检测方法为 ELISA 技术。①血清抗巨细胞病毒-IgG 阳性:新生儿期为胎传抗体;6 个月以上婴幼儿及儿童阳性表示曾经感染过巨细胞病毒或巨细胞病毒静止性感染。从阴性转为阳性表示原发感染;双份血清抗体滴度呈>4倍增高表示巨细胞病毒活动性感染;严重免疫抑制者,可呈假阴性。②血清抗巨细胞病毒-IgM阳性:示巨细胞病毒活动性感染;同时测巨细胞病毒-IgG阴性表示原发感染;新生儿及小婴儿产生IgM能力较差,即使感染了巨细胞病毒,仍可出现假阴性;感染后尚未产生抗体者,可为假阴性;有类风湿因子干扰时,可出现假阳性。

(4)特异性巨细胞病毒抗原测定:用特异性单克隆抗体采用免疫荧光法或酶免疫法从受检材料中检测到巨细胞病毒即刻早期抗原或早期抗原,阳性结果提示巨细胞病毒活动性感染。可用于早期诊断。

(5)巨细胞病毒抗原血症分析:采用免疫组化方法检测循环血白细胞的巨细胞病毒抗原,是近年发展起来的一种敏感性好、特异性高、操作相对简单的早期快速诊断方法,迄今已得到广泛应用。其基本操作是先分离待检者的外周血白细胞,将白细胞悬液制成固定玻片,再与特异性单抗温育,用间接酶染色技术或间接荧光染色技术染色后行显微镜观察视野中阳性细胞的个数。每2×10^5个细胞中,只要有一个阳性细胞即可认为是阳性,阳性细胞数>50,即为高水平的抗原血症。抗原血症检测可用于早期诊断全身性活动性感染(血清抗体出现前2周)且能指导临床治疗及评价疗效。由于抗原血症检测可以避免因免疫抑制等对抗体检测法的影响,因而更适用于新生儿、小婴儿和免疫缺损患儿。

(6)巨细胞病毒感染的基因检测技术:①核酸杂交。常用方法为原位杂交。检测标本巨细胞病毒-DNA阳性,提示巨细胞病毒感染(活动性或潜伏性)。检测标本巨细胞病毒-mRNA阳性,提示巨细胞病毒活动性感染。②聚合酶链反应(PCR)。套式聚合酶链反应(NT-PCR)检测标本巨细胞病毒-DNA阳性,提示巨细胞病毒感染(活动性或潜伏性);RT-PCR检测标本巨细胞病毒即刻早期基因mRNA(IE-mRNA)阳性,提示巨细胞病毒活动性感染;竞争性定量PCR动态检测标本中巨细胞病毒-DNA,能鉴别潜伏性和活动性巨细胞病毒感染,亦可用于指导抗病毒药物的治疗和疗效评价。

3.诊断标准

能证实体内有巨细胞病毒侵入,不论有无症状或病变均称巨细胞病毒感染。活动性感染是指巨细胞病毒在宿主细胞内复制,产生典型的"巨细胞包涵体";潜伏性感染指巨细胞病毒进入宿主后,没有子代病毒产生,也不引起宿主细胞病变,但受感染的细胞内有巨细胞病毒-DNA存在。潜伏性感染是巨细胞病毒感染的主要形式。原发性感染指初次感染;再发性感染指内源性潜伏病毒活动或再次感染外源性不同的病毒株或更大剂量的同种病毒株。

（1）根据临床表现分为有症状性感染与亚临床型感染。

有症状性感染：①全身性感染指巨细胞病毒损害患儿2个或2个以上的器官系统，常见于先天性感染和围生期感染。②局部性感染指巨细胞病毒仅损害患儿的1个器官系统，如巨细胞病毒肝炎、巨细胞病毒脑炎、巨细胞病毒肺炎、巨细胞病毒肠炎、巨细胞病毒肾炎等。

亚临床型感染：能证实体内有巨细胞病毒侵入，临床未出现与巨细胞病毒相关的症状与体征，但脑干听觉诱发电位可能异常。

（2）根据患儿获得感染的时间分为先天性感染、围生期感染及生后感染。①先天性感染：指由巨细胞病毒感染母亲所生育的子女于出生14天（含14天）证实有巨细胞病毒感染，主要是宫内感染所致。②围生期感染：指由巨细胞病毒感染母亲所生育的子女于出生14天内没有巨细胞病毒感染，而于生后3～12周内证实有巨细胞病毒感染，是婴儿于出生时经过产道吸入被病毒污染的分泌物或吮吸带病毒的母乳感染所致。③生后感染或获得性感染：指婴儿在出生12周后发生巨细胞病毒感染。可因吮吸带病毒的母乳所致，也可由母婴间经唾液等水平传播引起。

（三）治疗

治疗的关键是积极有效地控制病毒复制，辅以必要的对症、支持及免疫调节治疗。

1.抗巨细胞病毒治疗

更昔洛韦为核苷类药物，是一种广谱抗DNA病毒药物，对人巨细胞病毒具有极强的抗病毒活性，可用于治疗各种类型巨细胞病毒感染。其作用机制为：更昔洛韦在细胞内被转化为三磷酸型活化物，通过2种方式抑制病毒复制：竞争性抑制巨细胞病毒DNA多聚酶的合成及直接渗入病毒DNA终止病毒DNA延长。且这种转化型的三磷酸更昔洛韦在被巨细胞病毒感染的细胞内浓度高于非感染细胞的100倍以上，从而更好地提供了作用的选择性。具体治疗方案及注意事项如下：①诱导治疗方案：5 mg/kg，每12小时1次，静脉滴注，滴注时间＞1小时，连用14天。②维持治疗方案：5 mg/kg，每天1次，静脉滴注，每周5天，滴注时间＞1小时，维持2～3个月。国外研究认为：高剂量的诱导治疗结合长程的维持治疗，疗效明显优于低剂量的单个或多个疗程。③更昔洛韦不良反应监测：更昔洛韦的主要不良反应是骨髓抑制，偶见肝肾功能轻度异常。因此，疗程开始前，应常规检查血常规及肝肾功能，以区分感染本身对血液系统、肝肾功能的影响与药物的不良反应；诱导治疗期间，每隔2天应复查血常规，每周复查肝肾功能;疗程结束时复查血巨细胞病毒-IgG、IgM,血、尿巨细胞病毒-DNA观察疗效。维持治疗阶段:每周复查血常规,每2～4周复查肝肾功能;疗程结束时复查血巨细胞病毒-IgG、IgM,血、尿巨细胞病毒-DNA观察疗效。外周血中性粒细胞<$5.0 \times 10^9/L$或血小板<$25 \times 10^9/L$,应停药观察,酌情处理。

2.免疫治疗

(1)免疫球蛋白:$400 \ mg/(kg \cdot d)$,静脉注射,3～5天为一疗程,与更昔洛韦联合应用,可提高疗效。

(2)单克隆抗体(McAb):有抗巨细胞病毒-McAb、抗巨细胞病毒受体-McAb等,可阻断巨细胞病毒感染,特异性强,尚在试用阶段。

3.支持、对症治疗

(1)对各种临床表现做对症处理。

(2)给予足量热量,提供多种维生素,维持水、电解质、酸碱平衡。

(3)慎用损害肝、肾功能的药物。

七、传染性单核细胞增多症

传染性单核细胞增多症是由EB病毒感染所致的急性传染病。临床上以发热、咽峡炎、淋巴结及肝脾大、外周血中淋巴细胞增加并出现异型淋巴细胞等为其特征。严重者可致心肌炎、脑膜炎、脊髓炎及免疫性溶血性贫血等。

(一)病因及发病机制

EB病毒是一种嗜淋巴细胞的DNA病毒,属疱疹病毒属。EB病毒有5种抗原成分,均能产生各自相应的抗体。①衣壳抗原(viral capsid antigen,VCA):可产生IgM和IgG抗体,VCA-IgM抗体早期出现,多在1～2个月消失,是新近受EB病毒感染的标志。VCA-IgG出现稍迟于前者,但可持续多年或终身,故不能区别新近感染与既往感染。②早期抗原(early antigen,EA):可再分弥散成分D和局限成分R,是EB病毒进入增殖性周期初期形成的一种抗原,其中EA-D成分具有EB病毒特异的DNA聚合酶活性。EA-IgG抗体是近期感染或EB病毒活跃增殖的标志。该抗体于病后3～4周达高峰,持续3～6个月。③核心抗原(nuclear antigen,EBNA):EBNA-IgG于病后3～4周出现,持续终身,是既往感染的标志。④淋巴细胞决定的膜抗原(lymphocyte determinant membrane antigen,LYDMA):其抗体为补体结合抗体,出现和持续时间与EBNA-IgG相同,也是既往感染的标志。⑤膜抗原(membrane antigen,MA):是中和性抗原,可产生相应中和抗体,其出现和持续时间与EBNA-IgG相同。其发病机制尚未完全阐明。目前认为与免疫病理关系密切。EB 病毒入口腔后可能先在咽部淋巴组织内增殖,然后进入血液导致病毒血症,继而累及周身淋巴系统。因 B 细胞表面有 EB 病毒受体,故 EB 病毒主要感染 B 细胞,导致 B 细胞表面抗原改变,继而引起 T 细胞防御反应,形成细胞毒性效应细胞而直接破坏感染 EB 病毒的B 细胞。患者血中的大量异常淋巴细胞(又称异型淋巴细胞)就是这种具杀伤能力的细胞毒性 T 淋巴细胞(CTL)。EB 病毒可引起 B 细胞多克隆活化,产生非特异性多克隆免疫球蛋白,其中有些免疫球蛋白对本病具有特征性,如Paul-Bunnell嗜异性抗体。

(二)诊断

诊断主要根据典型临床表现(发热、咽痛、肝脾及浅表淋巴结肿大),结合流行病学资料及实验室检查。

1.临床表现

潜伏期 5～15 天。起病急缓不一。症状呈多样性,因而曾将本病分为多种临床类型,如咽类型、腺热型、淋巴结肿大型以及肺炎型、肝炎型、胃肠型、皮疹型、脑炎型、心脏型、生殖腺型等,以前 3 型最为常见。近半数患者有乏力、头痛、鼻塞、恶心、食欲减退等前驱症状。发病期典型表现如下。

(1)发热:一般均有发热,体温 38.5～40 ℃,无固定热型,部分患者伴畏寒、寒战,热程数天至数周,中毒症状多不严重。

(2)淋巴结肿大:约 70% 的患者有淋巴结肿大,在病程第一周内即可出现,浅表淋巴结普遍受累,以颈部最为常见,腋下、腹股沟次之。肿大淋巴结直径很少超过 3 cm,中等硬度,无粘连及明显压痛,常在热退后数周才消退。肠系膜淋巴结受累时可有腹痛及压痛。有时可见胸部纵隔淋巴结肿大,则应和结核、淋巴瘤作鉴别。

(3)咽峡炎:咽部、扁桃体、悬雍垂充血肿胀伴有咽痛,少数有溃疡或假膜形成,如咽部肿胀严重者可出现呼吸困难及吞咽困难。

(4)肝脾大:肝大者占 20%～62%,并伴有急性肝炎上消化道症状。肝功能异常者可达 2/3,部分患者有轻度黄疸。约半数患者有轻度脾大,有疼痛及压痛,偶可发生脾破裂。

(5)皮疹:约 10% 患者在病程 1～2 周出现皮疹,呈多形性,以丘疹及斑丘疹常见。也可有荨麻疹或猩红热样皮疹,偶见出血性皮疹。多见于躯干部位,1 周内消退。

(6)其他:在不同病期,个别患者可出现不同脏器受累的临床表现。在急性期可发生心包炎、心肌炎。在整个病程中患者都可出现神经症状,如吉兰-巴雷综合征、脑膜脑炎等。在后期偶可发生血小板减少性紫癜,严重病例可见骨髓衰竭。患者也可出现肾炎、胃肠道出血(因淋巴组织坏死溃烂所致)、间质性肺炎等症状。

2.实验室检查

(1)血常规:血常规改变是本病的重要特征。早期白细胞总数多在正常范围或稍低,发病1周后,白细胞总数增高,一般为$(10\sim20)\times10^9/L$,高者可达$60\times10^9/L$。单个核细胞增多为主,占60%以上。异型淋巴细胞增多10%以上或其绝对值超过$1.0\times10^9/L$时具有诊断意义。血小板计数常见减少,可能与病毒直接损伤及免疫复合物作用有关。

(2)血清学检查。①嗜异性凝集试验:患者血清中出现一种IgM型嗜异性抗体,能凝集绵羊或马红细胞,阳性率达80%~90%,效价高于1:64,经豚鼠肾吸收后仍阳性者,具有诊断意义。病程5天开始出现阳性反应,病程2~3周达高峰,一般持续数月,5岁以下患儿不易出现阳性。阴性者需多次复查。②特异性抗体测定:抗体测定用间接免疫荧光法。以抗VCA-IgM及IgG测定在临床上最常用。抗VCA-IgM阳性提示急性感染,抗VCA-IgG急性及恢复期双份血清效价≥4倍增高,或单份血清效价≥1:160亦提示为急性感染。EA-IgG是近期感染或EB病毒复制活跃的标志,均具有诊断价值。Southern印迹法可检测整合的EB病毒DNA;原位杂交可确定口咽上皮细胞中EB病毒的存在;聚合酶链反应可敏感、快速、特异地检出标本中的EB病毒DNA。

3.诊断标准

诊断以典型临床表现(发热、咽痛、肝脾及浅表淋巴结肿大),外周血异型淋巴细胞>10%和嗜异性凝集试验阳性为依据,并结合流行病学资料多可作出临床诊断。对嗜异性凝集试验阴性者可测定特异性EB病毒抗体(VCA-IgM、EA-IgG)以助诊断。本病有发热,淋巴结、肝脾大,应与巨细胞病毒感染、弓形体病、甲型肝炎、结核、肠伤寒、支原体感染及疟疾鉴别。另外,咽部症状与体征应与乙型链球菌扁桃体炎鉴别。伴有白细胞降低、血小板下降时,要与白血病鉴别。

(三)治疗

本病多呈自限性,预后良好,一般不需特殊治疗,主要对症治疗。急性期特别是出现肝炎症状者应卧床休息,并按病毒性肝炎对症治疗。有明显脾大患者应严禁参加运动,以防脾破裂。抗菌药物对EB病毒无效,仅用于咽或扁桃体继发链球菌感染时,忌用氨苄西林或阿莫西林,以免引起皮疹,加重病情。于疾病早期,应用阿昔洛韦治疗,有一定疗效。此外,阿糖腺苷、泛昔洛韦、α-干扰素等抗病毒药物亦有一定治疗作用。重型患者发生咽喉严重病变或水肿者,有神经系统并发症及心肌炎、溶血性贫血、血小板减少性紫癜等并发症时,应用短疗程肾上腺皮质激素可明显减轻症状。发生脾破裂时,应立即输血,并行手术治疗。

第二节　细菌感染性疾病

一、百日咳

百日咳是百日咳杆菌导致的呼吸道传染病。其临床特征为阵发性痉挛性咳嗽伴有深长的"鸡鸣"样吸气性吼声,未经治疗病程可长达2～3个月而得名。本病传染性强,常引起流行。患者发病年龄越小,病情越重,可因并发肺炎、脑病而死亡。近几十年来,由于疫苗的广泛接种,我国百日咳的发病率、病死率明显降低。

(一)诊断

诊断主要依据病史、临床表现及实验室检查。

1.临床表现

本病起病缓慢,病初有低热及感冒症状,有逐渐加重的阵发性痉咳,并有特殊的吸气性吼声(高音调),以晚上为重。发病前1～2周有与百日咳患者接触史。潜伏期平均为3～12天。典型患儿的病程为6～8周,分为3期。

(1)卡他期:流涕、咳嗽及发热,持续1～2周。

(2)痉咳期:连续快速咳5～10次,发出高调鸣声,紧接着又痉咳,反复发作,直至将气道内黏稠痰咳出。阵咳时患儿面赤、发绀、流泪、流涎、眼球充血、伸舌、颈静脉怒张,眼睑水肿,痉咳每天发作2～5次至40余次,间歇期一般情况良好。由于剧咳,使脑缺氧、脑水肿,可发生百日咳脑病,引起抽搐,意识丧失。肺部多无异常体征。此期持续2～4周。

(3)恢复期:痉咳发作减轻,次数减少,持续1～2周。

2.实验室检查

(1)血常规:卡他期及痉咳期白细胞数增多,一般(20～30)×10^9/L,偶可高

达 $100 \times 10^9 / L$ 以上,以淋巴细胞占优势。

(2)鼻咽分泌物涂片荧光抗体染色,可特异快速诊断。

(3)细胞培养有百日咳杆菌生长可确诊。

(4)双份血清抗体测定适用于病程后期,细胞培养已阴性的病例,常用 ELISA 测定百日咳丝状血凝素(FHA)及百日咳毒素(PT)的 IgM、IgG、IgA,其中以百日咳毒素 IgG 抗体对急性感染最敏感、特异;FHA 及 PT-IgM 阳性不能区分自然感染及疫苗的效果;FHA 及 PT-IgA,只有自然感染时存在。

3.诊断标准

根据典型病史及临床表现可作临床诊断。病原学及血清学阳性结果可确诊。本病需与腺病毒、支原体、衣原体支气管炎、肺炎及支气管异物鉴别。

(二)治疗

1.一般治疗

隔离患者 40 天;保持室内空气新鲜,冷暖适宜,避免各种诱发痉咳的刺激;少量多餐,防止呕吐误吸;维持水电解质酸碱平衡。

2.特异性治疗

红霉素 50 mg/kg,分 4 次服用,疗程 14 天。

3.对症治疗

(1)止咳祛痰:可服用甘草合剂、氯化铵等。

(2)夜间可适量使用镇静剂:如苯巴比妥钠每次 1 mg/kg。

(3)对痉咳时有呼吸暂停或抽搐发作者,可采用持续气道正压通气及呼气末正压治疗。

4.其他治疗

(1)短期应用肾上腺皮质激素。

(2)治疗并发症:如肺炎、百日咳脑病等。

二、细菌性痢疾

细菌性痢疾是由志贺菌属引起的肠道传染病,而中毒型细菌性痢疾则是急性细菌性痢疾的危重型。起病急骤,临床以高热、嗜睡、惊厥、迅速发生休克及昏迷为特征。本病多见于 3~5 岁体格健康的儿童,病死率高。

(一)病因及发病机制

本病的病原体为痢疾志贺菌,属肠杆菌的志贺菌属。志贺菌侵袭人体后,细菌裂解,产生大量内毒素和少量外毒素。志贺菌内毒素从肠壁吸收入血,引起发热、毒血症及微循环障碍。内毒素作用于肾上腺髓质及兴奋交感神经系统释放肾上腺素及去甲肾上腺素等,使小动脉和小静脉发生痉挛性收缩。内毒素直接作用或通过刺激单核-巨噬细胞系统,使组氨酸脱羧酶活性增加,或通过溶酶体释放,导致大量血管扩张物质释放,使血浆外渗,血液浓缩。此外,血小板凝聚,释放血小板因子,促进血管内凝血,加重微循环障碍。

(二)诊断

3～5岁的健康儿童,夏秋季节突然高热,伴反复惊厥、脑病和休克表现者,均应考虑本病。可用肛拭子或灌肠取便,若镜检发现大量脓细胞或红细胞可确定诊断。

1.临床表现

本病潜伏期通常为1～2天,但可短至数小时,长达8天。

(1)发病特点:起病急骤,突发高热,常在肠道症状出现前发生惊厥,短期期内(一般在数小时内)即可出现中毒症状。起病后体温很快上升至39 ℃以上,可达40～41 ℃,可伴有头痛、畏寒等症状,但无上呼吸道感染症状。肠道症状往往在数小时或数十小时后出现,故常被误诊为其他发热性疾病。

(2)分型:根据其临床表现,分为如下4型。①休克型(皮肤内脏微循环障碍型):主要表现为感染性休克。初起面色灰白,唇周青灰,四肢冷,指(趾)甲发白,脉细速,心率增快。后期出现发绀,血压下降,尿量减少,脉细速或细弱,甚至不能触及,心音低钝,无尿。重者发绀严重,心率减慢,心音微弱,血压测不出。并可同时伴心、肺、血液及肾脏等多器官功能不全的表现。②脑型(脑微循环障碍型):病初起时小儿烦躁或萎靡、嗜睡,严重者出现惊厥。惊厥可反复发作,开始时发作前后神志清楚,继之可转入谵妄昏迷,并可在持续惊厥后呼吸突然停止,这是由于脑细胞缺氧引起脑水肿产生脑疝所致。眼底检查可见小动脉直径变细,小静脉淤血扩张。此型较重,病死率高。③肺型(肺微循环障碍型):主要表现为呼吸窘迫综合征。以肺微循环障碍为主,常由中毒型细菌性痢疾的休克型或脑型发展而来,病情危重,病死率高。④混合型:上述2型或3型同时存在或先后出现,此型极为凶险,病死率更高。

2.实验室检查

(1)血常规:白细胞总数及中性粒细胞比例增高,但发热仅数小时的患儿可以不高。

(2)大便常规:可见成堆白细胞、吞噬细胞和红细胞。尚无腹泻的早期病例,应用生理盐水灌肠后作粪便检查。粪便常规一次正常,不能排除该病的诊断,需要复查。

（3）大便培养：可分离出痢疾志贺菌。

（4）血清学检测：与细菌培养相比，可早期快速诊断。但易出现假阳性，故临床上为广泛应用。

（5）特异性核酸检测：采用核酸杂交或聚合酶链反应可直接检查大便中的痢疾志贺菌核酸，其灵敏度较高，特异性较强，快捷方便，是较有发展前途的检测方法。

3.诊断标准

3～5岁的健康儿童，夏秋季节突然高热，伴反复惊厥、脑病和休克表现者，均应考虑本病。可用肛拭子或灌肠取便，若镜检发现大量脓细胞或红细胞可确定诊断，但需与上呼吸道感染、流行性乙型脑炎、流行性脑膜炎、大叶性肺炎、尿道感染、败血症、坏死性出血性小肠炎等疾病相鉴别。

（三）治疗

本病病情凶险，必须及时抢救治疗。

1.降温止惊

可采用物理、药物降温或亚冬眠疗法。持续惊厥者，可用地西泮 0.3 mg/kg 肌内注射或静脉注射（最大剂量≤10 mg 每次）；或用水合氯醛 40～60 mg/kg 保留灌肠；或苯巴比妥钠肌内注射。

2.控制感染

通常选用 2 种痢疾志贺菌敏感的抗生素静脉滴注。因近年来痢疾志贺菌对氨苄西林、庆大霉素等耐药菌株日益增多，故可选用阿米卡星、头孢噻肟钠或头孢曲松钠等药物。

3.抗休克治疗

（1）扩充血容量，纠正酸中毒，维持水、电解质酸碱平衡。

（2）改善微循环：在充分扩容的基础上，适当应用血管活性药物，如多巴胺、酚妥拉明等。

（3）应用糖皮质激素：可及早应用。地塞米松每次 0.2～0.5 mg/kg，静脉滴注，每天 1～2 次，疗程 3～5 天。

4.防治脑水肿和呼吸衰竭

首选 20％甘露醇降低颅内压，剂量每次 0.5～1 g/kg，静脉注射，每天 3～4 次，疗程 3～5 天，必要时与利尿剂交替使用。此外，保持患儿呼吸道通畅，保证血氧在正常范围内，若出现呼吸衰竭，及早给予机械通气治疗。

三、猩红热

猩红热是一种由 A 族溶血性链球菌所致的急性呼吸道传染病,其临床以发热、咽峡炎、全身弥漫性红色皮疹及疹退后皮肤脱屑为特征。多见于 3～7 岁的儿童,少数患儿于病后 2～3 周可发生风湿热或急性肾小球肾炎。

(一)病因及发病机制

病原菌为 A 族 β 型溶血性链球菌。溶血性链球菌从呼吸道侵入咽、扁桃体,引起局部炎症,表现为咽峡及扁桃体急性充血、水肿,有中性粒细胞浸润,纤维素渗出,可为卡他性、脓性或膜性,并可向邻近组织器官扩散,亦可通过血行播散。炎症病灶处溶血性链球菌产生红斑毒素,经吸收后使机体表皮毛细血管扩张,真皮层广泛充血,在毛囊口周围有淋巴细胞及单核细胞浸润,形成猩红热样皮疹。恢复期表皮细胞角化过度,并逐渐脱落形成临床上的脱皮。舌乳头红肿突起,形成杨梅舌。重型患者可有全身淋巴结、肝、脾等网状内皮组织增生,心肌发生中毒性退行性变。部分患者于 2～3 周出现变态反应,主要表现为肾小球肾炎或风湿热。

(二)诊断

典型皮疹、帕氏线、"杨梅舌"等是诊断猩红热的主要依据,再结合全身症状如发热、咽痛、扁桃体红肿,以及流行病学特点,诊断并不难。非典型病例结合实验室检查进行诊断。

1.临床表观

(1)潜伏期:通常为 2～3 天,短者 1 天,长者 5～6 天。外科型猩红热潜伏期较短,一般为 1～2 天。

(2)前驱期:从发病到出疹为前驱期,一般不超过 24 小时,少数病例可达 2 天。起病多急骤,当局部细菌繁殖到一定数量,并产生足够的外毒素时即出现症状,有畏寒,高热伴头痛、恶心、呕吐、咽痛等。婴儿在起病时烦躁或惊厥。检查时可见咽部炎症,轻者仅咽部或扁桃体充血,重者咽及软腭有脓性渗出物和点状红疹或出血性红疹,或可有假膜形成。颈及下颌下淋巴结肿大及压痛。

(3)出疹期:多见于发病后 1～2 天出疹。皮疹从耳后、颈及上胸部,然后迅速波及躯干及上肢,最后到下肢。皮疹特点是全身皮肤弥漫性发红,其上有点状红色皮疹,高出皮面,扪之有粗糙感,压之褪色,有痒感,疹间无正常皮肤可见,以手按压则红色可暂时消退数秒钟,出现苍白的手印,此种现象称为贫血性皮肤划痕,为猩红热的特征之一。在皮肤皱褶处,如腋窝、肘弯和腹股沟等处,皮疹密集成线压之不退,称为帕氏线,为猩红热特征之二。前驱期或发疹初期,舌质淡红,其上被覆灰白色苔,边缘充血水肿,舌刺突起,2～3天舌苔由边缘消退,舌面清净呈牛肉样深红色,舌刺红肿明显,突出于舌面上,形成"杨梅"样舌,为猩红热特征之三。猩红热患者还可出现口周苍白区,表现为口周皮肤与面颊部发红的皮肤比较相对苍白,但其诊断价值不及以上特征重要,因其他发热性疾病如肺炎、麻疹有时亦会出现类似情况。

(4)恢复期:皮疹于3～5天颜色转暗,逐渐隐退。并按出疹先后顺序脱皮,皮疹越多,脱屑越明显。轻症患者呈细屑状或片状屑。重症患者有时呈大片脱皮,以指(趾)部最显。此时全身中毒症状及局部炎症也很快消退。此期为1周左右。

除了上述典型的临床表现外,随着细菌毒力的强弱、侵入部位的差异和机体反应性的不同,又有其特殊表现:①脓毒型。咽峡炎明显,渗出物多,局部黏膜可坏死而形成溃疡。细菌扩散到附近组织,发生化脓性中耳炎、鼻旁窦炎、乳突炎及颈部淋巴结炎,重者导致败血症。目前该型已较少见。②中毒型。全身中毒症状重,高热40℃以上。往往出现意识障碍、萎靡、嗜睡或烦躁,重者谵妄、惊厥及昏迷。亦可呈循环衰竭及中毒性心肌炎表现。皮疹可为出血性,延时较久,但咽峡炎不明显。此型患者易引起全身或局部的细菌感染性并发症。自抗生素应用以来,已很少见到。③外科型(包括产科型)。病原菌通过咽外途径如伤口、产道、烧、烫伤创面或皮肤感染侵入人体引起发病,其皮疹先出现于细菌入侵部位附近,邻近的淋巴结炎较显著,全身症状轻,咽扁桃体无炎症,预后良好。

2.实验室检查

(1)血常规:患儿白细胞总数增加,在(10～20)×10⁹/L,中性粒细胞比例可达80%以上,严重者可出现中毒颗粒。

(2)血清学检查:可用免疫荧光法检测咽拭涂片进行快速诊断。

(3)细菌培养:从鼻咽拭子或其他病灶内取标本做细菌培养。

3.诊断标准

典型皮疹、帕氏线、"杨梅舌"等是诊断猩红热的主要依据,再结合全身症状如发热、咽痛、扁桃体红肿,以及流行病学特点,诊断并不难。诊断困难者多为极轻和极重的或就诊时恰在出疹期与脱屑期之间,缺乏显著症状的病例。应仔细询问病史,体检时尤需注意本病特征性表现。咽拭子细菌培养阳性有助于诊断。本病应与风疹、麻疹、药物疹、金黄色葡萄球菌败血症等疾病进行鉴别。

（三）治疗

1.一般治疗

供给充分的营养、热量。在发热、咽痛期间可给予流质或半流质饮食，保持口腔清洁，较大的儿童可用温盐水漱口。高热者，应物理降温或用退热剂。

2.抗菌治疗

青霉素能迅速消灭病原菌，预防和治疗脓毒并发症，是治疗猩红热的首选药物。更重要的在于预防并发症，如急性肾小球肾炎和急性风湿热的发生。治疗开始越早，预防效果越好。青霉素剂量每天每千克 5 万单位，分 2 次肌内注射。严重感染者，剂量可加大到每千克 10 万～20 万单位，静脉滴注。青霉素过敏者可用红霉素，剂量每天 30～40 mg/kg，分 4 次口服，疗程 7～10 天。

第三节　真菌感染性疾病

深部真菌病是指除皮肤、黏膜的真菌感染外，还有肌肉、骨骼或内脏的真菌感染。它一般在机体抵抗力低下、免疫功能不全时发生。致病真菌分为两大类：①原发病原菌，如组织胞浆菌、球孢子菌、新型隐球菌、芽生菌等；②条件致病菌，如念珠菌、曲霉、毛霉等。深部真菌病常为继发感染，多在糖尿病、血液病、恶性肿瘤、大面积烧伤、严重营养不良或其他慢性消耗性疾病的基础上发病。近年来，由于抗生素、糖皮质激素和免疫抑制剂的广泛应用，深部真菌病发病率有明显上升趋势，已引起医学界高度重视。在我国，小儿以念珠菌病多见，隐球菌病及曲霉病次之，组织胞浆菌病较少见。下面重点介绍这 4 种疾病。

一、念珠菌病

念珠菌病是由数种念珠菌引起的疾病。本病常为继发性，多发生于体内平衡失调和各种原因引起的免疫功能低下的患者。本病多见于儿童，有的自婴儿发病后，长期潜伏至成人时再发病。其中白色念珠菌致病力最强。但随着预防性药物的应用增多，非白色念珠菌的感染有上升趋势。

（一）病因及发病机制

白色念珠菌是一种假丝酵母，可寄生于正常人皮肤、口腔、上呼吸道、消化道及阴道等处,健康小儿带菌率达5%～30%。白色念珠菌属于条件致病菌,正常情况下不致病,当机体抵抗力降低时可致病,称内源性感染,原发灶常在口腔,感染自口、咽部向下蔓延而引起食管、胃及小肠病变。外源性感染是由接触致病力强的白色念珠菌所致,可有(或无)诱发因素。深入组织的真菌可产生菌丝,当机体抵抗力降低时菌丝进一步穿透弥散,导致血行播散。幼婴、营养不良、慢性腹泻、白细胞减少、T细胞功能异常者,长期应用广谱抗生素、皮质醇类或免疫抑制剂者,免疫功能降低易于诱发念珠菌病。

(二)诊断

本病临床表现无特异性,诊断主要依靠实验室检查。

1.临床表现

本病可呈急性、亚急性或慢性,一般分为皮肤黏膜型和内脏型。

(1)皮肤黏膜型:好发于新生儿和肥胖多汗小婴儿的皮肤皱褶处。尤其是肛周、臀部、外阴及腹股沟等尿布包裹区最易受损,其次为腋窝、颈前及下颌。以擦伤最常见,皮肤皱褶处可见红斑、水疱或脓疱,皮肤潮红、糜烂、变厚,有痒感,上有灰白色脱屑。镜检见菌丝和芽孢,培养为白色念珠菌。患者若有免疫缺陷,皮肤可呈肉芽肿改变。播散型可见全身性粟粒疹。

黏膜受损最常表现为鹅口疮。免疫功能低下时,黏膜病变由舌、颊黏膜蔓延至咽喉、气管和食管。因此,鹅口疮常为消化道、呼吸道念珠菌病的局部表现,或是播散型念珠菌病的早期征象。

(2)内脏型。①消化道念珠菌病:最常见为念珠菌肠炎,多发生于营养不良或腹泻经久不愈的患者,往往合并有鹅口疮,大便黄稀或豆腐渣样,多泡沫,有发酵气味,每天3～10余次不等。病程迁延,常伴低热,严重者形成肠黏膜溃疡而出现便血。如在粪便中找到菌丝可确诊。念珠菌食管炎主要症状为恶心、呕吐、拒食、吞咽困难及流涎等。年长儿诉胸骨下段疼痛、烧灼感和吞咽痛。X线检查见食管狭窄、蠕动改变。食管镜检可见白色厚膜。②呼吸道念珠菌病:以念珠菌性肺炎多见,常继发于婴幼儿细菌性肺炎、肺结核及血液病,亦可从口腔直接蔓延或经血行播散。由于呼吸道柱状上皮细胞具有对真菌侵袭的自然抵抗力,原发念珠菌性肺炎罕见。临床表现轻重不一,轻者没有症状,重者高热、咳嗽,常咳出无色胶冻样痰,呼吸窘迫、发绀,肺部可闻及中细湿啰音,当病灶融合时可出现相应肺实变体征。X线表现与支气管肺炎相似。抗生素治疗无效,起病缓慢,病程迁延。③泌尿道念珠菌病:多为白色念珠菌经血行播散所致,全身性念珠菌病患者常见肾内病灶,肾皮质和髓质均可见小脓肿。轻者临床症状不明显,重者出现尿频、尿急、尿痛及肾功能改变。④播散性念珠菌病综合征和念珠菌菌血症：念珠菌播散时往往表现为多器官的脓肿灶，以心内膜和肾或颅脑的病变最常见。念珠菌心内膜炎的赘生物较大且易发生栓塞，血行播散至脑可引起脑膜炎、脑脓肿，病死率高。主要表现为长期发热，在原发病（白血病、恶性肿瘤等）的基础上体温增高，症状加重，全身状况恶化。常见者还有心肌炎、心包炎、肾小脓肿、骨髓炎和肺炎等。

2.实验室检查

(1)真菌检查：①标本真菌培养 1 周内出现乳白色光滑菌落，且菌落数＞50％即有诊断意义；②病灶组织或假膜、渗液等标本镜检，可见厚膜孢子及假菌丝，多次镜检阳性有诊断意义。

(2)血清学试验：抗体滴度升高，其中抗体凝集试验和沉淀反应比补体结合试验更有价值。

(3)病理诊断：病理组织中发现真菌和相应病理改变即可确诊。

(4)眼底检查：念珠菌菌血症患者视网膜和脉络膜上可见白色云雾状或棉球样病灶，应常规行眼底检查。

3.诊断标准

本病临床表现无特异性，诊断主要依靠实验室检查。标本真菌培养 1 周内出现乳白色光滑菌落，且菌落数＞50％可协助诊断；病灶组织或假膜、渗液等标本镜检，可见厚膜孢子及假菌丝，多次镜检阳性亦有益于诊断。病理组织中发现真菌和相应病理改变即可确诊。

(三)治疗

1.一般治疗

(1)纠正免疫缺陷及治疗基础疾病，去除病因。

(2)加强营养支持治疗和护理，补充足够维生素，病情严重者可酌情少量多次输新鲜血浆或全血。

(3)严格掌握抗生素、糖皮质激素和免疫抑制剂的用药指征，尽可能少用或不用这些药物。

2.抗真菌治疗

(1)局限性口腔、食管念珠菌感染：无并发症者局部治疗即可，即用制霉菌素悬液外敷或含漱，每天 100 万～300 万单位。

(2)呼吸道念珠菌病：首选氟康唑，每天 1 次，剂量 3～6 mg/kg，口服或静脉注射，疗程 10～14 天。病原菌为克柔念珠菌或其他耐药菌株时可改用伊曲康唑,必要时应用两性霉素 B 或其脂质体。亦可用制霉菌素 5 万单位溶于 0.9% 氯化钠溶液 2 mL 中雾化吸入行局部治疗。

(3)泌尿道念珠菌病:口服氟康唑制剂由于其水溶性好,生物利用度高,绝大部分以原药型从尿中排出,因而疗效甚佳。如为念珠菌性肾盂肾炎,因其病死率极高,应首选两性霉素 B 或其脂质体,效果较佳。其他抗真菌药物,如咪康唑、酮康唑在尿中以不同生物代谢型排出,故无疗效。

(4)播散性念珠菌病或念珠菌败血症:因念珠菌已有耐氟康唑者,且病情极重,故首选两性霉素 B 或其脂质体。两性霉素 B 开始宜小剂量,每天0.1 mg/kg,如无不良反应,可逐渐增至每天 1.0～1.5 mg/kg,以 5% 葡萄糖液稀释,浓度为5～10 mg/mL,静脉缓慢滴注,需 6 小时以上滴完。至血培养阴性改为隔天1 次,疗程持续至体温恢复正常,全部病变完全消失或钙化。

(5)新型抗真菌药物:棘球白素类(卡泊芬净)是一半合成的棘球白素 B 的衍生物,属于一类新型抗真菌药物。抗菌谱广,毒性作用小。所有念珠菌属均对其敏感,包括对氟康唑耐药菌,至今未见应用于儿童或新生儿的报道,但在成人的应用是很安全的,价格也相当昂贵。儿童的应用尚在研究之中。

3.免疫调节治疗

真菌感染患者往往存在免疫功能低下,单纯使用抗真菌药时常效果不佳,临床治疗还需重视改善机体免疫状态,如配合转移因子、γ-干扰素的使用及免疫调节剂治疗收效会更显著。

4.中药的应用

由于抗真菌药物严重的不良反应及耐药问题,影响了其更为广泛的应用,而中药具有不良反应小、来源广、价格低廉、较少出现耐药等优点,许多学者开始关注中药的开发研究。目前中药丁香酚、黄芩苷、小檗碱均经体外实验证明有明显的抗真菌活性。补中益气汤被证实是良好的免疫激活剂,能显著提高抗体水平及细胞免疫功能。

二、隐球菌病

隐球菌病是由新型隐球菌及其变种引起的一种深部真菌疾病,病程呈急性或慢性,各年龄均可发病。主要靶器官为中枢神经系统,亦可侵犯肺部、皮肤、黏膜、骨骼、关节和其他内脏。

(一)病因及发病机制

本病病原体为新型隐球菌。新型隐球菌广泛存在于土壤、干鸽粪、水果、蔬菜、正常人皮肤和粪便中。在干燥鸽粪中可以生存达数年之久,是人的主要传染源。一般认为该菌可经呼吸道或皮肤黏膜破损处侵入人体,血行播散至脑、骨骼和皮肤,亦可宫内感染。主要靶器官为中枢神经系统,可能是隐球菌从鼻腔沿嗅神经及淋巴管传至脑膜所致,也可能是正常人脑脊液中缺乏可溶性抗隐球菌因子,有利于隐球菌生长繁殖。

本病常继发于长期接受糖皮质激素、抗代谢药物或免疫抑制剂治疗及慢性感染患者,如白血病、淋巴瘤、组织细胞增生症 X、胰岛素依赖型糖尿病和免疫缺陷病。部分原发患者可无明显诱因。近年来,由于人类免疫缺陷病毒的传播加速,本病的发生率增高。

(二)诊断

临床表现及实验室检查是诊断本病的重要依据。

1.临床表现

(1)隐球菌脑膜炎:是真菌性脑膜炎中最常见的类型。本病起病隐袭,进展缓慢,早期多无或有不规则低热或有轻度间歇性头痛,而后逐渐加重,但仍可缓解,经常反复发作。颅内压增高明显时头痛剧烈,可伴有恶心、呕吐,眼底检查约30%的患者有明显的视盘水肿,可伴有出血和渗出。而 1/3 左右的患者入院时已有意识障碍,表现为嗜睡、昏睡及昏迷等,晚期有抽搐。部分患者有精神症状。约 1/3 病例锥体束征阳性,少数有偏瘫(7%)。20%～30%的病例有脑神经损害。以视神经、动眼神经、展神经、面神经及听神经受累为主,其中视神经受损最多见,如视物模糊、视力减退甚至失明。慢性病例脑底蛛网膜粘连,脑脊液循环受阻而致脑积水。本病的病程长短不一,短者病情逐渐加重在数月内死亡,长者病情反复缓解、复发使病程迁延多年,亦有自发缓解而痊愈的个例报告。本病预后不良。

(2)肺隐球菌病:起病缓慢,常与中枢神经系统感染并存,亦可单独发生。临床无明显症状而易被忽略。一旦出现症状,则与肺结核不易区分,如低热、轻咳、盗汗、乏力、体重减轻等。多趋自愈,少数患儿呈急性肺炎的表现,如病灶延及胸膜,可有胸痛和胸膜渗出。胸部 X 线片表现为单侧或双侧块状病变,亦可为广泛性浸润、支气管周围浸润或粟粒状病变,但不侵犯肺门或纵隔淋巴结。肺部感染一般预后良好。

(3)皮肤黏膜隐球菌病:常为全身性隐球菌病的局部表现,很少单独发生。可能由脑膜、肺部或其他病灶播散所致。皮肤隐球菌病主要表现为丘疹、痤疮样皮疹、硬结、肉芽肿等,中央可见坏死,形成溃疡、瘘管等。黏膜损害见于口腔、鼻咽部,表现为结节、溃疡和肉芽肿样,表面覆盖黏性渗出性薄膜。

2.实验室检查

(1)病原体检查。①真菌培养:取标本少许置于沙氏培养基中,在室温或37 ℃培养3～4天可见菌落长出;②墨汁涂片法:是迅速、简便、可靠的方法,标本来源可为脑脊液、痰液、病灶组织或渗液等,取新鲜标本置于玻片上,加墨汁1滴,覆以盖玻片,在显微镜暗视野下找隐球菌,可见圆形厚壁菌体,内有反光孢子,无菌丝,外周有一圈透明的肥厚荚膜。反复多次查找阳性率高。脑脊液应离心后取沉淀涂片。

(2)血清学检查:因患者血清中可测到的抗体少,阳性率低,仅作辅助诊断。通常检测新型隐球菌荚膜多糖体抗原,以乳胶凝集试验灵敏而特异,且有估计预后和疗效的作用。

(3)胸部 X 线片:肺隐球菌病表现为单侧或双侧块状病变,亦可为广泛性浸润、支气管周围浸润或栗粒状病变,但不侵犯肺门或纵隔淋巴结。

3.诊断标准

临床表现及实验室检查是本病的重要依据。患者血清中检测新型隐球菌荚膜多糖体抗原,脑脊液、痰液、病灶组织或渗液等墨汁涂片中找到隐球菌或真菌培养阳性可以确诊。

(三)治疗

1.一般治疗

同念珠菌病。

2.抗真菌治疗

抗真菌药物治疗的疗程:经正规治疗1周或2周后,脑脊液中或原发感染部位的隐球菌培养转阴,说明治疗有效。初次治疗应持续至少6周,病源学检查阴性后最少再治疗4周。

(1)两性霉素 B:为多烯类抗生素,与真菌胞膜上的固醇类结合,改变膜的通透性,使菌体破坏,起杀菌作用;是目前治疗隐球菌病的首选药物,静脉滴注或椎管内注射。具体方法:静脉滴注从小剂量开始,每天 0.1 mg/kg,如无不良反应,渐增至每天 1～1.5 mg/kg,疗程 1～3 个月。静脉注射时用 5%葡萄糖液稀释,浓度不超过 0.05～0.1 mg/mL,避光缓慢静脉滴注,每剂不少于 6 小时滴完。浓度过高易引起静脉炎,滴速过快可发生抽搐、心律失常、血压骤降,甚至心跳停搏。两性霉素 B 不良反应:①发热、寒战、头痛、头晕。②恶心、呕吐、腹痛等胃肠道反应。③对肝、肾、造血系统有一定毒性,大剂量时可引起肾小管坏死、钙化;

长期使用可致贫血、血小板数量减少等。④血栓性静脉炎。其他不良反应有视物模糊、剥脱性皮炎、低钾血症等。一般反应,对症处理多可缓解,不必停药。严重者可用静脉滴注氢化可的松或地塞米松。用药期间,应每隔3～7天检查血、尿常规及肝、肾功能。

椎管内注射或脑室内注射仅限于治疗隐球菌性脑膜炎。适用于病情严重或静脉滴注失败的病例。儿童鞘内注射,首次 0.01 mg,用蒸馏水(不用 0.9%氯化钠溶液)稀释,浓度不超过 0.25 mg/mL(偏稀为宜)或将药物与腰穿时引流出的脑脊液 3～5 mL 混合后一并缓慢注入。以后每天 1 次,剂量渐增,约 1 周内增至每次 0.1 mg,以后每隔 1～3 天增加 0.1 mg,直至每次 0.5 mg 为止,不超过 0.7 mg。疗程一般约 30 次,如有不良反应可减量或暂停用药。脑脊液内药物过多可引起蛛网膜炎而脑脊液细胞增多、暂时性神经根炎、感觉消失、尿潴留,甚至瘫痪、抽搐。如及早停药,大多能缓解。

(2)氟胞嘧啶:是一种口服抗真菌药物,对隐球菌有良好抑制作用。其疗效与两性霉素 B 相同而毒性较小,可与两性霉素 B 合用,治疗全身性隐球菌病,亦可治疗两性霉素 B 治疗失败的病例。剂量为每天 50～150 mg/kg,分 4 次口服,疗程 4～6 周,婴儿剂量酌减。口服吸收良好,血清浓度高,脑脊液浓度可达血清的 64%～88%。但容易产生耐药性。不良反应有恶心、呕吐、皮疹、中性粒细胞和血小板数减少,肝肾损伤。与两性霉素 B 合用时,两性霉素 B 剂量较常用剂量减少 1/3～1/2。联合用药可减少耐药性,减轻毒性反应,并缩短疗程。

(3)氟康唑:新型三唑类广谱抗真菌药,通过抑制麦角甾醇的合成,改变真菌细胞的通透性,导致真菌死亡。对隐球菌有极佳的抗菌活性,生物利用度高,且有很好的血-脑屏障通透性,为隐球菌性脑膜炎的选择性药物。用法:＞3 岁每天 3～6 mg/kg,一次顿服或静脉滴注,每天最大量 400～800 mg。不良反应有胃肠反应、皮疹,偶致肝功能异常。

3.其他治疗

(1)手术治疗:局限性病灶如皮肤、胸部肉芽肿及空洞等,在未合并中枢神经系统感染的情况下,可以考虑手术切除。手术前后均需用两性霉素 B 等药物治疗。

(2)对症治疗:如降低颅内压、纠正电解质紊乱等。

三、组织胞浆菌病

组织胞浆菌病是由荚膜组织胞浆菌感染所致的深部真菌病,主要侵犯单核-巨噬细胞系统或肺部,可累及全身各脏器。杜氏组织胞浆菌引起者,以累及皮肤或骨骼为主,不侵犯肺部。本病半数患者为儿童,以 6 个月至2 岁发病率最高,且多为播散型。

(一)病因及发病机制

本病的病原体为组织胞浆菌。本菌存在于被蝙蝠、鸟或鸡粪污染的土壤中。人因吸入带有组织胞浆菌的微分生孢子而致病,呼吸道是主要传播途径。当吸入含微分生孢子的尘埃后,微分生孢子在局部生长繁殖,转变为酵母引起肺部感染,经血源播散到单核-巨噬细胞系统,随细胞介导的免疫使病变局限,形成肉芽肿,不治自愈。免疫功能低下者的肺部病灶可经淋巴和血液将组织胞浆菌播散到全身各脏器组织,引起广泛病变。目前认为,Ⅱ型和Ⅳ型变态反应参与了肺组织胞浆菌病的发病。

(二)诊断

诊断主要依据临床表现及实验室检查。

1.临床表现

一般分为 3 型。

(1)急性肺组织胞浆菌病:起病急,多为非特异性的临床表现,阳性体征少。呼吸道的症状有咳嗽、气促、胸痛、咯血、发绀等,全身症状有发热、寒战、肌痛、恶心、呕吐等。少数肺部可闻湿啰音,肝脾轻度增大。胸部 X 线检查可见弥漫性与多个浸润区,痊愈后再检查可见多发性钙化,为本病特征。

(2)慢性肺组织胞浆菌病:可由肺部原发病灶蔓延而致,亦可为二重感染。任何年龄均可发病,2 岁以下婴幼儿最多见,病死率高。临床表现类似肺结核,发热、咳嗽、盗汗、乏力、体重下降。胸部 X 线检查见肺实变,以单或双侧上肺多见,部分患者肺尖形成空洞。病程持续多年,最终导致肺纤维化和肺功能进行性衰竭。

(3)播散性组织胞浆菌病:此型很少见,1/3 发生于婴幼儿,多数患者免疫功能低下。播散一般发生在肺部感染后,几乎可侵犯所有器官,以皮肤、黏膜、胃肠道、呼吸系统、循环系统、中枢神经系统、血液系统更为多见。表现为发热、贫血、肝脾大,此外还有咳嗽、呼吸困难、头痛、胸痛、腹痛、腹泻、便血、淋巴结增大及皮肤、黏膜损害等。婴幼儿患者与严重的粟粒性结核表现相似。部分儿童伴有皮肤黏膜损害。X 线检查有肺部浸润,肺门淋巴结大,有时可见孤立状、结节状阴影或蜂窝状改变。

2.实验室检查

(1)组织胞浆菌素皮肤试验:方法类似于结核菌素试验。皮试后 48～72 小时看结果,以红肿硬结≥5 mm 为阳性。阳性提示过去或现在有感染。

(2)组织胞浆菌血清抗体检测:血清抗体的存在可协助诊断,但免疫功能低下者可呈假阴性。①补体结合试验检测抗体敏感性高、特异性强,抗体滴度≥1∶8或近期升高 4 倍以上为阳性;②ELISA 试验:滴度≥1∶16 为阳性。

(3)组织胞浆菌抗原检测:从血清、尿液、脑脊液中可检出抗原,阳性显示活动性感染。对免疫缺陷的患者更具诊断意义。

(4)病原体检查:血、尿、痰、骨髓和分泌物涂片或培养分离出组织胞浆菌,或病理切片发现酵母型真菌即可确诊。播散型患者周围血涂片 Wright-Giemsa 染色在中性粒细胞和单核细胞内、外见典型芽状的酵母型组织胞浆菌。

3.诊断标准

诊断主要依据临床表现及实验室检查。注意与血液病或肺结核进行鉴别。

(三)治疗

免疫功能正常、有症状的组织胞浆菌病患儿很少需要抗真菌药物治疗。但婴儿期进行性播散性组织胞浆菌病患儿,如不治疗可能迅速死亡,而经过治疗者预后较好。对于有免疫受损的患者和免疫功能正常,但有以下病情者,均需接受抗真菌治疗:①病情严重且与大量病原体接触的患者;②肺部病变的临床症状持续 4 周以上者;③肉芽肿性淋巴结炎使血管、支气管或其他重要部位发生梗阻或狭窄者。

1.对症支持治疗

见念珠菌病的一般治疗。

2.抗真菌治疗

(1)两性霉素 B:是标准的治疗药物,疗程长短不一,除艾滋病合并感染的儿童外,多数进行性播散性组织胞浆菌病患儿经两性霉素 B 治疗 4 周可以治愈。

(2)酮康唑:对组织胞浆菌病有一定疗效,用法同前。

四、曲霉病

曲霉病是由致病曲霉所引起的疾病。最常侵犯的组织为肺,其次为胃肠道、脑、肝、肾、甲状腺及心脏等。毒素和菌丝可阻塞血管,严重者引起肺和胃肠道的出血性坏死。它已经成为继念珠菌之后引起深部真菌感染的第 2 位致病真菌,近年来证明一些曲霉可致癌,并已成为真菌感染的第 1 位死因。

(一)病因及发病机制

曲霉是一种常见的条件致病性真菌,属丝状真菌,种类很多,引起人类疾病常见的有烟曲霉和黄曲霉。曲霉广布于自然界,尤其是谷物、稻草、家禽及牲畜的皮毛与空气中,也可寄生于正常人的皮肤与上呼吸道,为条件致病菌。正常人对曲霉有一定的抵抗力,不引起疾病。当机体抵抗力降低时,病原菌可经皮肤黏膜损伤处或吸入呼吸道,进而进入血液循环到其他组织或器官而致病。过敏体质者吸入曲霉孢子可触发 IgE 介导的变态反应而致支气管痉挛。

(二)诊断

曲霉的临床表现复杂,其症状多无特异性,故根据临床表现难以诊断,以找到病原菌为主要诊断依据。

1.临床表现

随发病部位不同而异。

(1)肺曲霉病:本病在临床上最常见。由于曲霉侵入肺部,使肺组织产生炎性肉芽肿,多发生在慢性肺部疾病基础上。临床表现分 2 型:①曲霉性支气管-肺炎,起病可急可缓,多见于小儿。大量曲霉孢子被吸入后引起急性支气管炎,若菌丝侵袭肺组织,则引起广泛的浸润性肺炎或局限性肉芽肿,也可引起坏死、化脓,形成多发性小脓肿。患者可有高热或不规则发热、咳嗽、气喘、咳绿色脓痰及反复咯血等。肺部体征不明显或闻及粗湿啰音。X 线检查见肺纹理增多,肺部可见弥漫性斑片状模糊阴影、团块状阴影。②球型肺曲霉病,是菌丝体在肺内空腔中繁殖、聚集并与纤维蛋白和黏膜细胞形成球形肿物,不侵犯其他肺组织。常在支气管扩张、肺脓肿、肺结核等慢性肺疾病基础上发生,多数患者无症状或表现原发病症状,或出现发热、咳嗽、气促、咳黏液脓痰,其中含绿色颗粒。由于菌球周围有丰富的血管网,可反复咯血。肺部 X 线检查可见圆形曲霉球悬在空洞内,形成一个新月形透亮区,曲霉周围很少有炎症反应。

(2)变态反应性曲霉病:过敏体质者吸入大量含有曲霉孢子的尘埃,引起过敏性鼻炎、支气管哮喘、支气管炎或变应性肺曲霉病。吸入后数小时出现咳喘、呼吸困难、咳棕黄色黏痰,可伴发热。痰液镜检可见大量嗜酸性粒细胞和菌丝,培养见烟熏色曲霉生长。外周血嗜酸性粒细胞数增多($>1.0×10^9$/L),血清 IgE >1000 ng/mL。大多数患者 3～4 天缓解,如再吸入又复发上述症状,最终导致肺纤维化及肺功能损害。

(3)全身性曲霉病:急性起病,呈致死性。多见于原发性或继发性免疫缺陷者。白血病、恶性淋巴瘤、肿瘤、慢性肺部疾病、长期使用抗生素和糖皮质激素等,是发生本病的诱因。曲霉多由肺部病灶进入血液循环,播散至全身多个脏器,主要侵犯脑和肾脏。临床表现随所侵犯的脏器而异,以发热、全身中毒症状和栓塞最常见。中枢神经系统受累表现为脑膜炎和脑脓肿;肾脏受累可出现血尿、氮质血症或泌尿道梗阻;亦可累及心内膜、心肌或心包,引起化脓、坏死和肉芽肿;消化系统以肝受累多见。

2.实验室检查

(1)病原体检查:血液、痰液或皮肤活检物涂片可见菌丝或曲霉孢子,培养见曲霉生长。

(2)曲霉抗体测定:目前已有用 ELISA、免疫扩散法(ID)测定患者血清曲霉抗体的报告。

(3)病理组织检查:取受损组织或淋巴结活检,可根据真菌形态确诊。尤其对播散性曲霉病,可及时作出诊断。

3.诊断标准

曲霉的临床表现复杂,其症状多无特异性,故根据临床表现难以诊断,以找到病原菌为主要诊断依据。血液、痰液或皮肤活检物涂片可见菌丝或曲霉孢子,培养见曲霉生长。但曲霉是实验室常见的污染菌,必须反复涂片或培养,多次阳性且为同一菌种才有诊断价值。ELISA、免疫扩散法(ID)测定患者血清曲霉抗体,有助于诊断。受损组织或淋巴结活检,可根据真菌形态确诊。

(三)治疗

1.一般治疗

同念珠菌病。

2.抗真菌治疗

(1)两性霉素 B:是治疗曲霉感染最有效的药物。如果患者能耐受,每天剂量可为 1.5 mg/kg,总剂量为 30～40 mg/kg。有报道,对恶性肿瘤治疗中发生的免疫抑制患者,治疗的有效率可达 87%。

(2)酮康唑:合成的口服咪唑类抗真菌药,抗菌谱广,口服体内吸引良好,毒性反应低。开始剂量:1～4 岁者每天口服 50 mg;5～12 岁,每天口服 100 mg。体重 30 kg 以上者,每天可口服 200～400 mg。如小儿每天达 400 mg 高剂量时,可有恶心、呕吐、一过性的低胆固醇血症和肝功能异常。

3.手术治疗

下列情况可考虑手术治疗,清除病灶后加用抗真菌药物治疗,可巩固疗效。

(1)单纯曲霉患者。

(2)复杂型曲霉感染,而原发病需要外科治疗者。

(3)肺曲霉伴陈旧性结核空洞引起反复大咯血者。

(4)肺肿瘤性疾病患者。

第四节 小儿结核病

一、概述

结核病是由结核分枝杆菌引起、以受感染组织肉芽肿形成和细胞介导的变态反应为特征的慢性感染性疾病。肺是结核病好发部位,肺外其他器官亦可受累。近年来,结核病发病率有上升的趋势,WHO估计全球60亿人中有20亿人已受结核感染。

(一)病因

结核分枝杆菌属于分枝杆菌属,分人型、牛型、鸟型、鼠型4型,人型和牛型是人类结核病的主要病原体。结核分枝杆菌为需氧菌,其分裂繁殖缓慢,在固体培养基上需4~6周才出现菌落,革兰氏染色阳性,抗酸染色呈红色。

开放性肺结核病例是结核病主要传染源,呼吸道为主要传染途径,易感儿童吸入带结核分枝杆菌的飞沫或尘埃后可引起感染,形成肺部原发病灶;其他传播途径包括经消化道、经皮肤、经胎盘传染。

(二)发病机制

接触结核分枝杆菌后是否发展为结核病,主要与机体免疫力、结核分枝杆菌毒力和数量有关。结核病的免疫主要属细胞免疫,机体在感染结核分枝杆菌后,在产生以抗菌为核心的保护性免疫反应同时,也产生以组织坏死为特征的变态反应。保护性免疫反应主要由 Th_1 介导巨噬细胞活化来实现,巨噬细胞是宿主杀灭结核分枝杆菌的效应细胞 $CD8^+$ 细胞毒 T 细胞和 $CD4^+$ 溶解 T 细胞裂解结核分枝杆菌过载巨噬细胞,参与了抗结核感染的细胞保护机制。变态反应则主

要由 Th_2 介导 T_{DTH} 效应细胞诱导的以组织坏死为特征的结核病免疫病原学反应。研究发现,诱导保护性免疫反应的抗原可能是一些活结核分枝杆菌产生的分泌性抗原,而诱导变态反应的抗原多为结核杆菌胞壁和胞质抗原(如结核分枝杆菌脂阿拉伯甘露聚糖、65 000 D 蛋白等);IFN-γ 是保护性免疫反应的效应细胞因子,TNF-α 是介导变态反应组织坏死主要的细胞因子。

结核分枝杆菌是引起结核感染的病原体,但结核分枝杆菌并非结核病的全部病因,严格意义上说:结核病是由于结核分枝杆菌感染所引起的一种机体免疫紊乱性的免疫性疾病。

(三)诊断

1.病史

应详细询问有无结核接触史、结核中毒症状、卡介苗接种史及检查有无卡介苗瘢痕、有无急性传染病史(麻疹、百日咳等可使机体免疫功能暂时降低,致使体内隐伏的结核病灶活动、恶化,或成为感染结核病的诱因)、有无结核变应表现(如结节性红斑、疱疹性结膜炎、结核变应性关节炎等)。

2.结核菌素试验

常用制剂有旧结核菌素(OT)和结核菌素纯蛋白衍生物(PPD),后者因产生非特异性反应少,实验结果较恒定。一般用 0.1 mL OT 1:2 000 稀释液或 5 个结核菌素单位 PPD,在左侧前臂掌侧中下部 1/3 处皮内注射,使之形成直径 6～10 mm 的皮丘。若儿童有结核过敏表现或疑有严重活动性结核病,宜用 OT 1:10 000稀释液或 1 个结核菌素单位 PPD 开始试验,以防局部的过度反应及可能的病灶反应。注射 48～72 小时时观察结果,取局部硬结纵横两径的平均值来表示结核分枝杆菌素反应的强度。①一:硬结直径不足 5 mm。②＋:硬结直径 5～9 mm。③＋＋:硬结直径 10～19 mm。④＋＋＋:硬结直径≥20 mm。⑤＋＋＋＋:除硬结外,尚可见水疱和局部坏死。结核菌素试验反应属于迟发型变态反应,结核感染 4～8 周后结核菌素试验呈阳性反应。

结核菌素阳性反应的临床意义:①接种卡介苗后反应。②年长儿无明显临床症状,仅呈一般阳性反应,表示曾感染过结核分枝杆菌,但不一定有活动性结核病灶。③3 岁以下,尤其是未接种卡介苗的婴幼儿,多表示体内有新的结核病灶。年龄越小,活动性结核可能性越大。④强阳性反应者表示体内有活动性结核病。⑤2 年之内由阴性反应转为阳性反应,或反应强度由原来<10 mm 增至>10 mm,且增幅>6 mm 时,表示新近感染。此外,一些非结核分枝杆菌感染也可致 PPD 皮试阳性。

结核菌素阴性反应的临床意义:①未感染过结核。②初次感染结核 4~8 周内。③假阴性反应:机体免疫反应受到抑制时可出现假阴性反应,如部分重症结核病、患急性传染病如麻疹、水痘等期间;重度营养不良、免疫缺陷或应用糖皮质激素或其他免疫抑制剂治疗时。④结核分枝杆菌素失效和注射技术误差。

3.结核病的实验室检查

(1)病原学检查:从痰、胃液、脑脊液、浆膜腔液和病理组织中找到结核分枝杆菌是重要的确诊依据。

(2)影像学检查:包括 X 线、CT 等检查,可检出结核病灶的范围、性质、类型、活动或进展情况。

(3)病理学检查:包括纤维支气管镜检查、周围淋巴结穿刺液涂片检查以及肺穿刺活体组织检查或胸腔镜取肺活体组织检查等,可同时进行病理学和病原学检查。

(4)免疫学检查:免疫学检查是目前儿童结核病诊断的主要辅助手段,常见方法为结核菌素试验、结核特异性抗体检测、结核特异性抗原检测以及结核病非特异性免疫功能指标(如腺苷脱氨酶、乳酸脱氢酶、溶菌酶、结核硬脂酸、IFN-γ 等)的检测。

(5)分子生物学方法检测:包括 DNA 探针技术、聚合酶链反应(PCR)等方法,能快速检测标本中结核分枝杆菌的核酸物质。

(6)血沉:多增快,结合临床表现和 X 线检查等可协助判断结核病活动性。

(四)治疗

1.一般治疗

注意休息,锻炼身体,选用富含蛋白质和维生素的食物,开放性结核病例宜注意隔离和填报疫情,防止交叉感染。

2.抗结核药物

见表 6-1。其中异烟肼(INH)、利福平(RFP)、吡嗪酰胺(PZA)、链霉素(SM)为杀菌药物,乙胺丁醇(EMB)、乙硫异烟胺(ETH)为抑菌药物。临床所用的复合剂型 Rifamate 每片含 INH 150 mg 和 RFP 300 mg,Rifater 每片含 INH 80 mg、RFP 120 mg、PZA 250 mg。

表 6-1　儿童常用抗结核药物

药物	剂量(kg/d)	主要不良反应
INH	10 mg(≤300 mg/d)	肝毒性,末梢神经炎,变态反应,皮疹和发热
RFP	10 mg(≤450 mg/d)	肝毒性,恶心、呕吐和流感样症状
SM	20~30 mg(≤0.75 g/d)	Ⅷ脑神经损害,肾毒性,变态反应,皮疹和发热
PZA	20~30 mg(≤0.75 g/d)	肝毒性,高尿酸血症,关节痛,变态反应和发热
EMB	15~25 mg	皮疹,视神经炎
ETH	10~15 mg	胃肠道反应,肝毒性,末梢神经炎,变态反应,皮疹和发热

3.治疗原则和治疗方案

结核病治疗原则是早期、联合、适量、规律、全程和分阶段治疗。

(1)标准疗法:一般用于原发型肺结核。每天服用 INH、RFP 和(或)EMB,疗程 9~12 个月。

(2)两阶段疗法:用于活动性原发型肺结核、急性粟粒性结核病及结核性脑膜炎。①强化治疗阶段:联用 3~4 种杀菌药物,目的在于迅速杀灭大量结核分枝杆菌;长程疗法时此阶段 3~4 个月,短程疗法时此阶段 2~3 个月。②巩固治疗阶段:联用 2 种药物,目的在于杀灭残存结核分枝杆菌以巩固疗效;长程疗法时此阶段长达 12~18 个月,短程疗法时一般 4~6 个月。

(3)直接督导下的短程疗法(DOTS):DOTS 是 WHO 治愈结核患者的重要策略,疗程短且具有长程疗法同样的疗效,有如下方案:① 2HRZ/4HR;②2SHRZ/4HR;③2EHRZ/4HR;若无 PZA,则将疗程延长至 9 个月。

(五)预防

(1)控制传染源、普及卡介苗接种是预防儿童结核病的有效措施。

(2)预防性抗结核治疗。适应证包括:①密切接触开放性肺结核者;②3 岁以下未接种卡介苗而结核分枝杆菌素试验阳性者;③结核分枝杆菌素试验新近由阴性转为阳性者;④结核分枝杆菌素试验阳性伴结核中毒症状者;⑤结核分枝杆菌素试验阳性,新患麻疹或百日咳小儿;⑥结核分枝杆菌素试验阳性儿童需较长期使用糖皮质激素或其他免疫抑制剂者。方法:INH 每天 10 mg/kg(≤300 mg/d),疗程 6~9 个月;或 INH 每天 10 mg/kg(≤300 mg/d)联合 RFP 每天 10 mg/kg(≤300 mg/d),疗程 3 个月。

二、原发型肺结核

原发型肺结核是儿童肺结核的主要类型,为结核分枝杆菌初次侵入肺部后发生的原发感染,包括原发综合征和支气管淋巴结结核 2 种类型。

（一）病理及转归

肺部原发病灶多位于肺上叶的底部和下叶的上部,以右肺多见,常靠近胸膜。原发综合征的主要病变包括肺原发病灶、局部淋巴结病变和两者相连的淋巴管炎;支气管淋巴结结核以胸腔内肿大淋巴结为主。肺部基本病变为炎症渗出、增殖和坏死。渗出性病变以炎性细胞、单核细胞及纤维蛋白为主要成分;增殖性改变以结核结节及结核性肉芽肿为主;坏死的特征性改变为干酪样改变,常出现于渗出性病变中。发病 3～6 个月后,病变多被吸收而形成硬结钙化灶,遗留支气管淋巴结结核成为独立病灶,可历时 1 年以上;极少数原发病变扩大并沿支气管或血行播散。

（二）诊断

1.临床表现

发病常呈隐匿性,一般起病缓慢,症状轻重不一,轻者可无症状;多有低热、食欲缺乏、疲乏、盗汗、消瘦等结核中毒症状。婴幼儿可急性发病,出现高热。呼吸道症状表现为单声咳嗽;若淋巴结肿大压迫症状,可出现声嘶、喘鸣或呼吸困难等症状;部分病例表现为反复呼吸道感染。周围淋巴结常呈不同程度的肿大;部分高度过敏状态儿童可出现眼疱疹性结膜炎、皮肤结节性红斑、一过性多发性关节炎。

2.诊断和鉴别诊断

应结合病史、临床表现、结核分枝杆菌素试验、X 线胸片、各种实验室检查进行综合分析。

应注意与上呼吸道感染、支气管炎、百日咳、风湿热、伤寒、各种肺炎、支气管异物、支气管扩张、纵隔肿瘤等疾病相鉴别。

（三）治疗

1.一般治疗

参见概述部分。

2.抗结核治疗

推荐方法为 DOTS 的 2HRZ/4HR 方案,即强化治疗阶段合用 INH、RFP、PZA 2 个月,巩固维持治疗阶段合用 INH、RFP 4 个月。

三、结核性胸膜炎

结核性胸膜炎是由于结核分枝杆菌及其代谢产物进入过敏机体胸膜腔而引

起的渗出性炎症反应。机体变态反应增强是其发病的重要因素之一,结核性胸膜炎可发生于原发性或继发性肺结核,多见于年龄较大的儿童。

(一)感染途径

1.病变直接蔓延

儿童肺结核原发灶多靠近胸膜,结核菌及其代谢产物可直接蔓延进入胸膜腔。

2.淋巴播散

肺门等淋巴结结核由于淋巴结肿胀,淋巴引流障碍结核菌通过淋巴管道逆流至胸膜或直接破溃进入胸膜腔。

3.血行播散

急性或亚急性血行播散性结核感染可造成胸膜炎。

(二)诊断

1.临床表现

按病理改变和临床表现分为干性胸膜炎和渗出性胸膜炎。

(1)干性胸膜炎:除了低热、食欲缺乏、疲乏、盗汗、消瘦等结核中毒症状,可有干咳或刺激性咳嗽;干性胸膜炎主要临床表现为局限性针刺样胸痛。胸痛为壁层和脏层胸膜相互摩擦所致,多位于胸廓呼吸运动幅度最大的腋前线和腋后线下方,随呼吸和咳嗽而加重。体查发现胸膜摩擦音是胸膜炎的重要体征。由于胸痛,患儿多不敢深吸气,故出现呼吸急促且表浅。X线胸片表现为胸膜增厚或粘连。

(2)渗出性胸膜炎:机体变态反应性增强是导致结核性胸膜炎的重要因素,炎症使胸膜毛细血管通透性增加,产生渗液。渗出性胸膜炎的临床特点:起病较急,有发热、干咳、胸痛、呼吸困难和结核中毒症状,有胸膜摩擦音和胸腔积液。胸痛和胸膜摩擦音与胸腔积液量密切相关,病初期胸腔液量少时,可有刺激性胸痛和胸膜摩擦音;随着胸腔液体增多,胸痛逐渐减轻或消失,胸膜摩擦音也消失。X线胸片可发现胸腔积液和胸膜增厚。胸液多呈淡黄色或稍带血色,性质为渗出液;胸液中一般找不到结核分枝杆菌。

结核性胸膜炎结核菌素试验多阳性,部分呈强阳性反应;但在病程早期,特别是大量积液时结核菌素试验可呈阴性反应。

2.诊断与鉴别诊断

根据病史、典型临床表现、X线胸片和胸腔积液实验室检查等可进行诊断。

许多疾病均可引起胸腔积液,宜注意鉴别。积液性质为渗出液者,除了结核性胸膜炎,还多见于细菌或支原体或真菌引起的感染性胸膜炎、肺吸虫性或阿米巴性胸膜炎、风湿性疾病引起的胸膜炎、恶性疾病引起的胸膜炎等疾病;积液性质为漏出液则多见于充血性心力衰竭、缩窄性心包炎、肾病综合征、肝硬化、营养性低蛋白血症等疾病。

(三)治疗

1.一般治疗

参见概述和肺结核部分。

2.抗结核治疗

参见概述和肺结核部分。

3.肾上腺糖皮质激素

在足量抗结核药物治疗的基础上,早期使用激素可减轻中毒症状、变态反应症状,促进胸腔积液吸收,防治胸膜粘连。可给予泼尼松,每天 1 mg/kg,疗程一般 4～6 周。

4.胸腔穿刺

除了诊断性穿刺和解除大量胸腔积液所致压迫症状需做胸腔穿刺外,一般不主张胸腔放液及注入抗结核药物;若为结核性脓胸,则可考虑反复穿刺抽液并注入抗结核药物。

四、结核性脑膜炎

结核性脑膜炎简称结脑,是结核病中最严重的类型。多见于 3 岁以内婴幼儿,常在结核原发感染后 1 年内发生,尤其在初染结核 3～6 个月最易发生。早期诊断和合理治疗是改善本病预后的关键。

(一)发病机制

婴幼儿免疫功能发育尚不完善,血-脑屏障功能未成熟,结脑多为结核分枝杆菌血行播散所致,是全身粟粒性肺结核的脑部病变;亦可由脑实质或脑膜内结核病灶溃破,结核分枝杆菌进入蛛网膜下腔和脑脊液所致;偶见脊椎、颅骨、中耳或乳突的结核灶直接蔓延侵犯脑膜所致。

(二)病理

结脑的病理改变以脑膜病变最为突出,脑底部炎症最明显,但炎症常同时累及脑实质、脑血管、室管膜、脊髓膜和脊髓。

结核感染可使软脑膜呈弥漫充血、水肿、炎性渗出,并出现许多散在的粟粒样结核结节。大量炎性渗出物积聚于蛛网膜下腔,主要为纤维素、单核细胞和淋巴细胞、上皮样细胞、朗格汉斯细胞及干酪坏死,由于重力关系及脑底部毛细血管的吸附作用,炎性渗出物易在脑底部沉积,浓稠的渗出物和炎症性脑水肿可挤压脑神经,引起脑神经损害,常导致面神经、舌下神经、动眼神经、展神经功能障碍。结脑时,室管膜及脉络丛充血、水肿,室管膜增厚,管壁破坏、软化,出现结核结节和干酪性坏死,使脑脊液分泌增加,发生交通性脑积水;若脑底部渗出物机化、粘连、堵塞,则使脑脊液循环通路阻塞,导致梗阻性脑积水、脑室扩张。

脑部血管病变在早期主要为急性动脉炎,病程较长者,增生性结核病变较明显,可见栓塞性动脉内膜炎,严重者可引起脑组织梗死、缺血、软化而致偏瘫。脑膜炎症沿血管鞘蔓延至脑实质可引起结核性脑膜脑炎;炎症亦可蔓延至脊膜、脊髓及脊神经根。

(三)诊断

1.临床表现

结脑起病多较为缓慢,但也有骤起以惊厥和意识障碍为首诊的爆发型病例。结脑主要表现为结核中毒症状和神经系统症状两大类。根据临床表现,病程分为3期。

(1)早期(前驱期):1～2周,主要症状为小儿性情改变,如原来比较安静的儿童变得烦躁好哭,或以往活泼者变得懒动、少言、易怒等。有低热、食欲缺乏、盗汗、消瘦等结核中毒症状,年长儿可诉头痛,婴幼儿则显示表情痛苦、蹙眉皱额,或凝视、嗜睡等。

(2)中期(脑膜刺激期):1～2周,因颅内压增高致头痛加剧和喷射性呕吐、嗜睡、烦躁不安或惊厥。此期出现明显脑膜刺激征。婴幼儿常不能显示典型的脑膜刺激征,而以前囟膨隆、张力增高为特征。脑神经受累以面神经瘫痪最为常见,其次为动眼神经和展神经瘫痪,多为单侧受累。脑实质受累时,可出现定向、运动和(或)语言障碍。眼底检查可见视盘水肿、视神经炎或脉络膜粟粒状结核结节。

(3)晚期(昏迷期):1～3周,以上症状逐渐加重,由意识模糊、半昏迷进入昏迷状态,或出现频发阵挛性或强直性惊厥,出现角弓反张或去大脑强直;常有水、电解质代谢紊乱,最终因颅内压急剧增高,导致脑疝死亡。

2.诊断与鉴别诊断

早期诊断至关重要,本病的预后与诊断治疗的早晚密切相关。

(1)病史:包括结核接触史(尤其是与开放性肺结核患者接触史)、既往结核病史(尤其是1年内发现结核病又未经治疗者)、卡介苗接种史及近期急性传染病史。

(2)临床表现:凡有结核中毒症状的患儿出现性格改变、出现中枢神经系统感染症状,如头痛、呕吐、惊厥、神智改变和眼底改变等,均应疑诊结核性脑膜炎。

(3)脑脊液检查:脑脊液压力增高,外观呈清澈透明或呈黄色(蛛网膜下腔阻塞时),静置12~24小时后,脑脊液中可有蜘蛛网状薄膜形成,取之涂片作抗酸染色,结核分枝杆菌检出率较高。脑脊液检查呈现两高两低,白细胞数增高[多为$(50\sim500)\times10^6$/L,分类以淋巴细胞为主]、蛋白量增高、糖和氯化物降低。脑脊液涂片和细菌培养发现结核分枝杆菌是诊断结脑可靠的依据。

(4)X线胸片检查、脑部CT或MRI检查:约85%结脑患儿胸部有结核病病灶,其中90%为活动性病变,胸片证实有血行播散性结核病对确诊结脑很有帮助。脑部CT或MRI检查对于确定病变部位、观察疗效和评估预后有一定意义。

(5)其他检查:包括结核菌素试验、脑脊液中结核特异性抗体或特异性抗原检测、脑脊液腺苷脱氨酶活性测定,以及分子生物学方法检测脑脊液中结核分枝杆菌的核酸物质等。

应注意与化脓性脑膜炎、病毒性脑膜炎、真菌性脑膜炎等疾病相鉴别。

(四)治疗

1.一般治疗

卧床休息,精心护理,给予营养丰富易消化的饮食。对昏迷者给予鼻饲或胃肠外营养,定时翻身、拍背,预防坠积性肺炎和压疮,注意眼、口、皮肤的清洁护理。

2.抗结核治疗

治疗原则见概述部分,应早期联合应用易透过血-脑屏障的杀菌药物,分阶段治疗。

(1)强化治疗阶段:联合INH、RFP、PZA及SM,疗程3~4个月。其中INH每天15~25 mg/kg,RFP每天10~15 mg/kg(<450 mg/d),PZA每天20~30 mg/kg(<750 mg/d),SM每天15~20 mg/kg(<750 mg/d)。开始治疗的1~2周,将INH全天量的1/2加入10%葡萄糖中静脉滴注或缓慢静脉推注,余量口服,待病情好转后改为全天量口服。

(2)巩固治疗阶段:继用INH、RFP或EMB,疗程9~12个月。抗结核药物总疗程不少于 12 个月，或待脑脊液恢复正常后继续治疗 6 个月。初治结核性脑膜炎的 DOTS 方案为 3HRZS/6HR。

3.降低颅高压、减轻脑水肿

抗结核治疗和降低颅高压是结脑治疗的 2 个重点环节。

(1)脱水剂：常用 20％甘露醇，每次 0.5～1.0 g/kg，于 30 分钟内快速静脉注入，每 4～6 小时一次，脑疝时可加大剂量至每次 2 g/kg；2～3 天后逐渐减少次数，7～10 天停用。

(2)利尿剂：乙酰唑胺一般于停用甘露醇前 1～2 天加用，每天 20～40 mg/kg(<0.75 g/d)口服，根据颅内压情况，可服用 1～3 个月或更长，每天服或间歇服(服 4 天，停 3 天)。

(3)糖皮质激素：能迅速减轻中毒症状，抑制炎症渗出，防治粘连，促进脑脊液循环，降低颅内压，是抗结核药物有效的辅助疗法。早期使用效果好。在足量抗结核药的基础上，泼尼松，每天 1～2 mg/kg(<45 mg/d)，1 个月后逐渐减量，疗程 8～12 周。

(4)腰椎穿刺放液减压及鞘内注药：腰椎穿刺放液减压对降低颅高压有一定疗效，但多不主张鞘内注药。适应证：①颅内压较高，应用肾上腺皮质激素及甘露醇效果不明显，但不急需作侧脑室引流或没有作侧脑室引流的条件者；②脑膜炎症控制不好致颅内压难于控制者；③脑脊液蛋白量>3.0 g/L。方法为：根据颅内压情况，适当放出一定量脑脊液以减轻颅内压；<3 岁，INH 25 mg，地塞米松 1 mg；>3 岁，INH 50 mg，地塞米松 2 mg；开始时每天 1 次，1 周后酌情改为隔天 1 次、1 周 2 次及 1 周 1 次，2～4 周为 1 疗程。

(5)侧脑室穿刺引流和分流手术：侧脑室穿刺引流脑脊液为降低颅高压最有效的措施，适用于急性脑积水而其他降颅压措施无效或疑有脑疝形成时。根据脑积水程度，引流量一般每天 50～200 mL，持续引流 1～3 周；有室管膜炎时可同时给予侧脑室内注药。

脑底脑膜粘连发生梗阻性脑积水时，侧脑室穿刺引流往往难以奏效，则可考虑行侧脑室小脑延髓池分流术。

4.对症治疗

包括止惊，纠正水、电解质和酸碱失衡。

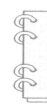

第七章　小儿疾病的中医治疗

第一节　感　冒

一、概述

(一)定义

临床上以感受外邪所引起的发热、鼻塞流涕、喷嚏、咳嗽等表证为主要特征。小儿感冒有四时感冒与时疫感冒之分,四时感冒由感受四时不正之气发生,而时疫感冒由感受时行疫毒所致。

任何年龄小儿皆可发病,婴幼儿更为多见。因小儿肺脏娇嫩,脾常不足,神气怯弱,感邪之后,易出现夹痰、夹滞、夹惊的兼夹证。如《婴童类粹·伤寒论》所说:"夫小儿伤寒与大人无异,所兼者惊、积而已。"

(二)发病情况

感冒是儿科时期最常见的肺系疾病之一,病位在表,病情多轻,但也常因感冒失于表散,致病程迁延,或遗患风湿痹痛、心悸、水肿等证。

1.发病季节

本病发作无明显的季节性,一年四季均可发生,以冬春二季及气候骤变时易发病。

2.好发年龄

任何年龄都可发生本病,但年龄越小发病率越高,年幼体弱的小儿更易罹患。

3.发病特点

本病发病率占儿科疾病首位。本病大多由于小儿寒暖不能自调,加之护理不当,感受外邪而发。由于小儿肺常不足、脾常不足、心神怯弱,在患感冒之后易出现夹痰、夹滞、夹惊等兼夹证。

(三)治疗转归

小儿感冒大多经合理治疗而痊愈,痊愈后经适当调理,多可较快恢复健康,故一般预后良好。但少数患儿可因正气虚弱,无力抗邪于外,风邪化热入里,进一步发展成肺炎喘嗽;部分患儿在患病期间因发汗或攻伐太过,耗损气阴,肺脾受伤,形成日后的反复呼吸道感染;还有少数患儿因感邪后正气不支,致风邪化热,侵入心经,形成心悸怔忡之证。

二、病因病机

(一)病因

小儿感冒的发病内因责之于正气不足,外因责之于感受风邪。

1.内因

小儿肺常不足,卫外不固,腠理疏薄,抗病力弱,遇到四时气候的变化,寒暖失调,容易感受外邪而发病。

2.外因

感冒的主要致病原因是感受风邪。风为百病之长,风邪又常兼夹寒、热、暑、湿等外邪同时侵袭机体而发病。故临床上常有风寒、风热、暑湿等不同的病因。

(1)感受风寒:风寒之邪,由口鼻或皮毛而入,束于肌表,郁于腠理,寒主收引,致使肌肤闭郁,卫阳不得宣发,导致发热、恶寒、无汗;寒邪束肺,肺气失宣,气道不利,则致鼻塞、流涕、咳嗽;寒邪郁于太阳经脉,经脉拘急收引,气血凝滞不通,则致头痛、身痛、肢节酸痛等症。

(2)感受风热:风热之邪,侵犯肺咽。邪在卫表,卫气不畅,则致发热较重、恶风、微有汗出;风热之邪上扰,则头痛;热邪客于肺卫,肺气失宣,则致鼻塞、流涕、喷嚏、咳嗽;咽喉为肺胃之门户,风热上乘咽喉,则致咽喉肿痛等证候。

小儿发病之后易于传变,即使是外感风寒,正邪相争,寒易化热,或表寒未解,已入内化热,也可形成寒热夹杂之证。

(3)感受暑湿:夏令冒暑,长夏多湿,暑为阳邪,暑多夹湿,暑湿之邪束表困脾,而致暑邪感冒。暑邪外袭,卫表失宣,则致发热、无汗;暑邪郁遏,清阳不升,则致头晕或头痛;湿邪遏于肌表,则身重困倦;湿邪困于中焦,阻碍气机,脾胃升降失司,则致胸闷、泛恶、食欲缺乏,甚至呕吐、泄泻。

(4)感受时邪:外感时疫之邪,犯于肺胃二经。疫邪性烈,易于传变,故起病急骤;邪犯肺卫,郁于肌表,则初起发热、恶寒、肌肉酸痛;疫火上熏,则目赤咽红;邪毒犯胃,胃气上逆,则见恶心、呕吐等症。

(二)病机

本病的发病是外因作用于内因的结果,病变部位主要在肺。外邪经口鼻或皮毛侵犯肺卫。肺司呼吸,外合皮毛,主腠理开合,开窍于鼻,邪自口鼻吸入,皮毛开合失常,卫阳被遏,故恶寒发热、头痛、身痛;咽喉为肺之门户,外邪循经相犯,可见鼻塞流涕或咽喉红肿;肺失宣肃,产生咳嗽。这就是外邪侵袭产生诸症的机制。由于风邪夹邪的性质不同,病机变化亦有区别:夹热,因热为阳邪,表现为风热证;夹寒,因寒为阴邪,主收引,腠理闭塞,表现为风寒证;夹暑,因暑多兼湿,困阻中焦,常表现为脾胃升降失司而呕吐、泄泻。

小儿肺常不足,肺失清肃,气机不利,津液凝聚为痰,以致痰阻气道,则为感冒夹痰。

小儿脾常不足,饮食不节,感冒之后,往往影响运化功能,再加之乳食未节,以致乳食停滞不化,阻滞中焦,则为感冒夹滞。

小儿神气怯弱,筋脉未盛,若见高热熏灼,容易扰动心肝,产生心神不宁、惊惕抽风,则为感冒夹惊。

三、临床诊断

(一)诊断要点

(1)气候骤变,冷暖失调,或与感冒患者接触,有感受外邪病史。

(2)有发热、恶风寒、鼻塞流涕、喷嚏、微咳等症状。

(3)感冒伴兼夹证者,可见咳嗽加剧,喉间痰鸣;或脘腹胀满,不思饮食,呕吐酸腐,大便失调;或睡卧不宁,惊惕抽风。

(4)特殊类型感冒:可见咽部充血,咽腭弓、悬雍垂、软腭等处有 2～4 mm 大小的疱疹,或滤泡性眼结膜炎及颈部、耳后淋巴结肿大等体征。

(5)血常规检查:病毒感染者白细胞总数正常或偏低;继发细菌感染者白细胞总数及中性粒细胞均增高。

(6)病原学检查:鼻咽或气管分泌物病毒分离或桥联酶标法检测,可作病毒学诊断。咽拭子培养可有病原菌生长;链球菌感染者,血中抗链球菌溶血素"O"(ASO)滴度增高。

(二)病证鉴别

1.急性传染病早期

多种急性传染病的早期都有类似感冒的症状,如麻疹、百日咳、水痘、幼儿急疹、传染性非典型肺炎、流行性脑脊髓膜炎等,应根据流行病学史、临床表现、实验室资料及其演变特点等加以鉴别。

2.急性感染性喉炎(急喉喑)

本病初起仅表现发热、微咳,当患儿哭叫时可闻及声音嘶哑,病情较重时可闻犬吠样咳嗽及吸气性喉鸣。

3.麻疹早期

麻疹早期可因外邪侵犯肺卫,表现为发热、微恶风寒、鼻塞流涕、咳嗽等症状。但其有明显的麻疹特殊表现如目胞赤肿、泪水汪汪、畏光羞明、倦怠思睡、麻疹黏膜斑等。

4.肺炎喘嗽

本病是以肺热炽盛为主要病机的肺系疾病,初期邪犯肺卫可有肺卫表证,但常同时具有发热、咳嗽、气喘、鼻扇等证候特点。

四、辨证论治

(一)辨证思路

1.辨别四时感冒与时疫感冒

四时感冒一般肺系症状明显,全身症状较轻,无流行趋势;时疫感冒一般肺系局部症状不明显,而全身症状较重,有在同一地区流行传播的特点。

2.辨别风寒风热

如具有肺卫表证伴唇舌咽红者为风热,具有肺卫表证而唇舌咽不红者为风寒。

3.辨别兼夹证候

除有表证外,兼见咳嗽较剧,咳声重浊,喉中痰鸣,舌苔白腻,脉浮滑等表现者为夹痰;兼见脘腹胀满,不思乳食,呕吐酸腐,口气秽浊,大便酸臭等为夹滞;兼见惊惕啼叫,睡卧不宁,甚或惊风抽搐,舌尖红,脉弦数等为夹惊。

(二)治疗原则

小儿感冒的治疗与成人相同,应以解表为主,根据寒热辨证,治法有辛温、辛凉之别。但小儿感冒治疗还应注意以下几点:①小儿感冒容易出现夹痰、夹滞、夹惊等兼夹证,因此应同时注意兼夹证的治疗。②小儿表虚卫外不固,治疗宜以轻清疏解为主,不宜过汗,以防耗伤气阴。③小儿感冒容易化热,若表证未解,兼里热内郁,或已有燥屎内结,需用清热解毒或下法时应慎重,须防苦寒伤伐脾胃。

治疗感冒,以疏风解表为基本原则。根据不同的证型分别治以辛温解表、辛凉解表、清暑解表、清热解毒。治疗兼证,在解表基础上,分别佐以化痰、消导、镇惊之法。小儿为稚阴稚阳之体,发汗不宜太过,防止津液耗损。小儿感冒易于寒从热化,或热为寒闭,形成寒热夹杂证,单用辛凉药汗出不透,单用辛温药助热化火,故常以辛凉、辛温药并用。体质虚弱者可采用扶正解表法。本病除内服汤药外,还常使用中成药等法治疗。

(三)证治分类

1.主证

(1)风寒感冒。

证候:发热,恶寒,无汗,头痛,鼻塞流清涕,喷嚏,咳嗽,咽喉痒、无红肿,舌淡红,苔薄白,脉浮紧或指纹浮红。

辨证:本证主要由于风寒束表,卫阳受遏,经气不得宣畅,邪正交争而出现一系列风寒表证。辨证要领为有外感表证与唇舌咽部不红。小儿感冒风寒,邪盛正实者,易于从阳化热,演变转化为热证。若患儿素蕴积热,复感风寒,也可见恶寒、头痛、身痛、流清涕、面赤唇红、口干渴、咽红、舌质红、苔薄黄等外寒里热之证。①发热,恶寒,头痛,无汗:风寒束表,卫阳受遏,经气不得宣畅,邪正交争。②鼻塞流清涕,喷嚏,咳嗽,咽喉痒:风寒犯肺,肺气失宣,外窍失利。③咽不红,舌淡红,苔薄白,脉浮紧或指纹浮红:均为风寒之象。

治法:辛温解表。

本证风寒束表,卫阳受遏,故治当辛温解表,重在祛邪。通过辛温发汗,使风寒之邪由表而散。

方药:荆防败毒散加减。

方解:方中荆芥、防风、羌活、苏叶解表散寒;前胡宣肺化痰;桔梗宣肺利咽;甘草调和诸药。全方共奏辛温散寒,发汗解表之功。

加减:头痛明显加葛根、白芷散寒止痛;恶寒重、无汗加桂枝、麻黄解表散寒;咳声重浊加白前、紫菀宣肺止咳;痰多加半夏、陈皮燥湿化痰;呕吐加半夏、生姜、竹茹降逆止呕;纳呆、舌苔白腻去甘草,加厚朴和胃消胀;外寒里热证加黄芩、石膏等清热泻火之药物。

（2）风热感冒。

证候：发热重，恶风，有汗或少汗，头痛，鼻塞，鼻流浊涕，喷嚏，咳嗽，痰稠色白或黄，咽红肿痛，口干渴，舌质红，苔薄黄，脉浮数或指纹浮紫。

辨证：本证为外感风热，或寒从热化。咽部是否红肿，为本证与风寒感冒的鉴别要点。小儿感冒风热，正邪交争激烈，易于从热化火，犯扰心肝而出现夹惊之证。①发热重，有汗或少汗：邪在卫表，寒从热化，腠理开泄，故发热重而有汗出。②鼻流浊涕，痰稠或黄：肺气不利，肺有郁热之象。③咽喉红肿疼痛：风热上乘，搏结咽喉。④口干渴，舌质红，苔薄黄，脉浮数或指纹浮紫：风热犯表之象。

治法：辛凉解表。

本证由于风热袭表，肺卫郁热，正邪交争，故治当以辛凉以解表热。通过辛凉发汗，使风热之邪由表而散。

方药：银翘散加减。

方解：方中金银花、连翘解表清热；薄荷、桔梗、牛蒡子疏风散热，宣肺利咽；荆芥、豆豉辛温透表，助辛凉药散表达邪外出；芦根、竹叶清热生津除烦。全方共奏辛凉发汗，解热散邪之功。

加减：高热加栀子、黄芩清热；咳嗽重，痰稠色黄加桑叶、瓜蒌皮、鱼腥草宣肺止咳祛痰；咽红肿痛加蝉蜕、蒲公英、玄参清热利咽；大便秘结加枳实、生大黄通腑泄热。

（3）暑邪感冒。

证候：高热持续，无汗或汗出热不解，头晕、头痛，鼻塞，身重困倦，胸闷，泛恶，口渴心烦，食欲缺乏，或有呕吐、泄泻，小便短黄，舌质红，苔黄腻，脉数或指纹紫滞。

辨证：《素问·热论》说："后夏至日者为病暑"，本证以发于夏季，高热，汗出热不解，身重困倦，食欲缺乏，舌红，苔黄腻为特征。偏热重者高热，头晕、头痛，口渴心烦，小便短黄；偏湿重者发热，有汗或汗出热不解，身重困倦，胸闷泛恶，食欲缺乏，或见泄泻。①高热持续，心烦：暑为阳邪，内归于心，心火内炽。②无汗或汗出热不解：暑夹湿邪，其性黏腻，缠绵难去，故常微汗出而热不解。③身重困倦，胸闷，泛恶，食欲缺乏：暑邪夹湿，湿困中焦，脾胃升降失司。④头晕、头痛，鼻塞：暑湿犯表，清阳不升。⑤舌质红，苔黄腻，脉数或指纹紫滞：为暑热夹湿之征。

治法：清暑解表。

暑为阳邪，多夹湿邪，侵袭机体，清暑当从表散，清暑应兼除湿，使湿去热孤，方能解热。

方药:新加香薷饮加减。

方解:香薷发汗解表化湿;金银花、连翘清热解暑;厚朴行气和中,理气除痞;扁豆健脾和中,利湿消暑。

加减:偏热重者加黄连、栀子清热;偏湿重加佩兰、藿香、豆豉祛暑利湿;呕吐加竹茹降逆止呕;大便溏薄加葛根、黄芩、苍术清肠化湿。

(4)时疫感冒。

证候:起病急骤,全身症状重。高热,恶寒,无汗或汗出热不解,头痛,心烦,目赤咽红,肌肉酸痛,腹痛,或有恶心、呕吐,舌质红,舌苔黄,脉数。

辨证:本证以起病急骤,肺系症状轻、全身症状重,有传染性为特征。表证重者高热,无汗或汗出热不解,头痛,肌肉酸痛;里证重者目赤,腹痛,或恶心、呕吐。①起病急骤,全身症状重:时疫毒邪,犯及人体,正邪交争,故起病急而全身酸痛。②高热,恶寒,头痛:时疫邪毒犯表,正邪相恃,清阳受扰。③无汗或汗出热不解,肌肉酸痛,腹痛,或有恶心、呕吐:时疫邪毒夹湿,肌表不疏,脾胃困遏,升降失司。④心烦,目赤咽红:时疫化火,内扰心肝。⑤舌质红,舌苔黄,脉数:邪热内盛之象。

治法:清热解毒。

方药:银翘散合普济消毒饮加减。

方解:常用金银花、连翘清热解毒;荆芥、羌活解表祛邪;栀子、黄芩清肺泄热;大青叶、桔梗、牛蒡子宣肺利咽;薄荷辛凉发散。

加减:高热加柴胡、葛根解表清热;恶心、呕吐加竹茹、黄连降逆止呕。

2.兼证

(1)夹痰。

证候:感冒兼见咳嗽较剧,痰多,喉间痰鸣。

辨证:风邪犯肺,肺失清宣,津液敷布失常,水液停聚为痰。此外,小儿脾常不足,肺病及脾,运化失职,水湿不化亦聚而为痰。本证以兼见咳嗽剧烈,痰多喉鸣为特征。①咳嗽较剧:痰贮于肺,气道不利。②痰多:肺失治节,水津失布,津液内停,聚而为痰。③喉间痰鸣:痰浊内盛,壅阻气道。

治法:风寒夹痰者,辛温解表,宣肺化痰;风热夹痰者,辛凉解表,清肺化痰。

方药:在疏风解表的基础上,风寒夹痰证加用三拗汤、二陈汤,常用麻黄、杏仁、半夏、陈皮等宣肺化痰。风热夹痰证加用桑菊饮加减,常用桑叶、菊花、瓜蒌皮、浙贝母等清肺化痰。

（2）夹滞。

证候：感冒兼见脘腹胀满，不思饮食，呕吐酸腐，口气秽浊，大便酸臭，或腹痛泄泻，或大便秘结，小便短黄，舌苔厚腻，脉滑。

辨证：本证可为先有食滞中焦，后感受风邪而发生感冒夹滞，也可在感受风邪之后，肺脏受邪，影响脾胃的升降，乳食内停，积而化热所致。①脘腹胀满，不思饮食，呕吐酸腐：食停中脘，脾气不升，胃失和降。②口气秽浊，大便酸臭：食积化腐，食滞中焦则浊气上逆。③大便不调，小便短黄：积滞内停，运化失职，蕴蒸生热。④舌苔厚腻，脉滑：为食积内滞之征。

治法：解表兼以消食导滞。

方药：在疏风解表的基础上，加用保和丸加减。常加用焦山楂、焦神曲、鸡内金消食化积；莱菔子、枳壳导滞消积。若大便秘结，小便短黄，壮热口渴，加大黄、枳实通腑泄热。

（3）夹惊。

证候：感冒兼见惊惕哭闹，睡卧不宁，甚至骤然抽风，舌质红，脉浮弦。

辨证：小儿心神祛弱，筋脉未盛，外感邪热化火内扰心肝，易于生惊动风，故在病理上表现肝常有余、心常有余的特点。①惊惕哭闹，睡卧不宁：热扰于心，神明失主。②骤然抽风：热扰于肝，风阳鼓动。③舌质红，脉浮弦：风热动风之征。

治法：解表兼以清热镇惊。

方药：在疏风解表的基础上，加用镇惊丸加减。常加用钩藤、僵蚕、蝉蜕。另服小儿回春丹或小儿金丹片。

（四）其他疗法

1.中药成药

（1）午时茶：每服 1/2～1 包，1 日 2～3 次。用于风寒感冒夹滞。

（2）健儿清解液：每服 5～10 mL，1 日 3 次。用于风热感冒夹滞。

（3）小儿消炎栓：每次直肠给药 1 粒（1.5 g），1 日 2 次。用于风热感冒。

（4）清开灵颗粒：每服 3～6 g，1 日 2～3 次。用于风热感冒、感冒夹惊。

（5）抗病毒口服液：每服 10 mL，1 日 2～3 次。用于时疫感冒。

2.药物外治

香薷 30 g，柴胡 30 g，扁豆花 30 g，防风 30 g，金银花 50 g，连翘 50 g，淡豆豉 50 g，鸡苏散 50 g，石膏 50 g，板蓝根 50 g。煎水 3 000 mL，候温沐浴。每日 1～2 次。用于暑邪感冒。

3.针灸疗法

(1)针法:取大椎、曲池、外关、合谷。头痛加太阳,咽喉痛加少商。用泻法,每日 1～2 次。用于风热感冒。

(2)灸法:取大椎、风门、肺俞。用艾炷 1～2 壮,依次灸治,每穴 5～10 分钟,以表面皮肤温热为宜,每日 1～2 次。用于风寒感冒。

(五)西医治疗

1.病因治疗

病毒感染者试用利巴韦林。若有细菌感染,可选用青霉素或根据药物敏感试验选用其他抗生素。肺炎支原体感染选用红霉素、阿奇霉素等。

2.对症治疗

高热可给予物理降温,如头部冷敷、35％酒精擦浴。若体温不降可口服对乙酰氨基酚溶液或布洛芬混悬液。鼻塞严重影响吸乳者在喂奶前给予 0.5％麻黄素滴鼻。高热惊厥者即用 10％水合氯醛直肠给药或用地西泮、苯巴比妥静脉注射。

五、预防与调护

(一)预防

(1)经常户外活动,呼吸新鲜空气,多晒太阳,加强体格锻炼。

(2)根据气候变化,及时增减衣服。

(3)避免与感冒患者接触,感冒流行期间尽量不去公共场所,不要用手揉搓鼻眼,到过公共场所后要勤洗手。

(4)必要时可接种流感疫苗。

(5)反复呼吸道感染儿童,根据辨证予以辨证固本治疗,以减少复感。

(二)调护

(1)居住房屋应经常开窗,并保持室内空气流通、新鲜。每天可用食醋50 mL,加水熏蒸 20～30 分钟,进行空气消毒。

(2)发热期间多饮热水,汤药应热服。饮食易消化、清淡,如米粥、新鲜蔬菜、水果等,忌食辛辣、冷饮、油腻食物。

(3)注意观察病情变化,及早发现感冒兼证。

第二节 咳 嗽

一、概述

(一)定义

咳嗽是指以咳嗽或伴咳痰为临床主证的疾病。

咳嗽为儿科临床最常见的症状之一,外感或内伤所致的多种急慢性疾病都可引起咳嗽。本节所论仅仅指咳嗽为主证的疾病,其他各种疾病引起的咳嗽症状只能参考本节进行辨证论治。

(二)发病情况

1.发病季节

小儿咳嗽一年四季均可发生,而以冬春二季多见。

2.好发年龄

任何年龄小儿皆可发病,以婴幼儿为多见。

3.临床特点

小儿咳嗽有外感和内伤之分,临床上以外感咳嗽为多见,表现为起病急、病程较短、多伴表证、多为实证的特点。小儿咳嗽常有痰而不会自咯,故只能以咳嗽声的清浊判断有痰、无痰及痰液的多少。

(三)治疗转归

本病一般预后良好,若能及时辨治,大多病情可愈。若治疗不及时或调护失宜,邪未去而病情加重,可发展为其他重病。小儿外感咳嗽如治不及时,可致邪毒深入,化热化火,以致痰火闭肺,形成肺炎喘嗽之证;若咳嗽表邪未尽,过早使用或误用酸涩收敛之药,也可致肺气郁闭,痰留胸膈,形成哮喘之宿根。

二、病因病机

(一)病因

"咳证虽多,无非肺病"。小儿肺常不足,肌肤柔嫩,藩篱疏薄,肺脏尤娇,卫外不固,易为外邪所侵;小儿脾常不足,易为饮食所伤,脾虚易生痰湿,上贮于肺,皆易发生咳嗽。故小儿咳嗽的病因,主要外因为感受风邪,主要内因为肺脾虚弱。

1.外因

主要为感受风邪。风邪致病,首犯肺卫,肺为邪侵,壅阻肺络,气机不宣,清肃失司,肺气上逆,则致咳嗽。风为百病之长,其他外邪多随风侵袭,犯肺作咳。

(1)感受风寒:若风夹寒邪,风寒束肺,肺气失宣,则见咳嗽频作,咽痒声重,痰白清稀。

(2)感受风热:若风夹热邪,风热犯肺,肺失清肃,则致咳嗽不爽,痰黄黏稠。

2.内因

小儿咳嗽的内因主要为肺脾虚弱,并由此而致生痰蕴热、或痰湿蕴肺,又可因肺脾虚弱而久嗽难止。

(1)痰热蕴肺:小儿肺脾虚弱,气不化津,痰易滋生。若外感邪热稽留,炼液生痰,或素有食积内热,或心肝火盛,痰热相结,阻于气道,肺失清肃,则致咳嗽痰多,痰稠色黄,不易咯出。

(2)痰湿蕴肺:小儿脾常不足,易为乳食、生冷所伤,则使脾失健运,水谷不能生成精微,酿为痰浊,上贮于肺。肺脏娇嫩,不能敷布津液,化液生痰,痰阻气道,肺失宣降,气机不畅,则致咳嗽痰多,痰色白而稀。

(3)肺气亏虚:小儿禀赋不足素体虚弱者,或外感咳嗽经久不愈耗伤正气后,致使肺气亏虚,脾气虚弱,运化失司,气不布津,痰液内生,蕴于肺络,则致久咳不止,咳嗽无力,痰白清稀。

(4)肺阴亏虚:小儿肺脏嫩弱,若遇外感咳嗽日久不愈,正虚邪恋,热伤肺津,阴津受损,阴虚生内热,损伤肺络,或阴虚生燥,而致久咳不止,干咳无痰,声音嘶哑。

(二)病机

小儿咳嗽病因虽多,但其发病机制则一,皆为肺脏受累,宣肃失司而成。外感咳嗽病起于肺,内伤咳嗽可因肺病迁延,或他脏先病,累及于肺所致。

咳嗽病位主要在肺,由肺失宣肃所致,分外感、内伤两大类。《素问·咳论》指出:"五脏六腑皆令人咳,非独肺也"。《景岳全书·咳嗽》指出:"外感咳嗽,其来在肺,故必由肺以及他脏……内伤之咳,先伤他脏,故必由他脏以及肺"。叶天士《临证指南医案·咳嗽》明确提出:"咳为气逆,嗽为有痰,内伤外感之因甚多,确不离乎肺脏为患也。"故小儿咳嗽的病变部位主要在肺,病理机制以肺失宣肃为主。肺为娇脏,其性清宣肃降,上连咽喉,开窍于鼻,外合皮毛,主一身之气,司呼吸。外邪从口鼻或皮毛而入,邪侵入肺,肺气失宣,清肃失职,发生咳嗽。小儿咳嗽亦常与脾相关。小儿脾常不足,脾虚生痰,上贮于肺,或咳嗽日久不愈,耗伤正气,可转为内伤咳嗽。而内伤咳嗽正气不足,复感外邪,也可出现表里俱病,虚实夹杂之证。

外感咳嗽起病比较急,病程相对较短,以表证为主要表现,多属实证;内伤咳嗽起病相对缓慢,病程迁延,以里证为主要表现,先为实证,久则转为虚证或虚实夹杂证。

三、临床诊断

(一)诊断要点

(1)好发于冬春二季,常于气候变化时发病。

(2)病前多有感冒史。

(3)咳嗽为主要临床症状。

(4)肺部听诊:两肺呼吸音粗糙,可闻及干啰音、不固定的粗湿啰音。

(5)血常规检查:病毒感染者血白细胞总数正常或偏低;细菌感染者血白细胞总数及中性粒细胞增高。

(6)病原学检查:鼻咽或气管分泌物标本作病毒分离或桥联酶标法检测,可用作病毒学诊断。肺炎支原体抗体(IgG、IgM)检测,可用作肺炎支原体感染诊断。痰细菌培养,可用作细菌学诊断。

(7)X线检查:胸片显示肺纹理增粗模糊,肺门阴影增深。

(二)病证鉴别

咳嗽应与肺炎喘嗽、百日咳、原发型肺结核(肺痨)等鉴别。

1.肺炎喘嗽

(1)临床表现:起病较急,除咳嗽表现外,常伴有发热与呼吸急促,鼻翼翕动,严重者出现烦躁不安,面色苍白、青灰或唇甲发绀等症。

(2)肺部听诊:可闻及中细湿啰音。

(3)胸部X线检查:肺纹理增多、紊乱,可见小片状、斑片状阴影,或见不均匀的大片状阴影。

2.百日咳(顿嗽)

以阵发性痉挛性咳嗽为主证,咳后有鸡鸣样回声,并咯出痰涎,病程迁延日久,有传染性。

3.原发型肺结核(肺痨)

(1)临床表现:多有结核接触史,以低热、咳嗽、盗汗为主证。结核菌素试验的红斑硬结直径≥20 mm;气道排出物中可找到结核杆菌。

（2）胸部 X 线检查:显示活动性原发型肺结核改变;纤维支气管镜检查可见明显的支气管结核病变。

四、辨证论治

（一）辨证思路

1.辨外感内伤

小儿咳嗽起病急、病程短、兼有表证者多属外感咳嗽;如病势缓慢,病程较长,并伴不同程度脏腑虚证者多属内伤咳嗽。

2.辨寒热虚实

通过小儿咳嗽的痰涎色量及伴随症状辨别。咳声频频,喉痒声重,伴鼻流清涕等肺卫表证、唇舌淡红、苔薄白、咽不红者,多属风寒咳嗽;咳声高亢气粗,或咳声嘶哑,伴鼻流浊涕等表证、唇舌咽红者,多属风热咳嗽;干咳阵阵,气涌作呛,舌红苔黄燥者,多为燥火伤肺;干咳或咳声短促而哑,舌红少苔或花剥者多属肺阴耗伤。咳声高亢,有力,为实;咳声低微,气短无力,为虚。痰稀色白易咯者多属寒;痰黄质黏咯之不爽者多属于热。

（二）治疗原则

咳嗽治疗,应分清外感、内伤。外感咳嗽以疏散外邪,宣通肺气为基本法则,根据寒、热证候不同治以散寒宣肺、解热宣肺。外感咳嗽一般邪气盛而正气未虚,治疗时不宜过早使用滋腻、收涩、镇咳之药,以免留邪。误用滋腻之品则易生痰湿、过用镇咳之品不利观察病情;表邪未尽而过早使用收涩之品易致关门留寇之误。内伤咳嗽应辨别病位、病性,随证施治。痰盛者,按痰热、痰湿不同,分别治以清肺化痰、燥湿化痰。气阴虚者,按气虚、阴虚之不同,分别治以健脾补肺、益气化痰;养阴润肺、兼清余热之法。本病除内服药物外,还常使用中成药等方法治疗。

（三）证治分类

1.外感咳嗽

（1）风寒咳嗽。

证候:咳嗽频作、声重,咽痒,痰白清稀,恶寒无汗,发热头痛,全身酸痛,舌苔薄白,脉浮紧或指纹浮红。

辨证:本证多发生于冬春寒冷季节,起病急,咳嗽频作、声重,咽痒,痰白清稀为其特征。若风寒夹热,则见声音嘶哑、恶寒、鼻塞、咽红、口渴等症。①咳嗽频作:风寒犯肺,肺气失宣,肺窍失利。②声重咽痒:肺主声,诸痒皆属于风,风邪内郁于肺。③痰白清稀:风寒闭肺,水液输化无权,留滞肺络,凝而为痰。④恶寒无汗,发热头痛:风寒外束,腠理闭塞。⑤全身酸痛:风寒外袭,郁于肌腠,经络不舒。⑥舌苔薄白,脉象浮紧,指纹浮红:均主风寒束表。

治法:疏风散寒,宣肺止咳。

本证风寒犯肺,肺卫失宣,故治以疏散风寒为主,肺气宣发则咳嗽可平。外感咳嗽均以辛味宣发为主,所谓"治上焦如羽,非轻不举"。

方药:金沸草散加减。

方解:金沸草祛风化痰止咳;前胡、荆芥解散风寒;细辛温经发散;半夏、茯苓燥湿化逆;生姜散寒化痰;甘草、大枣调和诸药。邪散气顺则咳嗽自止。

加减:寒邪较重,咳痰不爽,气逆喘促者,加水炙麻黄辛温宣肺;咳甚者加杏仁、桔梗、枇杷叶宣肺止咳;痰多者加陈皮、浙贝母化痰理气;恶寒头痛甚者加防风、白芷、川芎温散寒邪。

若为风寒夹热证,方用杏苏散加大青叶、黄芩清肺热。

(2)风热咳嗽。

证候:咳嗽不爽,鼻流浊涕,痰黄黏稠,不易咯出,口渴咽痛,伴有发热恶风,头痛,微汗出,舌质红,苔薄黄,脉浮数或指纹浮紫。

辨证:本证可为感受风热而发,也可为风寒化热产生,以咳嗽不爽,痰黄黏稠为特征。风热咳嗽与燥热咳嗽在脉证上有很多相似之处,如咳嗽不爽,身热,舌红脉数等。但燥热咳嗽属于风燥伤肺,津液被烁,故多干咳无痰,鼻燥咽干,咳甚则胸痛等。①咳嗽不爽,鼻流浊涕:风热犯肺,肺失清肃,气道不宣,故咳嗽不爽。鼻通于肺,肺热熏灼,故鼻流浊涕。②痰黄黏稠,不易咯出:风热之邪灼津炼液成痰。③发热恶风,头痛,微汗出:肺主皮毛,风热束表,客于皮毛,疏泄失司。④咽痛:咽喉为肺气出入通道,肺热上熏于咽则痛。⑤口渴:热邪熏灼,津液耗伤。⑥舌苔薄黄,脉象浮数,指纹红紫:风热邪在肺卫。

治法:疏风解热,宣肺止咳。

方药:桑菊饮加减。

方解:桑叶、菊花疏散风热;薄荷、连翘、大青叶辛凉透邪,清热解表;杏仁、桔梗宣肺止咳;芦根清热生津;甘草调和诸药。

加减:肺热重加金银花、黄芩清宣肺热;咽红肿痛加土牛膝根、板蓝根、玄参利咽消肿;咳重加枇杷叶、前胡清肺止咳;痰多加浙贝母、瓜蒌皮止咳化痰。

若为风热夹湿证,方中加薏苡仁、半夏、橘皮宣肺燥湿。风燥犯肺证,用桑杏汤加减。

2.内伤咳嗽

(1)痰热咳嗽。

证候:咳嗽痰多,色黄黏稠,难以咯出,甚则喉间痰鸣,发热口渴,烦躁不宁,尿少色黄,大便干结,舌质红,苔黄腻,脉滑数或指纹紫。

辨证:本证以咯痰多,色黄黏稠,难以咯出为特征。热重者发热口渴,烦躁不宁,尿少色黄,大便干结;痰重者喉间痰鸣,舌苔腻,脉滑数。①咳嗽痰多,色黄黏稠,难以咯出:肺热蒸灼,脾火素蕴,炼液成痰,阻于气道。②发热面红目赤:气火上升,里热熏蒸,肺气不宣。③发热口渴,烦躁不宁:肺热灼津,心火内盛。④尿少色黄,大便干结:火热内盛,肺气不降。⑤舌质红,苔黄腻,脉滑数或指纹紫:痰热内盛。

治法:清肺化痰止咳。

本证由于痰热壅阻肺络所致,故治当清肺化痰,痰盛者侧重化痰止咳,热重者侧重清肺降火。

方药:清金化痰汤加减。

方解:桑白皮、前胡、款冬花肃肺止咳;黄芩、栀子、鱼腥草清泄肺热;桔梗、浙贝母、橘红止咳化痰;麦冬、甘草润肺止咳。

加减:痰多色黄,黏稠难咯加瓜蒌皮、胆南星、葶苈子清肺化痰;咳重,胸胁疼痛加郁金、青皮理气通络;心烦口渴加生石膏、竹叶清心除烦;大便秘结加瓜蒌仁、制大黄涤痰通便。

(2)痰湿咳嗽。

证候:咳嗽重浊,痰多壅盛,色白而稀,喉间痰声辘辘,胸闷纳呆,神乏困倦,舌淡红,苔白腻,脉滑。

辨证:本证多见于素体脾虚患儿,以痰多壅盛,色白而稀为特征。①咳嗽重浊,痰多壅盛:痰湿从脾胃滋生,上渍于肺。②色白而稀,喉间痰声辘辘:痰湿内停,壅于气道。③胸闷纳呆,神乏困倦:痰湿内停,气失宣展,脾失运化,不思进食。④舌淡红,苔白腻,脉滑:痰湿内停。

治法:燥湿化痰止咳。

方药:三拗汤合二陈汤加减。

方解:炙麻黄、杏仁、白前宣肺止咳;陈皮、半夏、茯苓燥湿化痰;甘草和中。

加减:痰涎壅盛加苏子、莱菔子利气化痰;湿盛加苍术、厚朴燥湿健脾,宽胸行气;咳嗽重加款冬花、百部、枇杷叶宣肺化痰;纳呆者加焦神曲、炒麦芽、焦山楂醒脾消食。

（3）气虚咳嗽。

证候:咳而无力,痰白清稀,面色苍白,气短懒言,语声低微,自汗畏寒,舌淡嫩,边有齿痕,脉细无力。

辨证:本证常为久咳,尤多见于痰湿咳嗽转化而成,以咳嗽无力,痰白清稀为特征。偏肺气虚者气短懒言,语声低微,自汗畏寒;偏脾气虚者面色苍白,痰多清稀,食少纳呆,舌边齿痕。①咳而无力,气短懒言,语声低微:肺为气之主,肺虚则气无所主。②自汗畏寒,面色苍白:肺气虚弱,卫外不固。③痰白清稀:肺虚及脾,水湿不化,凝为痰饮。④舌淡嫩,边有齿痕,脉细无力:属肺脾气虚之象。

治法:健脾补肺,益气化痰。

本证因肺虚久咳,子病及母,培土可以生金,健脾即可补气、化痰、止咳。

方药:六君子汤加味。

方解:党参健脾益气;白术、茯苓健脾化湿;陈皮、半夏燥湿化痰;百部、炙紫菀宣肺止咳;甘草调和诸药。

加减:气虚重加黄芪、黄精补肺益气;咳重痰多加杏仁、川贝母、远志、炙枇杷叶化痰止咳;食少纳呆加焦山楂、焦神曲和胃消食。

（4）阴虚咳嗽。

证候:干咳无痰,喉痒,声音嘶哑,或痰少而黏,或痰中带血,不易咯出,口渴咽干,午后潮热或手足心热,舌红,少苔,脉细数。

辨证:本证多见于肺热久咳伤阴者,以干咳无痰,喉痒声嘶为特征。①干咳无痰,喉痒声嘶:温热久羁,津液被烁,阴虚生燥。②午后潮热,手足心热:阴虚内生虚热。③痰少而黏,咳痰带血:热炼肺津,损伤肺络。④口渴咽干:阴液受伤,无以上承。⑤舌红,少苔,脉细数:阴津亏虚之象。

治法:养阴润肺,兼清余热。

本证因阴虚生燥所致,故治当以养阴生津润燥为主,清热止咳为辅。

方药:沙参麦冬汤加减。

方解:南沙参清肺火,养肺阴;麦门冬、生地黄、玉竹清热润燥;天花粉、甘草生津保肺;桑白皮、炙冬花、炙枇杷叶宣肃肺气。

加减:阴虚重加地骨皮、石斛、阿胶养阴清热;咳嗽重加炙紫菀、川贝母、天门冬润肺止咳;咳重痰中带血加仙鹤草、黄芩、茅根清肺止血。

(四)其他疗法

1.中药成药

(1)小儿宣肺止咳颗粒:1岁以下每服 2.5 g、1～3 岁 5 g、4～7 岁 8 g、8～14 岁12 g,1 日 3 次。用于风寒外束、痰热郁肺证。

(2)急支糖浆:每服 5～10 mL,1 日 3 次。用于风热咳嗽。

(3)蛇胆川贝液:每服 10 mL,1 日 2～3 次。用于风热咳嗽,痰热咳嗽。

(4)羚羊清肺散:每服 1～2 g,1 日 3 次。用于痰热咳嗽。

(5)半夏露:每服 5～10 mL,1 日 2～3 次。用于痰湿咳嗽。

(6)罗汉果止咳糖浆:每服 5～10 mL,1 日 2～3 次。用于阴虚咳嗽。

2.推拿疗法

运内八卦、清肺平肝各 300 次,清天河水 200 次,开天门、推坎宫、推揉太阳各 50 次。加减法:风寒咳嗽,鼻塞流清涕加揉一窝风 300 次,发热加推三关 200 次;风热咳嗽,发热流浊涕、苔薄黄或厚腻加推六腑 200 次。每天 1 次,5 次为 1 疗程。

3.拔罐疗法

先用三棱针扎大椎穴,并在其周围 6 cm 处上下左右各刺 2 针,共计 8 针,以微出血为佳,然后用中型火罐,拔于穴位上,以侧面横拔为宜,10～15 分钟起罐。适用于外感咳嗽。

五、预防与调护

(一)预防

(1)经常到户外活动,加强锻炼,增强小儿抗病能力。

(2)避免感受风邪,积极预防感冒。

(3)避免与煤气、烟尘等接触,减少不良刺激。

(4)对经常咳嗽的患儿,按反复呼吸道感染作恢复期固本治疗。

(二)调护

(1)保持室内空气新鲜、流通,室温以 18～20 ℃为宜,相对湿度60%。

(2)注意休息,保持室内安静,咳嗽重的患儿可影响睡眠,应保证充足的睡眠。

(3)多喝水,经常变换体位及叩拍背部,使呼吸道分泌物易于咯出。

(4)饮食应给予易消化、富含营养之食品。婴幼儿尽量不改变原有的喂养方法,咳嗽时应停止喂哺或进食,以防食物呛入气管。年长儿饮食宜清淡,不给辛辣、炒香、油腻食物,少给生冷、过甜、过咸之品。

(5)注意观察病情变化。如注意观察患儿咳嗽发生的规律,咳痰的情况。特别要注意咳嗽与周围环境及饮食品种的相关影响因素;注意观察病程中有无体温的变化;注意用药后的病机转归变化,如痰量减少,干咳为主,及时随证更方。

第三节 厌 食

一、概述

(一)定义

厌食是指小儿较长时期见食不贪,食欲缺乏,甚则拒食的一种病证。

本病临床特征是以厌食为主证,对所有食物均不感兴趣、甚至厌恶,食量较正常同年龄儿童显著减少,以及必须有较长的病程(一般认为应当在 2 个月以上)。

(二)发病情况

1.发病时间

本病起病多较缓慢,病程较长,其发生多无明显的季节差异,但夏季暑湿当令,易于困遏脾气使症状加重。

2.好发人群

各年龄皆可发病,尤多见于 1～6 岁儿童,学龄儿童患病者明显减少。城乡儿童均可发生,而城市发病率高于农村,与饮食喂养方法有关。

3.发病特点

本病起病缓慢,多因较长时间的饮食不节,以致脾胃受损而成。若长期不愈可使患儿体重减轻,精神疲惫,抗病力弱,为其他疾病的发生和发展提供了有利条件,可引致疳证,影响正常的生长发育及神经精神异常等。

(三)治疗转归

本病一般预后良好。长期不愈者亦可转为疳证。

二、病因病机

本病多由喂养不当、他病伤脾、先天不足、情志失调引起,其病变脏腑主要在脾胃。盖胃司受纳,脾主运化,脾胃调和,则口能知五谷饮食之味,正如《灵枢·脉度》所说:"脾气通于口,脾和,则口能知五谷矣。"若脾胃失健,纳化不和,则造成厌食。

(一)病因

1.饮食不节,喂养不当

小儿脏腑娇嫩,脾常不足,乳食不知自节。家长往往过分溺爱子女,恣意纵儿所好,片面追求高营养的食品、补品,过食甘、肥、黏、腻、香味食品,造成饮食质、量的过度,或贪吃零食,饮食偏嗜,进食不定时,生活无规律,饥饱无度,或是饮食不洁、感染诸虫,皆可致损脾伤胃。亦有因缺乏喂养知识,在婴儿期未及时添加辅食,至断乳之时,食品品种骤然增加,脾胃不能适应,皆可形成厌食。

2.先天不足,他病伤脾

小儿素禀不足、脾胃虚弱,或疾病迁延、损伤脾胃,使受纳运化机能低下,以致饮食减少,或厌于乳食,精神不振,疲倦少力。《赤水玄珠全集·伤饮伤食门》说:"不能食者,由脾胃馁弱,或病后而脾胃之气未复……以故不思食"。

3.情志失调,思虑伤脾

小儿神气怯弱,易为情志所伤。若失于调护,或思念压抑,或环境变更,或所欲不遂,或受到逼迫,或常被打骂等,均可致情志抑郁,肝失调达,气机不畅,乘脾犯胃,形成厌食。

西医认为厌食症的病因主要有不良习惯(如强迫进食、饮食习惯不良、环境影响等)、药物影响、疾病影响,以及其他原因,如劳累、恐惧、心情不愉快、紧张等精神因素和气候过热等也可使食欲减退。现代研究还表明,小儿厌食部分与微量元素缺乏有关,尤其是与锌元素缺乏有密切关系。

(二)病机

由于病因不一,素质有异,各个患者可以出现不同的病理演变,常见的有以下几种情况。

1.脾运失健

小儿脾常不足,运化力弱。嗜食甘肥厚味,或湿困脾土,或病后脾气未复,皆致运化失健,不能为其受纳、转输之功。这类患儿一般病程未久或病情未重,生化虽然不足,却未至全身虚羸,以脾阳失于舒展,运化功能失常为主。临床表现虚象不著,若迫食、多食之后,则易于出现脾胃升降乖常,泛恶、呕吐、脘胀等证。

2.脾胃气虚

厌食日久,或久病耗伤,或先天不足,脾胃之气受损,运纳失职,亦成厌食。脾胃气虚者虚象已显,腐熟转输无力,故见饮食不化,生化之源不足,又见全身体虚气弱证象。

3.胃阴不足

胃阴指胃之清津。脾喜刚燥,胃喜柔润。如素体阴分不足,或热病伤耗阴津,或过食香燥食物,胃津受灼,皆致胃阴不足,失于濡润,不能行其受纳腐熟之职,导致厌食。

小儿厌食,以运化功能失健者居多,只要注意饮食调养,配合药物治疗,多可逐渐好转。临床上一般不会发生变证。少数患儿迁延日久不愈,气血生化之源不敷,也可发展为疳证,但仍以轻症之疳气证为多。

三、临床诊断

(一)诊断要点

(1)有喂养不当、病后失调、先天不足或情志失调史。

(2)长期食欲缺乏,厌恶进食,食量明显少于同龄正常儿童。

(3)面色少华,形体偏瘦,但精神尚好,活动如常。

(4)除外其他外感、内伤慢性疾病。

(二)病证鉴别

厌食应与积滞、疳证、疰夏相鉴别。

1.积滞

积滞指乳食停聚中脘,积而不消,气滞不行,而有脘腹胀满疼痛,嗳气酸馊,大便腐臭,烦躁多啼等证。积滞所见之不思乳食系由乳食停积不行产生;厌食患儿不思进食,所进甚少,其腹坦然无苦,一般无食积证象。

2.疳证

疳证患儿在饮食方面的表现有食欲缺乏,亦有食欲亢进或嗜食异物者;形体明显消瘦;可病涉五脏,出现烦躁不宁或萎靡不振,以及舌疳、眼疳、疳肿胀等兼证。厌食者虽食欲颇差,进食甚少,但形体正常或略瘦,未至羸瘦程度,为脾之本脏轻症,一般不涉及他脏。

3.疰夏

疰夏亦有食欲缺乏,同时可见全身倦怠,大便不调,或有身热,其特点为发病有严格的季节性，"春夏剧，秋冬瘥"，秋凉后会自行好转。厌食虽可起病于夏，但秋后不会恢复正常，而持久胃纳不开，且一般无便溏，身热等见证。

四、辨证论治

(一)辨证思路

厌食一般症状不多，辨证时首先要与其他疾病所出现的食欲缺乏症状相区别。在辨证分型时，本病应以脏腑辨证为纲，主要从脾胃辨证而区别是以运化功能失健为主，还是以脾胃气阴亏虚为主。凡病程短，仅表现纳呆食少，食而乏味，饮食稍多即感腹胀，形体尚可，舌质正常，舌苔薄腻者为脾失健运；病程长，食而不化，大便溏薄，并伴面色少华，乏力多汗，形体偏瘦，舌质淡，苔薄白者为脾胃气虚；若食少饮多，口舌干燥，大便秘结，舌红少津，苔少或花剥者为脾胃阴虚。

(二)治疗原则

厌食的治疗宗"脾健不在补贵在运"的原则，以运脾开胃为基本法则。宜以轻清之剂解脾胃之困，拨清灵脏气以恢复转运之机，俟脾胃调和，脾运复健，则胃纳自开。脾运失健者，当以运脾和胃为主；脾胃气虚者，治以健脾益气为先；若属脾胃阴虚，则施以养胃育阴之法。此外，理气宽中、消食开胃、化湿醒脾之品也可随证选用。需要注意的是消导不宜过峻、燥湿不宜过寒、补益不宜呆滞、养阴不宜滋腻，以防损脾碍胃，影响纳化。在药物治疗的同时，应注意饮食调养，纠正不良的饮食习惯，方能取效。

(三)证治分类

1.脾运失健

证候：面色少华，不思纳食，或食而无味，拒进饮食，或伴嗳气泛恶，大便不调，偶尔多食后则脘腹饱胀，形体尚可，精神正常，舌苔白或薄腻，脉尚有力。

辨证：不思纳食，或食而无味，拒进饮食。脾气通于口，脾不和则口不知味。运化失职，胃不能纳，以至拒食。①嗳气泛恶，大便不调，偶尔多食后则脘腹饱胀：脾失健运则运化乏力、多食则脘腹作胀。胃失和降则嗳气泛恶；脾胃不和则大便不调。②形体尚可，精神正常：疾病初期，虚象不著，全身症状表现轻微。③舌苔白或薄腻：为脾运失健，水湿、水谷难化之征。

治法：调和脾胃，运脾开胃。

此证脾气不和，运化失健，胃纳不开，故治以调和脾胃，扶助运化。脾运复健，则胃纳自开，食欲、食量可增。

方药:不换金正气散加减。

方解:"凡欲补脾,则用白术;凡欲运脾,则用苍术;欲补运相兼,则相兼而用。"(张隐庵《本草崇原·本经上品》)白术、苍术二者均有健脾之功,白术偏于补气渗湿,苍术偏于助运燥湿,可根据证情选用或合用。本证为厌食初期,不换金正气散选苍术燥湿运脾;陈皮、枳壳、藿香理气醒脾和中;焦神曲、炒麦芽、焦山楂消食开胃。

加减:脘腹胀满加木香、厚朴、莱菔子理气宽中;舌苔白腻加半夏、佩兰燥湿醒脾;暑湿困阻加荷叶、扁豆花消暑化湿;嗳气泛恶加半夏、竹茹和胃降逆;大便偏干加枳实、莱菔子导滞通便;大便偏稀加山药、薏苡仁健脾祛湿。

2.脾胃气虚

证候:不思进食,食而不化,大便偏稀、夹不消化食物,面色少华,形体偏瘦,肢倦乏力,舌质淡,苔薄白,脉缓无力。

辨证:①不思进食,食而不化,脾胃虚弱,运化失司。②大便偏稀、夹不消化食物,脾虚失运,饮食不化。③面色少华,形体偏瘦,肢倦乏力,舌质淡,苔薄白,脉缓无力,脾胃气虚,气血生化乏源。

治法:健脾益气,佐以助运。

脾虚当补,脾健则运。然本已运化维艰,益气之中须佐以理气助运,勿施壅补,以免碍滞,补而不受。

方药:异功散加味。

方解:方中党参、茯苓、白术、甘草益气健脾;陈皮、砂仁理气助运;山药、薏苡仁、扁豆健脾利湿;炒谷芽、炒麦芽健脾开胃。

加减:舌苔腻者,白术易为苍术,运脾燥湿;饮食不化,加焦山楂、焦神曲和胃消食;大便稀溏,口泛清涎,加煨姜、益智仁、肉豆蔻以温运脾阳;汗多易感加黄芪、防风益气固表;情志抑郁加柴胡、佛手解郁疏肝。

3.脾胃阴虚

证候:不思进食,食少饮多,皮肤失润,大便偏干,小便短黄,甚或烦躁少寐,手足心热,舌红少津,苔少或花剥,脉细数。

辨证:①不喜进食,胃失柔润,受纳失职。②口干多饮,舌红少津,苔少或光剥,胃阴不足,津不上承。③大便偏干,小便短黄,阴液不足,津伤燥结。④皮肤失润,胃不游溢精气,脾气无由散精。⑤手足心热,烦躁少寐,脉细数,阴虚内热。⑥"太阴湿土,得阳始运;阳明燥土,得阴自安。"胃阴不足、失于柔润,故见胃纳失职、体失濡润之象。

治法：滋脾养胃，佐以助运。

此证因脾胃阴虚，治宜润养，但不应过于滋腻，即养胃而不碍脾之意。宜取酸甘化阴法，清而不滋，养胃生津。

方药：养胃增液汤加减。

方解：养胃增液汤中乌梅、白芍、生甘草酸甘化阴；石斛、北沙参、玉竹养胃生津；香橼皮、麦芽开胃助运。

加减：饮食不化，加谷芽、神曲生发胃气；口渴引饮，加芦根、天花粉、梨汁生津止渴；大便秘结，加郁李仁、火麻仁润肠通便；夜寐不宁，口干舌红，加胡黄连、牡丹皮、酸枣仁清热养阴，宁心安神。

（四）其他疗法

1.中药成药

（1）小儿香橘丸：每服1丸，1日2～3次。用于脾失健运证。

（2）小儿健脾丸：每服1丸，1日2次。用于脾胃气虚证。

2.推拿疗法

（1）补脾土，运内八卦，清胃经，掐揉掌横纹，摩腹，揉足三里。用于脾失健运证。

（2）补脾土，运内八卦，揉足三里，摩腹，捏脊。用于脾胃气虚证。

（3）揉板门，补胃经，运八卦，分手阴阳，揉二马，揉中脘。用于脾胃阴虚证。

3.单方验方

脾运失健轻症患儿，可用山楂膏（片）每服1～3块；或鸡内金粉每服1～2 g，1日3次，有启脾开胃作用。

（五）西医疗法

现代研究表明，部分厌食患儿与体内微量元素锌缺乏有关。常用的补锌制剂有葡萄糖酸锌口服液，一般每次服5～10 mL，1日服1～2次，周岁以内小儿酌减。

五、预防与调护

（一）预防

（1）要教育家长"爱子之意不可无，纵儿之心不可有"，令其掌握正确的喂养方法。要让孩子饮食起居按时、有度，勿多食甘、肥、黏、腻食品，夏季勿贪凉饮冷。根据不同年龄给予富含营养、易于消化、品种多样的食品。母乳喂养的婴儿

4 个月后应逐步添加辅食。注意饮食卫生。

（2）出现食欲缺乏症状时，要及时查明原因，采取针对性治疗措施。对病后胃气刚刚恢复者，要逐渐增加饮食，切勿暴饮暴食而致脾胃复伤。

（3）注意精神调护，培养良好的性格，教育孩子要循循善诱，切勿训斥打骂，变换生活环境要逐步适应，防止惊恐恼怒损伤。

（二）调护

（1）纠正不良饮食习惯，做到"乳贵有时，食贵有节"，不偏食、挑食，不强迫进食，饮食定时适量，荤素搭配，少食肥甘厚味、生冷坚硬等不易消化食物，鼓励多食蔬菜及粗粮。

（2）遵照"胃以喜为补"的原则，先从小儿喜欢的食物着手，来诱导开胃，暂时不要考虑营养价值，待其食欲增进后，再按营养的需要供给食物。

（3）注意生活起居，加强精神调护，保持良好情绪，饭菜多样化，讲究色香味，以促进食欲。

第四节　积　　滞

一、概述

（一）定义

积滞是指小儿内伤乳食，停聚中焦，积而不化，气滞不行所形成的一种胃肠疾病。以不思乳食，食而不化，脘腹胀满，嗳气酸腐，大便溏薄或秘结酸臭为特征。

（二）发病情况

1.发病时间
本证可发生于一年四季，夏秋季节暑湿当令之时发病率较高。

2.好发人群
小儿任何年龄均可发病，但婴幼儿最为多见。

3.发病特点
禀赋不足，脾胃素虚，人工喂养及病后失调者更易患本证。少数患儿可因积滞日久,迁延失治,进一步损伤脾胃,导致气血生化不足,营养及生长发育障碍,而转化为疳证,故前人有"积为疳之母,无积不成疳"之说。

(三)治疗转归

一般来说预后良好。少数患儿可因迁延失治,进一步损伤脾胃,日久转化为疳证。

二、病因病机

积滞常由喂养不当,伤及脾胃;或脾胃虚损,复伤乳食所致。其病变脏腑在脾胃。因胃主受纳,脾主运化,一纳一化,饮食物方能得到消化。若脾胃受损,纳化失和,乳食停聚不消,积而不化,气滞不行,则成积滞。故《幼科证治准绳·宿食》说:"小儿宿食不消者,胃纳水谷而脾化之,儿幼不知撙节,胃之所纳,脾气不足以胜之,故不消也。"

(一)病因

1.乳食不化

乳食过量,超过小儿脾胃运化的能力,则形成积滞。古代文献记载有"乳哺饮食,取冷过度""恣意肥甘生冷""谷肉果菜恣其饮啖""父母过爱,乳食无度"等,均指此类病因。

2.脾虚挟积

如小儿怯弱脾胃素虚,或过用苦寒峻下药物使脾胃受伤,或患他病之后脾胃虚弱,或屡受食积损伤脾胃,均使小儿运化能力薄弱,稍有乳食失节,则壅结不化为滞。

(二)病机

1.脾胃受伤,积滞不化

由于小儿乳食不知自节,或喂养不当乳食无度,或过食肥腻生冷瓜果和难以消化之食物,皆可损伤脾胃。胃主受纳,为水谷之海;脾主运化,为生化之源。若脾胃受伤,受纳运化失职,升降失调,乳食停滞,积而不消,留滞中脘,乃成积滞。正如《医宗金鉴·幼科杂病心法要诀·积滞门》说:"夫乳与食,小儿资以养生者也……若父母过爱,乳食无度,则宿食不消而病成矣。"又曰:"小儿恣意肥甘生冷,不能运化,则肠胃积滞矣。"

2.脾虚不运,宿谷不消

小儿脾常不足,胃气虚弱,或病后体虚脾气虚损,或过用苦寒攻伐之药损伤脾阳。脾胃虚寒,运化无力,乳食难以磨消,令其停蓄中焦,日久形成积滞。《诸病源候论·宿食不消候》说:"宿食不消由脏气虚弱,寒气在于脾胃之间,故使谷不化也。宿谷未消,新谷又入,脾气既弱,故不能磨之,则经宿而不消也。"

积滞患儿,如迁延失治,经久不愈,使脾胃功能严重受损,气血生化不足,令患儿营养失调,影响生长发育,形体日渐羸瘦,则可转化为疳证。

三、临床诊断

(一)诊断要点

(1)有伤乳、伤食史。

(2)以不思乳食,食而不化,脘腹胀满,大便溏泄,臭如败卵或便秘为特征。

(3)可伴有烦躁不安,夜间哭闹或呕吐等症。

(4)大便化验检查,可见不消化食物残渣、脂肪滴。

(二)病证鉴别

积滞主要须与厌食、疳证作鉴别。

1.厌食

长期食欲缺乏,厌恶进食,一般无脘腹胀满、大便酸臭、嗳吐酸腐等症。

2.疳证

由于积滞日久,迁延失治转化而成。表现为神情萎靡,形体羸瘦,气血不荣,腹胀或凹陷,青筋暴露,饮食异常(厌食,嗜食或异食),病情缠绵日久,生长发育明显迟缓。

四、辨证论治

(一)辨证思路

本病病位在脾胃,辨证应以八纲辨证为纲,根据体质特点、发病原因、伴随症状及病程长短,以分清虚、实、寒、热与轻、重。

1.辨虚实

一般初病多实,积久则虚实夹杂,或实多虚少、或实少虚多。若是由脾胃虚弱引起者,初起即见虚实夹杂证候。此外,腹部切诊对辨别虚实至关重要,正如《幼科证治准绳·腹痛》所言:"按之痛者为积滞,不痛者为里虚。"积滞属实者,脘腹胀满,疼痛拒按,并伴食入即吐,嗳吐酸腐,大便秘结酸臭等;若见食则饱胀,腹满喜按,大便溏薄或夹有不消化食物,面黄肢倦者多为虚中夹实。乳食壅积阻滞胃肠总是有形实邪,所以,本病均为实证,唯有同时伴有脾虚者为虚实夹杂证,纯属虚证者则少见。

2.辨寒热

凡素体阴虚或阳盛,喜食肥甘辛辣之品,致不思乳食,脘腹胀痛,得凉稍缓,遇热加重,口气臭秽,烦躁易怒,面赤唇红,手足心热,大便秘结臭秽,舌红苔黄厚腻者为热积;若素体阳虚,贪食生冷,或过用寒凉攻伐药物,致脘腹胀满,喜温喜按,神疲肢倦,面白唇淡,四肢欠温,大便溏薄,舌淡苔白腻者为寒积。

3.辨轻重

轻证病势缓,病程较短,仅表现不思乳食,口气酸腐,腹部略胀,大便酸臭等;重证则病势急或病程较长,症见烦躁拒食,夜卧不安,脘腹胀满,疼痛拒按,呕吐酸腐,大便酸臭,稀溏不化或秘结难下,或面黄消瘦,神倦乏力等。若病情进一步发展,常可转化为疳证。

(二)治疗原则

本病治疗以消食化积、理气行滞为基本法则,俟积消气畅,则诸症可解。积滞轻者,仅需节制饮食,或辅以食疗,病可自愈。积滞重属实者,宜以消食导滞为主,偏热者,辅以清解积热;偏寒者,佐以温阳助运;积热结聚难消者,当通腑泻热,导滞攻下。属虚实夹杂者,宜消补兼施,积重而脾虚轻者,宜消中寓补;积轻而脾虚重者,宜补中寓消,以期消积不伤正,扶正以祛积。治疗中应注意,食积必伴气滞,气滞又可致食积不化,故消导同时常配伍理气药物应用;小儿脾胃稚弱,应用攻下导滞药宜中病即止,以平为期;健脾补虚不可甘厚壅中,妨碍脾运;积滞消除后,又宜调理脾胃以善后。本病除内服药外,还常使用推拿、外治、针灸等疗法。

(三)证治分类

1.乳食内积

证候:不思乳食,嗳腐酸馊或呕吐食物、乳片,烦躁多啼,夜卧不安,或呕吐酸馊乳食,脘腹胀满疼痛,小便短黄或如米泔,大便酸臭或溏薄,手足心热,舌红苔腻,脉象滑数,指纹紫滞。

辨证:本证为乳食积滞之实证。根据患儿饮食种类,可判定伤乳与伤食。①不思乳食,嗳腐酸馊或呕吐食物、乳片:中焦积滞,受纳运化力弱。②脘腹胀满疼痛:乳食内积,气机郁滞。③呕吐酸馊乳食:宿食郁积,胃气上逆。④夜卧不安、烦躁多啼:乳食壅积、胃肠不适,"胃不和则卧不安"。⑤大便臭秽或溏薄,小便黄短或如米泔:宿食不化,腐秽壅结,化热化湿。⑥手足心热,舌红苔腻,脉象滑数,指纹紫滞:乳食积滞,郁结化热。

治法:消乳化食,和中导滞。

此证是乳食积滞之实证,实者损之,故治法以消导食滞为主。但婴儿脏腑娇嫩,不可过于攻伐。乳积为主的,着重消乳导滞;食积为主的,着重消食导滞。

方药:乳积宜消乳丸加减;食积宜保和丸加减。

方解:消乳丸方中炒麦芽、焦神曲、砂仁消乳化积;香附、陈皮理气和中;谷芽、茯苓和中健脾。诸药合用有消乳、化积、和中之功效。

保和丸方中焦山楂、焦神曲、鸡内金、莱菔子消食化积,其中山楂善消肉积,神曲、鸡内金善消陈腐食积,莱菔子善消面食之积。配香附、陈皮、砂仁行气宽中;茯苓、半夏健脾化湿;连翘清解郁热。

加减:腹胀明显加木香、厚朴、枳实行气导滞除胀;腹痛拒按,大便秘结加大黄、槟榔下积导滞;恶心呕吐加竹茹、生姜和胃降逆止呕;大便稀溏加扁豆、薏苡仁健脾渗湿,消中兼补;舌红苔黄,低热口渴加胡黄连、石斛、天花粉清热生津止渴。

2.脾虚夹积

证候:面色萎黄,形体消瘦,困倦无力,不思乳食,食则饱胀,腹满喜按,呕吐酸馊乳食,大便溏薄酸臭,夹有乳片或不消化食物残渣,舌质淡,苔白腻,脉细滑,指纹淡滞。

辨证:①面黄困倦,形体消瘦,脾胃虚弱,中气不运,生化之源不足,气血两虚。②呕逆厌食,食则饱胀,腹满喜按,便溏不化,脾阳不振,气机不运,乳食不化。③舌苔白腻,脾阳虚不能腐熟水谷、温化湿邪。④脉细滑,指纹淡滞,脾气虚兼有食滞。

治法:健脾助运,消食化滞。

此证为脾虚不运,不能磨消乳食,导致积滞停留,正是"积因脾虚"。所以治法宜扶正为主,消积为辅,以期脾旺而积自消。正如《幼幼集成·食积证治》说:"若积因脾虚,不能健运药力者,或消补并行,或补多消少,或先补后消,洁古所谓养正而积自除。"

方药:健脾丸加减。

方解:方中人参、白术益气健脾以扶正;焦山楂、焦神曲、炒麦芽消食导滞;陈皮、枳实理气消胀。诸药合用,共奏健脾消积之功效。

加减:呕吐者加法夏、丁香、生姜以温中降逆;寒凝腹痛加木香、干姜、白芍温中止痛;大便溏薄,小便少加炒薏苡仁、茯苓以利湿止泻。

其他选方如下。①香砂六君子汤:有益气健脾,行气和中的功效。适应于脾虚不运,腹胀便溏的积滞患儿。②理中汤:功效温中祛寒,补益脾胃。适宜于脾胃虚寒较甚,手足不温,泄泻清冷之积滞患儿。临证时可加入焦神曲、焦山楂、炒麦芽之类。

(四)其他疗法

1.中药成药

(1)化积口服液:每服5~10 mL,1日2~3次。用于乳食内积证。

(2)枳实导滞丸:每服2~3 g,1日2~3次。用于积滞较重,郁而化热者。

(3)清热化滞颗粒:1~3岁每次1袋,4~7岁每次2袋,8~14岁每次3袋,1日3次。用于积滞化热证。

(4)小儿香橘丸:每服2~3 g,1日2~3次。用于脾虚夹积证。

2.药物外治

(1)玄明粉3 g,胡椒粉0.5 g。研细粉拌匀。置于脐中,外盖纱布,胶布固定。每日换1次。用于乳食内积证。

(2)神曲30 g,麦芽30 g,山楂30 g,槟榔10 g,生大黄10 g,芒硝20 g。共研细末。以麻油调上药,敷于中脘、神阙穴,先热敷5分钟后继续保留24小时。隔日1次,3次为1疗程。用于食积腹胀痛者。

(3)酒糟100 g。入锅内炒热,分2次装袋,交替放腹部热熨。每次2~3小时,每日1次。用于脾虚夹积证。

3.推拿疗法

(1)清胃经,揉板门,运内八卦,退四横纹,揉按中脘、足三里,推下七节骨,分腹阴阳。用于乳食内积证。加清天河水、清大肠,烦躁不安再加清心平肝揉曲池,用于食积化热证。

(2)补脾经,运内八卦,摩中脘,清补大肠,揉按足三里。用于脾虚夹积证。

以上各证均可配合使用捏脊法。

4.针灸疗法

(1)体针:取足三里、中脘、梁门。乳食内积加内庭、天枢;积滞化热加曲池、大椎;烦躁加神门;脾虚夹积加四缝、脾俞、胃俞、气海。每次取3~5穴,中等刺激,不留针,实证用泻法为主,辅以补法,虚证用补法为主,辅以泻法。

(2)耳穴:取胃、大肠、神门、交感、脾。每次选3~4穴,用王不留行籽贴压,左右交替,每日按压3~4次。

五、预防与调护

(一)预防

(1)调节饮食,合理喂养,乳食宜定时定量,富含营养,易于消化,忌暴饮暴食、过食肥甘炙煿、生冷瓜果、偏食零食及妄加滋补。

(2)应根据小儿生长发育需求,逐渐给婴儿添加辅食,按由少到多、由稀到稠、由一种到多种,循序渐进的原则进行。既不可骤然添加过多,造成脾胃不能适应而积滞不化;亦不可到期不给添加,使婴儿脾胃运化功能不能逐渐增强而不耐饮食。

(二)调护

(1)伤食积滞患儿应暂时控制饮食,给予药物调理,积滞消除后,逐渐恢复正常饮食。

(2)注意病情变化,给予适当处理。呕吐者,可暂停进饮食,并给生姜汁数滴加少许糖水饮服;腹胀者,可揉摩腹部;便秘者,可予蜂蜜 10~20 mL 冲服,严重者可予开塞露外导;脾胃虚弱者,常灸足三里穴。

第五节 惊 风

一、概述

(一)定义

惊风是小儿时期常见的急重病证,临床以抽搐、昏迷为主要症状。

惊风是一个证候,可发生在许多疾病之中。惊风的主要临床表现可归纳为"八候",《活幼心书·明小儿四证八候》说:"八候者,搐搦掣颤。反引窜视是也。搐者两手伸缩,搦者十指开合,掣者势如相扑,颤者头偏不正,反者身仰向后,引者臂若开弓,窜者目直似怒,视者睛露不活。"

(二)发病情况

1.发病时间

本证一年四季都可发生,无明显季节性,但在疫毒之邪流行的季节比较多见。

2.好发人群

惊风的初发年龄多在 6 个月至 3 岁,年龄越小,发病率越高,其中 1 岁以内的发病率占 1/3 左右,高热惊厥占 28%。

3.发病特点

随着小儿年龄增长,惊风发病率下降。有研究调查惊厥患儿的家族,多有高热惊厥的患者。这种遗传因素要在高热的条件下和特定的年龄中才能表现出来。7% 的高热惊厥的孩子今后会有癫痫发作,比正常儿童高 5 倍。

(三)治疗转归

古代医家认为惊风是一种恶候。如《东医宝鉴·小儿》云:"小儿疾之最危者,无越惊风之证"。《幼科释迷·惊风》云:"小儿之病,最重惟惊。"所以,一旦小儿发生惊风,需引起高度重视,并注意监测。

惊风因其原发疾病的不同而预后转归差别很大。急惊风,虽然来势急骤,病情危重,但如能得到及时、正确的治疗,见效亦快,发作后恢复亦较快,不伴有中枢神经系统器质性疾病、神经系统检查正常者,预后良好。其中最为常见者为感冒夹惊,一次患病通常只发生一次惊风,预后良好,但其中 30%~50% 的患儿以后发热时易出现再次惊风。急惊风若连续反复发作者,需要考虑颅内感染性疾病或颅外严重感染性疾病,一般病情较重,必须及时诊断和治疗。慢惊风反复发作,需要尽早查明病因,采取针对性的病因治疗,其中部分为难治性疾病(特别是遗传代谢性疾病、颅脑发育不全、新生儿高胆红素血症后遗症等),预后一般较差。

二、急惊风

(一)定义

急惊风来势急骤,多由外感时邪、内蕴湿热和暴受惊恐而引发,临床以高热、抽风、昏迷为主要表现,常有热、痰、惊、风四证具备的特点。

(二)病因

急惊风病因以外感六淫、疫毒之邪为主,偶有暴受惊恐所致。

1.感受六淫之邪

(1)感受风邪:小儿肌肤薄弱,腠理不密,卫外功能不固,当冬春之交,寒暖不一,气候骤变时,或调护失宜,则极易感受风邪,化热化火,火甚生痰,热极生风。

（2）感受暑邪：小儿元气薄弱，真阴不足，易被暑邪侵袭。暑为阳邪，化火最速，易逆传心包，内陷厥阴，引动肝风；暑多夹湿，湿蕴热蒸，化为痰浊，蒙闭心窍，痰动则风生。

（3）疫疠之邪：疫邪暴戾、传染性强，化热化火最为迅速。起病即突然导致实热内闭，引动肝风则抽搐，闭塞清窍则神昏，甚至引起外脱。

2.内蕴湿热

小儿脾常不足，如果饮食不节，或暴饮暴食，或偏嗜生冷酸甜，或杂物乱投，饮食不洁，误食污秽及毒物，湿热疫毒蕴结肠腑，而致痢下秽浊，高热昏厥，抽风不止。甚者肢冷脉微，口鼻气凉，皮肤花斑。

3.暴受惊恐

小儿神气怯弱，元气未充，不能耐受外界不良因素的强烈刺激，如大惊卒恐，乍闻异声、乍见异物，或不慎跌仆等原因。暴受惊恐，惊则气乱，恐则气下，以致气机逆乱，伤神失志。轻者神志不宁，惊惕不安；重者心神失主，痰涎上壅，引动肝风，发为惊风。诚如《小儿药证直诀·急惊》云："因闻大声或大惊而发搐"。

（三）病机

急惊风病变部位主要在心、肝二脏，累及脾胃。如《幼科发挥·急慢惊风》说："急惊风者，肝风甚而心火从之。"热盛生痰、痰盛生惊、惊盛动风、风盛发搐为其主要病机。热、痰、惊、风四证是急惊风的主要病理表现，四者相互影响，互为因果。如《幼科铁镜·阐明发惊之由兼详治惊之法》所言："热盛生风，风盛生痰，痰盛生惊"。急惊风多由外感时邪引发，时邪入里化热化火，内犯心包，引动肝风，则见神昏抽搐；或由食积郁滞肠胃，生湿酿痰，蒙闭心包，郁极生风；亦可因暴受惊恐，引动肝风，发为惊风。

（四）临床诊断

1.诊断要点

（1）多见于3岁以下婴幼儿，5岁以上则较少。

（2）以四肢抽搐、颈项强直、角弓反张、神志昏迷为主要临床表现，多有发热。

（3）可有接触传染病患者或饮食不洁及暴受惊恐史。

（4）有明显的原发疾病，如感冒、肺炎喘嗽、疫毒痢、流行性腮腺炎、流行性乙型脑炎等。中枢神经系统感染者，神经系统检查病理反射阳性。

（5）必要时可行大便常规及大便细菌培养、血培养、摄胸片、脑脊液等有关检查。

2.病证鉴别

急惊风应与脐风、厥证、癫痫等相鉴别。

(1)脐风:脐风以唇青口撮、牙关紧闭、苦笑面容,甚至四肢抽搐、角弓反张为主证。但脐风仅见于新生儿,多出现在生后4～7天,因断脐时处理不当,被秽邪风毒侵入所致。根据病史、发病年龄、典型症状等不难鉴别。

(2)厥证:厥证是由于阴阳失调、气机逆乱引起,以突然昏倒、不省人事、四肢厥逆为主要表现的一种病证。其鉴别要点在于,厥证以四肢厥冷为主证,一般无肢体抽搐、强直等表现。

(3)癫痫:癫痫发作多有突然扑倒,不省人事,四肢抽搐,口吐白沫或作畜鸣声,须臾抽搐停止,神情如常。一般不发热,年长儿较为多见,有家族史,脑电图检查可见癫痫波。

(五)辨证思路

1.辨表热、里热

昏迷、抽搐为一过性,热退后抽搐自止为表热;高热持续,反复抽搐、昏迷为里热。

2.辨痰热、痰火、痰浊

神志昏迷,高热痰鸣,为痰热上蒙清窍;妄言谵语,狂躁不宁,为痰火上扰清空;深度昏迷,嗜睡不动,为痰浊内陷心包,蒙闭心神。

3.辨外风、内风

外风邪在肌表,清透宣解即愈,如高热惊厥,为一过性证候,热退惊风可止;内风病在心肝,热、痰、风、惊四证俱全,反复抽搐,神志不清,病情严重。

4.辨外感惊风

六淫致病,春季以春温为主,兼加火热,症见高热、抽风、昏迷、呕吐、发斑;夏季以暑热、暑湿为主,暑必夹湿,暑喜归心,其症以高热、昏迷为主,兼见抽风,常热、痰、风三证俱见;若夏季高热、抽风、昏迷,伴下痢脓血,则为湿热疫毒,内陷厥阴。

5.辨轻症重症

一般说来,抽风发作次数较少(仅1次),持续时间较短(5分钟以内),发作后无神志障碍者为轻症;若发作次数较多(2次以上),抽搐时间较长,发作后神志不清者为重症。尤其是高热持续不退,抽风反复发作时,为危重症,应积极寻找原发病,尽快早期治疗,控制发作,否则可危及生命。

(六)治疗原则

急惊风的主证是热、痰、惊、风,因此,治疗应以清热、豁痰、镇惊、熄风为基本法则。热甚者先清热,痰壅者先豁痰,惊重者先镇惊,风盛者先熄风。然而急惊之热有表热和里热的不同,痰有痰火和痰浊的区别,风有外风和内风的差异,惊有恐惧、惊惕的虚证和惊跳、嚎叫的实证。因此,在清热中有解肌透表、苦寒解毒的差异;豁痰中有芳香开窍、清心涤痰的区别;镇惊有平肝镇惊、养心安神的分类;熄风有祛除外风和平熄内风的不同。在急惊的治则中既要重视熄风镇惊的应用,又不可忽视原发病的治疗,须分清主次,辨证结合辨病施治,治标与治本并举。

(七)证治分类

1.风热动风

证候:起病急骤,发热,头痛,鼻塞,流涕,咳嗽,咽痛,随即出现烦躁、神昏、惊风,舌苔薄白或薄黄,脉浮数。

辨证:本证多发于5岁以下小儿,尤以3岁以下小儿常见。起病急骤,一般先见风热表证,很快出现抽搐,持续时间不长,体温常在38.5℃以上,并多见于体温的上升段,一般一次发热只抽一次,抽两次者少见。①发热:风热之邪郁于肌表,正邪相争。②头痛:风邪上扰清窍。③鼻塞、流涕、咳嗽:风邪袭肺,肺气失宣。④咽痛:肺热上熏咽喉。⑤烦躁神昏:风热之邪内扰心神。⑥惊厥:高热蒸灼,扰动肝风。⑦舌苔薄白或薄黄,脉象浮数:风热表证之征。

治法:疏风清热,熄风定惊。

方药:银翘散加减。

方解:方中金银花、连翘清热解毒;荆芥,薄荷,豆豉疏解表邪;生甘草、桔梗、牛蒡子清热宣肺;芦根、竹叶清解热邪。常加用蝉蜕、钩藤、僵蚕祛风定惊。

加减:高热不退者加生石膏、羚羊角粉清热熄风;喉间痰鸣者,加天竺黄、瓜蒌皮清化痰热;咽喉肿痛,大便秘结者,加生大黄、黄芩清热泻火;神昏抽搐较重者,加服小儿回春丹清热定惊。

2.气营两燔

证候:多见于盛夏之季,起病较急,壮热多汗,头痛项强,恶心呕吐,烦躁嗜睡,抽搐,口渴便秘,舌红苔黄,脉弦数。病情严重者高热不退,反复抽搐,神志昏迷,舌红苔黄腻,脉滑数。

辨证:本证以起病急,壮热,烦躁嗜睡,抽搐,脉弦数为特征。在气分则见发病急骤,壮热多汗,烦躁不宁;在营分则见嗜睡,神昏,口渴便秘。①壮热多汗:暑邪侵入阳明,充斥表里,故壮热。热邪郁蒸,迫液外泄故多汗。②头痛项强:暑热之邪,上扰清阳。③恶心呕吐:阳明热盛,蒸迫胃气,胃失和降。④烦躁嗜睡,神志昏迷:气营两燔,神明无主。⑤抽搐:邪热燔灼,肝风妄动。⑥口渴便秘:暑热之邪伤津耗液。⑦舌苔黄(腻),脉(滑)数:暑热(湿)炽盛之象。

治法:清气凉营,熄风开窍。

方药:清瘟败毒饮加减。

方解:生石膏、知母、甘草清阳明气分之热;黄连、黄芩、山栀泻三焦实火,直折火势;水牛角、生地黄、牡丹皮、赤芍凉血解毒,养阴化瘀;玄参、桔梗、连翘清润咽喉;竹叶清心利尿,导热下行。

加减:抽搐较频者加羚羊角、钩藤、僵蚕,或再加紫雪丹,以清热镇痉,平肝熄风,定痉止搐;昏迷较深者加石菖蒲、矾郁金,另服清心牛黄丸,以涤痰清心开窍;舌苔黄燥、大便秘结者加玄明粉、大黄通下泻热;痰火内扰,狂躁不宁者加龙胆草、朱砂清心肝之火,镇痉安神;舌苔灰垢,兼有湿浊之邪者加茵陈蒿、藿香、佩兰、冬瓜仁、薏苡仁等芳香化浊,清热渗湿;痰壅气闭,牙关紧急,痰浊蒙闭心窍者,加天竺黄、浙贝母、石菖蒲、法半夏等豁痰开闭,亦可加用苏合香丸,每服半丸,一日2次灌服,以辛香开窍,化痰醒神。病情危重者,可加安宫牛黄丸以增强清热开窍作用。

3.邪陷心肝

证候:起病急骤,高热不退,烦躁口渴,谵语,神志昏迷,反复抽搐,两目上视,舌质红,苔黄腻,脉数。

辨证:本证见于各种温疫邪毒炽盛,起病急骤,传变迅速,内陷心肝者,迅见发热、神昏、抽搐是其特征。陷心为主者谵语、神昏为重;陷肝为主者频作抽风。①高热不退:邪热传里,其势壮盛,散漫于经。②烦躁口渴:热邪耗伤津液。③谵语,神志昏迷:邪毒逆传心包,心窍被蒙。④反复抽搐,两目上视:邪陷肝经,肝风妄动。⑤舌质红,苔黄腻,脉数:里热炽盛之征。

治法:清心开窍,平肝熄风。

方药:羚角钩藤汤加减。

方解:方中羚羊角、钩藤平肝镇惊;桑叶、菊花清热平肝;白芍、甘草酸甘合化养阴柔筋;浙贝母、竹茹清热豁痰;茯神安神镇惊。

加减:抽搐严重者加生石决明、紫雪丹以增强平肝清热镇惊熄风之力;神昏窍闭加石菖蒲、矾郁金、至宝丹以开窍通闭;热邪炽盛者加黄连、山栀以增强泻热作用;斑疹较重者加连翘、金银花、牛蒡子,以增强解毒化瘀作用;腹胀便秘者加生大黄、玄明粉以通腑泄热。

4.湿热疫毒

证候:持续高热,频繁抽搐,神志昏迷,谵语,腹痛呕吐,大便黏腻或夹脓血,舌质红,苔黄腻,脉滑数。

辨证:本证以高热,频繁抽搐,腹痛呕吐,大便黏腻或夹脓血,舌苔黄腻为特征。多见于夏秋之季,由饮食不洁、感受湿热疫毒产生。初起即见高热,继而迅速神昏、抽搐反复不止。早期可无大便或大便正常,须灌肠或肛门内采取大便方见脓血,此后才出现脓血便。①持续高热:湿热内蕴,郁而发热。②抽搐,神昏,谵语:疫毒内陷心肝二经。③呕吐:湿热内蕴,胃失和降。④腹痛:湿热疫毒蕴结胃肠,气机阻滞。⑤大便黏腻或夹脓血:毒热蒸腐大肠。⑥舌质红,苔黄腻,脉滑数:湿热疫毒炽盛之象。

治法:清热化湿,解毒熄风。

方药:黄连解毒汤合白头翁汤加减。

方解:黄芩清上焦火毒;黄连清中焦火毒;黄柏清下焦火毒;山栀通泻三焦火毒;白头翁、秦皮清肠化湿。

加减:抽搐频繁者加钩藤、全蝎平肝熄风;呕吐者加服玉枢丹,以辟秽解毒止呕;大便脓血多者,可加用生大黄水煎灌肠,清肠泄毒。

本证若出现内闭外脱,症见面色苍白,精神淡漠,呼吸浅促,四肢厥冷,脉微细欲绝者,改用参附龙牡救逆汤灌服或参附注射液静脉滴注,回阳固脱急救。

5.惊恐惊风

证候:暴受惊恐后惊惕不安,身体颤栗,喜投母怀,夜间惊啼,甚至惊厥、抽搐,神志不清,脉律不整,指纹紫滞。

辨证:本证以惊惕颤栗,喜投母怀,夜间惊啼为特征。多见于婴幼儿,发病前常有惊吓史,平素胆小易惊,或在原有惊风病变基础上因惊吓而诱使发作、加重。①惊惕不安,身体颤栗,喜投母怀,夜间惊啼:惊则伤心,心气受损,神志不宁。②惊厥、抽搐:肝主筋脉,惊则气乱,引动肝风,筋脉拘急。③脉律不整:气机逆乱,脉息失调。④指纹紫滞:肝气郁滞之证。

治法:镇惊安神,平肝熄风。

方药:琥珀抱龙丸加减。

方解:方中琥珀、远志镇惊安神;石菖蒲、胆南星、天竺黄豁痰开窍;人参、茯苓健脾益气。常加全蝎、钩藤、蝉蜕、石决明平肝熄风。

加减:呕吐者加竹茹、姜半夏降逆止呕;痉中肢体颤动,惊啼不安者,加用磁朱丸重镇安神;气虚血少者,加黄芪、当归、炒枣仁益气养血安神。

(八)其他疗法

1.中药成药

(1)小儿回春丹:1岁以下每服 0.3～0.5 g,2～3 岁每服 0.9 g,1 日 2 次。用于风热动风证。

(2)安宫牛黄丸:每服 1/2～1 丸。用于邪陷心肝证。

(3)牛黄镇惊丸:每服 1/2～1 丸,1 日 1～2 次。用于惊恐惊风证。

(4)羚羊角粉:每服 0.3～0.6 g。用于急惊风各证。

2.针灸疗法

(1)体针:急惊风中的外感惊风,取穴人中、合谷、太冲、手十二井(少商、商阳、中冲、关冲、少冲、少泽),或十宣、大椎。以上各穴均施行捻转泻法,强刺激。人中穴向上斜刺,用雀啄法。手十二井或十宣点刺放血。湿热惊风,取穴人中、中脘、丰隆、合谷、内关、神门、太冲、曲池。上穴施以提插捻转泻法,留针 20～30 分钟,留针期间 3～5 分钟施术 1 次。

(2)耳针:取穴神门、脑(皮质下)、心、脑点、交感。强刺激,每隔 10 分钟捻转 1 次,留针 60 分钟。

3.推拿疗法

(1)急惊风欲作时,大敦穴上拿之,或解溪穴拿之。

(2)惊风发作时,身向前屈者,将委中穴掐住;身向后仰者,掐膝眼穴。牙关不利,神昏窍闭,掐合谷穴。

(九)西医疗法

惊厥发作时的治疗:尽快控制发作,同时积极寻找原发感染,确定发热的原因,退热和抗感染同时进行。

1.退热

物理降温,用冷湿毛巾敷额头处,过高热时头、颈侧放置冰袋。药物降温,口服布洛芬等退热药。

2.抗惊厥

地西泮,每次 0.3～0.5 mg/kg,最大量不超过 10 mg,静脉缓慢注射,惊厥止则停用,注射过程中注意防止呼吸抑制。或用 10% 水合氯醛 40～60 mg/kg,保留灌肠。或用苯巴比妥钠,每次 8～10 mg/kg,肌内注射。

3.预防脑损伤

减轻惊厥后脑水肿。惊厥持续 30 分钟以上者,给予吸氧,并用高渗葡萄糖注射液 1 g/kg 静脉注射;或用 20% 甘露醇 1~2 g/kg,于 20~30 分钟快速静脉滴注,必要时 6~8 小时重复 1 次。

(十)预防与调护

1.预防

(1)加强体育锻炼,增强体质,减少疾病。

(2)避免时邪感染;注意饮食卫生,不吃腐败变质食物;避免跌仆惊骇。

(3)按时免疫接种,预防传染病。

(4)有高热惊厥史的患儿,在发热初期,及时给予解热降温药物,必要时加服抗惊厥药物。

(5)对于暑温、疫毒痢等患儿,要积极治疗原发病,防止惊厥反复发作。

2.调护

(1)随时观察患儿面色、呼吸及脉搏变化,防止疾病突然变化。

(2)抽搐发作时,切勿强制按压,以防骨折。应将患儿平放,头侧位,并用纱布包裹压舌板,放于上、下牙齿之间,防止咬伤舌体。

(3)保持呼吸道通畅。痰涎壅盛者,随时吸痰,同时注意给氧。

(4)保持室内安静,避免过度刺激。

三、慢惊风

(一)定义

慢惊风来势缓慢,抽搐无力,时作时止,反复难愈,常伴昏迷、瘫痪等症。

(二)病因

慢惊风常因先天不足、大病或久病之后、或急惊风经治不愈转变而成。

(三)病机

1.脾胃虚弱

由于暴吐暴泻,或久吐久泻,或因他病过用峻利之品,误汗误下,伤及脾阳胃阴,以致脾胃虚弱,土虚木贼,肝亢生风,而成慢惊。

2.脾肾阳虚

由于先天禀赋不足,肾阳素亏,火不暖土,脾阳亦虚;或者后天脾胃失调,喂养不当,过食寒凉,损伤脾阳;或者久病,特别是久泻伤阳;或者因病而过用寒凉药物损伤阳气。一般脾阳先伤,久则损及肾阳;亦有肾阳先亏,再损脾阳者。病久脾肾阳虚,甚至纯阴无阳,呈虚极之象。土败木贼,虚极生风,形成慢惊。病重者脾阳式微,阴寒内盛,不能温煦筋脉,致时时搐动之"慢脾风"证。

3.肝肾阴虚

急惊风迁延失治,或外感热病迁延未愈,耗伤阴液,肾阴亏损,水不涵木,肝失濡养,肝血不足,则虚风内动,筋脉牵引挛急,成慢惊之证。

慢惊风病位在肝、脾、肾,病性以虚为主,也可见虚中夹实证。

(四)临床诊断

1.诊断要点

(1)具有反复呕吐、长期泄泻、急惊风、解颅、佝偻病、初生不啼等病史。

(2)多起病缓慢,病程较长。症见面色苍白,嗜睡无神,抽搐无力,时作时止,或两手颤动,筋惕肉𥆧,脉细无力。

(3)根据患儿的临床表现,结合血液生化、脑电图、脑脊液、头颅 CT 等检查,以明确诊断原发病。

2.病证鉴别

急、慢惊风的鉴别,见表 7-1。

表 7-1　急惊风、慢惊风鉴别表

分类	起病	病程	昏迷抽搐	发热	脉象
急惊风	暴急	短	较重,抽搐有力,时间短	高	数有力
慢惊风	缓慢	长	较轻,抽搐无力,时间长	轻或无	细无力

(五)辨证论治

1.辨证思路

慢惊风病程较长,起病缓慢,神昏、抽搐症状相对较轻,有时仅见手指蠕动。辨证多属虚证,继辨脾、肝、肾及阴、阳。脾胃虚弱者,证见精神萎靡,嗜睡露睛,不欲饮食,大便稀溏,抽搐无力,时作时止;脾肾阳衰者,证见神萎昏睡,面白无华,四肢厥冷,手足震颤;肝肾阴虚者,证见低热虚烦,手足心热,肢体拘挛或强直,抽搐时轻时重,舌绛少津。

2.治疗原则

慢惊风是因虚风动,正虚是其本,风动是其标,根据"治病必求其本"的原则,必须速培元气,温补脾肾,补土即所以抑木,治本即所以治标。因此,慢惊风重在治本。尤其慢脾风证在"清热无热可清,化痰无痰可化,镇惊无惊可镇,疗风无风可疗"的情况下,更应澄本求源,决不能见痉止痉,动辄开关镇坠,逐风定搐,非徒无益,反而有害,戕伐正气而犯"虚虚"之诫。至于虚中夹实,则宜标本兼顾,虚实并调,决不能固执于久病属虚,纯投补益之剂,否则"误补益痰",遂蹈"实实"之弊。

(六)证治分类

1.脾虚肝亢

证候:精神萎靡,嗜睡露睛,面色萎黄,不欲饮食,大便稀溏,色带青绿,时有肠鸣,四肢不温,抽搐无力,时作时止,舌淡苔白,脉沉弱。

辨证:本证以脾胃虚弱为主,常发生于婴幼儿,初期有精神萎靡,面色萎黄,嗜睡露睛等临床症状,继而脾不制肝而动风,出现抽搐反复发作,但程度较轻。一般不伴有高热,此点可与急惊风鉴别。①精神萎靡,面色萎黄:久病正虚,脾胃虚弱。②大便稀溏,色带青绿:肝木乘脾,水走大肠,故脾湿下流而现肝木本色。③嗜睡露睛,抽搐无力,时作时止:脾虚肝亢,虚风扰动。④四肢不温:脾阳虚亏,阴寒内盛,不能温煦四肢。⑤舌淡苔白,脉沉弱:脾阳虚弱之象。

治法:温中健脾,缓肝理脾。

土虚是其本,木亢是其标,故治法当以温运脾阳为主,佐以平肝。

方药:缓肝理脾汤加减。

方解:方中桂枝、煨姜温运脾阳以散寒;人参、茯苓、白术、山药、扁豆健脾益气以固本;白芍、甘草、大枣缓肝柔筋以平肝亢;陈皮理气化痰。

加减:抽搐较频者加天麻、钩藤、菊花等柔肝熄风;四肢逆冷,阴寒内盛者去桂枝加肉桂,增强温运之功以散寒凝,所谓"益火之源,以消阴翳"。大便完谷不化者去煨姜,加炮姜、木香、补骨脂添薪助火熟腐水谷,或改用附子理中汤温中散寒,健脾益气。

若胃阴虚而肝风亢动,可用连梅汤加减,清养胃阴,以平肝亢。此方以酸甘之品组成,化生阴液,有清养胃阴而不伤脾阳的作用。

2.脾肾阳衰

证候:精神委顿,昏睡露睛,面白无华或灰滞,口鼻气冷,额汗不温,四肢厥冷,溲清便溏,手足蠕动震颤,舌质淡,苔薄白,脉沉微。

辨证:本病多发生在暴泻、久泻之后,体内阳气衰竭,病至于此,为虚极之候,阳虚极而生内风。临床除上述阳气虚衰症状外,还可见心悸气促、脉微细欲绝等危象。①精神极度委颓:为元阳虚衰之象。②面白无华、灰滞:元阳衰惫,寒水上泛。③口鼻气冷,额汗不温,四肢厥冷:元阳衰败,气不摄液,气液外脱之征。

④溲清便溏：脾肾阳虚，寒湿下趋。⑤手足蠕动震颤，昏睡露睛：阳气衰败，虚风内动。⑥舌质淡，苔薄白，脉沉微：为脾肾阳衰，精气欲脱之征。

治法：温补脾肾，回阳救逆。

方药：固真汤合逐寒荡惊汤加减。

方解：方中人参、茯苓、白术、甘草补脾益气；黄芪、山药加强益气补脾之力；肉桂、炮附子温补元阳，救逆固脱；炮姜、丁香温壮脾阳；胡椒温胃开闭；伏龙肝温中和胃。

固真汤适用于脾肾亏虚，阴寒内盛，阳气式微之证。逐寒荡惊汤适用于久吐不纳，痰多泛恶，二便清稀，萎颓肢冷，昏睡露睛，奄奄一息，危象毕露之证。

加减：汗多者加煅龙骨、煅牡蛎、五味子收敛止汗；恶心呕吐者，加吴茱萸、半夏温中降逆止呕。

慢惊风脾肾阳衰证为阳气虚衰欲脱之证，上述症状但见一二者，即应投以益气回阳固脱之品，不可待诸症悉具再用药，否则延误投药时机，则危及患儿生命。

3.阴虚风动

证候：精神疲惫，形容憔悴，面色萎黄或时有潮红，虚烦低热，手足心热，易出汗，大便干结，肢体拘挛或强直，抽搐时轻时重，舌绛少津，苔少或无苔，脉细数。

辨证：本病多发于急惊风之后，痰热炼灼阴津，筋脉失养，故证见抽搐反复发作，低热，舌红少苔，脉细数等症。部分患儿可伴有筋脉失养之肢体活动障碍，甚至痿废不用。①精神疲惫，形容憔悴：肾阴亏损，水火不济，心神失养。②面色潮红，手足心热：阴虚阳亢，内生虚热。③大便干结：津枯液燥，肠失濡润。④肢体拘挛或强直，抽搐时轻时重：肝肾阴亏，筋失所养，虚风内动。⑤舌绛少津，苔少或无苔，脉细数：肝肾阴亏之征。

治法：育阴潜阳，滋肾养肝。

方药：大定风珠加减。

方解：方中生地黄、麦冬滋阴增液；阿胶、鸡子黄为血肉有情之品，可以滋阴填精；白芍、甘草、五味子酸甘化阴；龟板、鳖甲、牡蛎潜阳熄风。

加减：日晡潮热者，加地骨皮、银柴胡、青蒿清热除蒸；抽搐不止者，加天麻、乌梢蛇熄风止痉；汗出较多者，加黄芪、浮小麦固表止汗；肢体麻木，活动障碍者，加赤芍、川芎、地龙活血通络；筋脉拘急，屈伸不利者，加黄芪、党参、鸡血藤、桑枝益气养血通络。

本证亦可选用小定风珠、阿胶鸡子黄汤或三甲复脉汤治之。以上四方均为滋阴熄风之方,由于药味组成不同,因而适应范围略有差异。大定风珠在滋阴潜镇方面较小定风珠为强。阿胶鸡子黄汤在滋阴方面略逊于大定风珠,平肝通络熄风镇痉之力比大定风珠为强。三甲复脉汤是在补益气阴的基础上选用介类潜镇,对肾阴亏损水不济火、心神失养者较为适宜。

气阴两虚者当益阴护阳,可用地黄饮子滋阴温阳。常用生白芍、生地黄、麻子仁、五味子、当归滋阴养血;龟板、鳖甲、生龙骨、生牡蛎潜阳熄风。

邪恋不解,深居经隧,筋脉拘急,屈伸不利,皮肤枯槁不泽,血不濡筋,为络中之风,用可保立苏汤加入鸡血藤、桑寄生等以补气养血,活络舒筋,以去络中之风。

强直性瘫痪者虚中挟实证居多,可选用虫类搜风药物,如全蝎、白花蛇、乌梢蛇、地龙、僵蚕等,以搜风剔邪。但风药多燥,宜佐养血润燥之品。

(七)其他治法

1.针灸疗法

(1)体针:取穴脾俞、胃俞、中脘、天枢、气海、足三里、太冲,其中太冲穴施捻转泻法,余穴皆用补法,用于脾虚肝亢证。取穴脾俞、肾俞、章门、关元、印堂、三阴交,诸穴均用补法,用于脾肾阳虚证。取穴关元、百会、肝俞、肾俞、曲泉、三阴交、太溪、太冲,诸穴均用补法,用于阴虚风动证。

(2)艾灸:取穴大椎、脾俞、命门、关元、气海、百会、足三里。用于脾虚肝亢证,脾肾阳虚证。

2.推拿疗法

运五经,推脾土,揉脾土,揉五指节,运内八卦,分阴阳,推上三关,揉涌泉,揉足三里。

(八)预防与调护

1.预防

积极治疗原发病。患急性病及时治疗,控制病情。患慢性病及时查明病因,采取针对性的治疗措施,扭转病情。

2.调护

(1)当患儿抽搐之时,切勿强制牵拉,以免扭伤筋骨,导致瘫痪或强直等后遗症。

(2)昏迷抽搐痰多的患儿,应使其侧向偏卧,并用纱布包裹压舌板,放在上下牙齿之间,使呼吸通畅,痰涎流出,以免咬伤舌头,或发生窒息。

（3）经常改换卧位,每天用柔软毛巾温水擦澡,使气血流通,而不致成压疮。

（4）注意患儿臀部清洁,大小便后可洗净臀部会阴,用松花粉或滑石粉搽敷,勿使潮湿破烂。

（5）抽搐停止后,往往非常疲乏,喜睡懒言,应给予足够休息,避免噪音,不宜呼叫,使正气得到恢复。

参 考 文 献

［1］钟永成.实用中医儿科诊治［M］.长春:吉林科学技术出版社,2019.

［2］董善武.现代儿科诊疗实践［M］.北京:科学技术文献出版社,2018.

［3］侯瑞英.临床儿科疾病诊疗与相关病理检查［M］.长春:吉林科学技术出版社,2019.

［4］刘峰.现代儿科疾病诊疗学［M］.长春:吉林科学技术出版社,2019.

［5］杨柳.实用儿科规范化治疗［M］.北京:科学技术文献出版社,2018.

［6］闫军.实用儿科常见疾病诊疗实践［M］.长春:吉林科学技术出版社,2019.

［7］路侠.中医针灸手法技巧［M］.长春:吉林科学技术出版社,2019.

［8］梁霞,邢娜,陈洋.儿科疾病诊疗与临床实践［M］.哈尔滨:黑龙江科学技术出版社,2018.

［9］陈辉.中医儿科临床辑要［M］.天津:天津科学技术出版社,2018.

［10］周春,杨玲,赵洪春.儿科疾病临床治疗［M］.南昌:江西科学技术出版社,2019.

［11］杨卫.儿科常见病诊治［M］.长春:吉林科学技术出版社,2019.

［12］马德元.儿科疾病救治实践［M］.长春:吉林科学技术出版社,2019.

［13］周鑫.儿科急症与常见病临床救治［M］.北京:科学技术文献出版社,2018.

［14］孙勇.儿科疾病诊断与治疗［M］.长春:吉林科学技术出版社,2019.

［15］张伟东.儿科疾病救治要点［M］.哈尔滨:黑龙江科学技术出版社,2018.

［16］宫化芬.现代儿科诊疗实践［M］.长春:吉林科学技术出版社,2019.

［17］张伟,王海.儿科疾病辨治思路与方法［M］.北京:科学出版社,2018.

［18］崔秀杰.现代儿科诊疗学［M］.天津:天津科学技术出版社,2019.

［19］姜之炎,肖臻.中医儿科常见病证辨证思路与方法［M］.北京:人民卫生出版社,2020.

［20］杨红新,邓亚宁.儿科常见病临证经验［M］.郑州:河南科学技术出版

社,2019.

[21] 崔霞.实用儿科常见病中医外治法[M].北京:中国中医药出版社,2018.

[22] 王章星.儿科疾病临床诊疗及进展[M].北京:科学技术文献出版社,2019.

[23] 亓学海.临床妇产与儿科疾病诊疗[M].北京:中国纺织出版社,2019.

[24] 张爱莲.实用儿科诊疗技术[M].长春:吉林科学技术出版社,2018.

[25] 于刚.儿科疾病诊疗与进展[M].昆明:云南科技出版社,2018.

[26] 赵劭懂,葛许华,徐鹏宏,等.连续性血液净化在儿科 ICU 患者中的应用价值:附 203 例病例分析[J].中华危重病急救医学,2018,30(12):1150-1153.

[27] 洪小杨,刘昌峨,封志纯.儿科急性呼吸窘迫综合征:从肺保护通气到体外膜肺氧合[J].中华实用儿科临床杂志,2019,34(18):1361-1364.

[28] 韩亚楠,方莹,周平红.隧道内镜技术在儿科消化系统疾病诊治中的应用[J].中国实用儿科杂志,2018,33(11):836-840.

[29] 苟静,周少明,王朝霞,等.双气囊小肠镜在儿科临床应用价值[J].临床儿科杂志,2019,37(11):869-871.

[30] 卢耀文,程航,蔺荣,等.注射用头孢曲松钠舒巴坦钠治疗儿科急性细菌性感染的安全性和有效性研究[J].中国新药杂志,2018,27(23):2788-2792.